beck'sche reihe

W0222764

bsr

Ackerbau und Viehzucht galten bis vor kurzem als Überreste längst vergangener Zeiten. BSE und die Maul- und Klauenseuche haben uns vor Augen geführt, dass wir uns wieder um die Grundlagen unserer Ernährung kümmern müssen. In den Händen von Politikern, Wissenschaftlern und EU ist die Landwirtschaft in eine Sackgasse manövriert worden. Das Buch gibt eine schonungslose Beschreibung des Weges in diese Sackgasse. Im Mittelpunkt stehen die vielen Versuche der letzten Jahrzehnte, neue Wege in der Landwirtschaft zu gehen und Alternativen aufzubauen. Die Autoren zeigen, dass eine Agrarwende nicht neu erfunden werden muss, sondern aus diesen Versuchen entwickelt werden kann. Reformkonzepte werden vorgestellt und die notwendigen politischen Regelungen genannt, die verantwortliches Wirtschaften möglich machen.

Götz Schmidt, geb. 1941, Dr.phil., ist als Dozent und Wissenschaftlicher Mitarbeiter für Agrarpolitik an der Universität Kassel tätig. Zahlreiche Publikationen zu landwirtschaftlichen Themen.

Ulrich Jasper, geb. 1968, Dipl.-Ing. für Landespflege, leitet das Umweltbundesamtprojekt EU-Agrarreform 2009 bei der Arbeitsgemeinschaft bäuerliche Landwirtschaft.

Götz Schmidt/Ulrich Jasper

Agrarwende

oder die Zukunft unserer Ernährung

Verlag C.H.Beck

Bilder mit freundlicher Genehmigung:

BAT e. V., Beratung Artgerechte Tierhaltung, Witzenhausen (S. 165, 174, 178), Fendt (48), Greenpeace, Hamburg (34), Konold (92), MUCH: Kraut & Rüben, Innsbruck (106), Tagesspiegel, Berlin (74–75)

Originalausgabe
ISBN 3 406 47570 1

Umschlagentwurf: +malsy, Bremen
Umschlagbilder: Vorderseite: Feld, © ZEFA-Index Stock, Photo: Jim Wark, Schweinetransport, © ZEFA-Raga, Photo: Raga; Rückseite: Free range chickens in field, © Getty-Images (stone), Photo: Tony Page

Gesamtherstellung: Druckerei C. H. Beck, Nördlingen
Printed in Germany

www.beck.de

Inhalt

Vorwort **11**

I. Wie es zu den heutigen Problemen kam **15**

1. Maul- und Klauenseuche – ein ganzes Fortschrittsmodell geht unter **16**

Der traditionelle Umgang mit der Seuche 17 Vom Impfen zur „eradication". Die Geschichte einer Katastrophe 18 Nicht einmal ökonomisch stimmt die Rechnung 19 Die Seuche, der Weltmarkt und die EU als „global player" 20 Mehr Handlungsmöglichkeiten sind nötig – statt nur einer tödlichen Keule 20

2. Wie wir mit unseren Tieren umgehen **23**

2.1. Desinteresse am Lebewesen Tier **23**

Zucht 25 Fütterung 26 Haltungsformen 28 Der Laufstall: Propaganda und Wirklichkeit 29 Über das Stroh – oder: Warum einfach, wenn es auch künstlich geht? 30 „Cowcomfort" – die Postmoderne im Stall 30

2.2. Puten, keine Alternative **32**

2.3. „So geht es auch ohne Mutter" – Der Beitrag der Wissenschaft zur Sackgasse der Landwirtschaft **35**

2.4. Sind die Bauern gefühlskalt? Zum Verhältnis Mensch – Nutztier **39**

Dossier 1

Landwirtschaft im Versandhauskatalog: Die Drecksarbeit für den Bauern 41

Dossier 2

NORD-OST Genetic GmbH. Oder: Die Eier legende Kuh 43

3. Die Bauern und die Modernisierung: Täter und Opfer **44**

Bauernkinder zwischen zwei Welten 44 Der Traum von der Modernisierung 45 Reklamebilder des Fortschritts 47 Wenn der Staat den Fortschritt organisiert 48 Mehr Arbeitsbelastung statt Reich der Freiheit 50 Arbeitsbelastung – auch im ökologischen Landbau 51 Kein Weg zurück hinter die Versprechungen der Moderne 52

4. EU-Agrarpolitik, Lebensmittelhandel und die „Grüne Front“ 54

4.1. Die EU 54
Die EU – undemokratisch, nicht nur bürokratisch 54 Garantierte Preise für die Bauern? 57 Die Strategie der EU-Agrarpolitik: Landwirtschaft fit für den Weltmarkt 58 Entkopplung von Preis und Einkommen 59 Die EU als „global player“ 60 Weltmarktpreis und nachhaltiges Wirtschaften – ein Widerspruch 61

4.2. Die Macht des Lebensmittelhandels 62
Hauptsache billig 63 Fünf Zentralen geben den Ton an 64 Der Preiskampf führt zur Wertvernichtung. Wer hält am längsten durch? 66 Die Macht der Discounter 66 Gebühren für den Platz im Regal 67

4.3. „Grüne Front“ – Interessenfilz von Bauernverband, Agrarwirtschaft und anderen 68
Im Zentrum: der Bauernverband 68 Einheit mit den Genossenschaften 70 Diener zweier Herren 71 Monopol auf die Fachpresse 73 Kooperation mit Ernährungswirtschaft und Chemieindustrie 73 Nichts gegen eine professionelle Lobby-Arbeit 76
Dossier:
Bauernverbandsfunktionäre – Ämterhäufung und Verstrickung mit der Agrarindustrie 77

II. Neu über die Bauern nachdenken 79

5. Irrtümer der Ökonomen 80

Der landwirtschaftliche Haushalt stand bisher im Schatten der Betriebswirtschaft 80 „Wachsen oder Weichen“ – kein ökonomisches Naturgesetz 82 Irrtümer über die landwirtschaftliche Arbeit: Produktive und reproduktive Arbeit 85 Der Unterschied zwischen landwirtschaftlicher und industrieller Arbeit 86 Landwirtschaft: „Überrest alter Zeiten“ oder „gleichzeitig“? 88

6. Die Bauern und die Landschaft 90

Die traditionelle Kulturlandschaft war vielfältig, weil viele von ihr leben mussten 91 Denkmalschutz für traditionelle Kulturlandschaften? 93 Landschaft – fürs Auge und das Gemüt 94 Moderner Ablasshandel mit Biotopen 95 Auch heute ist der Boden knapp, wenn er nachhaltig bewirtschaftet wird 96

III. Auf der Suche nach Auswegen **99**

7. Oppositionsbewegungen der Bauern: Doppelter Bruch mit Tradition und Produktivismus . . **100**

Neuorientierung der Landjugendlichen in den 70er Jahren 100 Der Konflikt zwischen Modernisierern und Traditionalisten 102 Widersprüche der Modernisierung 103 Konfliktlinien zur Genossenschaft und dem Bauernverband 105 Bauernverband – modern, aber undemokratisch 107 Neue Aktionsformen, neue Bündnispartner 108 Bauern und Politik 109

8. Der ökologische Landbau **111**

Nicht nur eine andere Produktionstechnik 111 Unabhängigkeit von der Agrarindustrie 112 In der Praxis von Bauern entwickelt 114 Der Aufbau eines eigenständigen Marktes 115

9. Experimentierfeld Landwirtschaft **118**

Verarbeitung und Vermarktung in eigener Hand 118 Der Hof als Anbieter neuer Dienstleistungen 119 Der Landwirt als Energiewirt 119 Überbetriebliche Zusammenarbeit 120 Gemeinschaftsprojekte in Verarbeitung und Vermarktung 121 Bauern organisieren eine eigene Interessenvertretung 123 Eine Genossenschaft gegen die Genossenschaft 125 „Wir lassen die Sau raus!“. Das Neuland-Programm für artgerechte und umweltschonende Tierhaltung 126 Trauma Familienbetrieb und der Traum von der Hofgemeinschaft 133 Neue Herausforderungen, weit über Produktionstechnik hinaus 135

IV. Reformkonzepte in der Diskussion **137**

10. Reformkonzept Multifunktionalität **138**

Die „öffentlichen Güter“ der Landwirtschaft 138 Soll der Staat die Wirtschaftsweise bestimmen? 140 Eine Landschaft kann man nicht in Auftrag geben 142

11. Sichere Lebensmittel durch die „gläserne Kette“? . . **145**

In der Krise zählen persönliches Vertrauen und kurze Wege 145 Kontrolle und Dokumentation sollen Vertrauen zurückholen 146 Auf der Suche nach kritischen Punkten 147 Wieder übernimmt die Agrarwirtschaft die Regie 148 Sicherheit und Qualität sind zwei Dinge 150 Differenzierte Lösungen für unterschiedliche Strukturen 151

12. Staatliche Förderung des Ökolandbaus – das Ziel „20 Prozent" **153**

Flächenprämien als Anreiz zur Umstellung 153 Die Problematik der Flächenprämien am Beispiel Österreich 154 Wenn der Absatz stockt, fallen auch im Ökolandbau die Preise 155 Der Supermarkt soll den Absatz steigern 156 Die Frage des Preises im Ökolandbau 158 Die Wiederkehr der Hochleistungskuh 159 Sonderangebote, Aktionswochen, Dauerniedrigpreise 160 Die Konzentration auf das Ziel „20 Prozent" ist zu wenig 161

V. Eine neue Agrarpolitik: Die Landwirtschaft muss zurück in die Gesellschaft geholt werden **163**

13. Prinzipien einer neuen Agrarpolitik **164**

13.1. Lebewesen Tier **164**
Der Stall muss dem Tier angepasst werden, nicht umgekehrt 164 Tierethologie – fast ein Neubeginn 165 Der Stall als öffentliche Angelegenheit 166

13.2. Wie die Schweiz die Käfighaltung der Hühner abschaffte – ein Beispiel für die EU **168**

13.3. Die Landschaft einer nachhaltigen Landwirtschaft . . . **171**
Vielfalt durch nachhaltige Bewirtschaftung 172 Den Tieren zusehen 173 Landschaft öffentlich machen. Erschließen statt schützen 174 Schlimmer als die fehlenden Gehölze sind die fehlenden Menschen in der Landschaft 176 Zufriedene Kühe und Schweine statt Biotope 177

13.4. In der Landwirtschaft braucht es mehr Demokratie . . . **179**
Demokratisierung der landwirtschaftlichen Verhältnisse 180 Die Fiktion der Einheit der Bauern fördert Stummheit, Resignation und Ohnmacht 183 Mehr Transparenz im Verhältnis zwischen Landwirtschaft und Gesellschaft 184

13.5. Einige praktisch-politische Vorschläge **186**
„Verbesserung der Agrarstruktur" sollte in Zukunft heißen: Bestärken der Vielfalt landwirtschaftlicher Wirtschaftsstile 187 Stopp der Wachstumsförderung 187

Demokratischer Umbau des Agrarapparats 188 Lebensmittelsicherheit: Gesunde Tiere statt Dopingkontrolle 189 Lebensmittelhandel – ein optimistischer Ausblick 190 Den ökologischen Landbau stärken 191 Die Landwirtschaft braucht nicht weniger, sondern mehr Menschen 192

VI. Anhang **195**

I. Die verschiedenen Wirtschaftsstile der Landwirtschaft heute. Eine schematische Übersicht **196**

II. Informationsdatenbanken, Zeitschriften, Pressedienste . . . **199**

III. Zitierte Literatur **200**

IV. Anmerkungen **209**

Vorwort

Plötzlich im 21. Jahrhundert ist Landwirtschaft wieder ein zentrales Thema unserer Gesellschaft. Ackerbau und Viehzucht liefern uns billige Lebensmittel im Überfluss und gelten ansonsten als Überreste längst vergangener Zeiten. BSE und die Maul- und Klauenseuche haben uns vor Augen geführt, dass wir uns wieder um die Grundlagen unserer Ernährung kümmern müssen. In den Händen von Politikern, Wissenschaftlern, EU und Agrar- und Ernährungswirtschaft ist die Landwirtschaft in eine Sackgasse manövriert worden.

Das Ergebnis ist ein großer Vertrauensverlust der Bürger. In der öffentlichen Diskussion werden Fragen aufgeworfen, die längst beantwortet schienen. Nach BSE, nachdem Millionen Tiere aus ökonomischen Gründen auf Scheiterhaufen verbrannt oder verscharrt wurden, fragten sich viele: Was können wir noch essen? Dürfen wir so mit unseren Tieren umgehen? Was wird aus unserer Landschaft, wenn es mit der Landwirtschaft so weitergeht?

Die Lebensmittel, unser Umgang mit den Tieren und die Landschaft sind die Themen dieses Buches. An ihrem Beispiel untersuchen wir, wie es zu dieser Sackgasse kommen konnte. Wir nennen die Interessen, die Strukturen, die Verantwortlichen, wenn nötig auch mit Namen. Ein „Entlarvungsbuch“ wollten wir dennoch nicht schreiben. Uns interessiert, warum viele Bauern diesen Weg mitgegangen sind, was sie sich von ihm versprochen haben. Ein Ergebnis dieser Analyse ist, dass Korrekturen einzelner Fehlentwicklungen nicht aus dieser Sackgasse heraushelfen. Ein ganzes Entwicklungs-Modell der Landwirtschaft ist fragwürdig geworden. Dennoch gibt es kein einfaches Zurück. Hinter die Versprechungen der Modernisierung wird eine neue Agrarpolitik nicht zurück gehen können. Sonst hat sie alle Bauern gegen sich.

Das zwingt uns, neu über die Bauern nachzudenken, die nach Auswegen gesucht haben, die bisher nicht als modern galten und heute allenfalls als „Nischen“ akzeptiert werden. Neben denen, die voll aufs Wachstum setzen, gibt es eine große Vielfalt an Wirtschaftsstilen zu entdecken, die meist unbeachtet, aber durchaus lebenskräftig Landwirtschaft betreiben. Es sind weitaus mehr, als uns das Wort vom „Wachsen oder Weichen“ vorspiegelt. Der

Ökologische Landbau gehört dazu, der politische Widerstand, aber auch die vielen wirtschaftlichen und sozialen Experimente auf den Höfen.

Diese Vielfalt praktischer Auswege aus dem Wachstumszwang ist ein optimistisch stimmendes Ergebnis unserer Analyse der Landwirtschaft. Eine neue Agrarpolitik kann sich auf die hier gemachten Erfahrungen stützen und sollte sie ermutigen. Eine Agrarwende muss nicht neu erfunden werden.

Von dieser Sicht der Dinge aus untersuchen wir einige aktuelle Reformkonzepte und die darin vorgeschlagenen Kontrollsysteme, Förderprogramme und Funktionszuweisungen. Übersehen wird in diesen Reformkonzepten, dass viele Gebrechen der Landwirtschaft mit den undemokratischen Verhältnissen zusammenhängen, die in der Landwirtschaft, ihren Verbänden und Organisation und ihrem Verhältnis zu Verwaltung und Politik herrschen.

Wir schlagen deshalb nicht neue Subventionen und noch mehr Bürokratismus vor. Um die erwünschten Leistungen der Landwirtschaft herauszufordern und ein Klima zu schaffen, das Neuerungen ermöglicht, ist vor allem mehr Demokratie nötig. Institutionen, gesetzliche Regelungen müssen so verändert werden, dass Öffentlichkeit, Austragung von Konflikten und ein Gleichgewicht der Kräfte auch in der Landwirtschaft möglich werden.

Landwirtschaft ist kein Spezialproblem, keine Geheimwissenschaft, keine „Grüne Front", obwohl das einige gerne hätten. Landwirtschaft ist auch nicht von gestern, sondern – wie wir alle – widersprüchlich, modern und auch wieder nicht. Die Menschen, die in der Landwirtschaft die Arbeit machen, müssen sich deshalb in den gesellschaftlichen Auseinandersetzungen wieder erkennen, statt sich als Buhmänner und Opfer aus ihnen ausgeschlossen zu fühlen.

Schon aus diesem Grund ist dieses Buch nicht nur für Agrarspezialisten geschrieben. Auf das einschlägige Vokabular haben wir möglichst verzichtet. Das Fachchinesisch der Agrarpolitik und Agrarökonomie hat sich zu einem Hindernis für eine gesellschaftliche Auseinandersetzung mit der Landwirtschaft entwickelt.

Wir schreiben nur über Themen, die wir aus eigenen Erfahrungen der Landwirtschaft und des Dorfes kennen oder zu denen wir eigene wissenschaftliche Untersuchungen durchgeführt haben. Zu bestimmten Fragen haben wir andere Autoren um Unterstützung gebeten. Diese bewusste Beschränkung führt zu einigen Lücken. Die Situation der Bäuerinnen z. B. oder die Gentechnik beschreiben wir nur allgemein, die Situation in Ostdeutschland, den Pflanzenbau, die Frage eines fairen internationalen Interessenausgleichs und Handels gar nicht. Doch die Zeit drängt und wir wollten jetzt etwas beitragen zur aktuellen Diskussion um eine neue Agrarpolitik.

Danken möchten wir den vielen Menschen, die uns unterstützt haben. Gesine Schmidt hat die Texte mit uns diskutiert und dabei geholfen, dass sie Nicht-Agrariern verständlich sind. Andi Pühringer und Robert Hübner von der Witzenhäuser studentischen „TraumA Gruppe“ ermutigten uns mit ihrem Interesse und ihren Vorschlägen. Hugo Gödde, Eckehard Niemann, Onno Poppinga und Martin Hofstetter haben uns Texte zu Themen überlassen, die wir nicht allein hätten darstellen können. Detlev Fölsch, Bernhard Hörning gaben uns zu Fragen der Tierhaltung entscheidende Anstöße. Das Buch hätten wir natürlich nicht schreiben können, ohne den jahrelangen intensiven Austausch mit Bauern und Bäuerinnen, die sich seit langem für eine andere Agrarpolitik einsetzen und die unterschiedlichsten praktischen Alternativen entwickelt und umgesetzt haben.

Nicht zuletzt: Dank vor allem für die Unterstützung unserer Arbeitskollegen, die uns den Rücken frei hielten, damit wir drei Monate konzentriert arbeiten konnten.

I. Wie es zu den heutigen Problemen kam

1. Maul- und Klauenseuche – ein ganzes Fortschrittsmodell geht unter

Auf Scheiterhaufen verbrannt oder in Gruben verscharrt, sind bis Mitte des Jahres 2001 in Großbritannien 3,6 Millionen Tiere vernichtet worden. Von Maul- und Klauenseuche befallene oder verdächtige Tiere werden ausgerottet. Eine typische TV-Meldung: Der Vollzug einer seit Wochen angekündigten Erschießung von 500000 Schafen wird gemeldet. Militär rückte gegen Mutterschafe vor. Wir sehen zwei kurze Szenen: die leeren Gruben und die LKWs, die Schafe abkippen. Die meisten Zeitungen bringen am folgenden Tag keine weiteren Details. Es ist wie ein Schock, ein Albtraum. Und wer nicht wenigstens zu zweit vor dem TV saß, zweifelt an seinem eigenen Gedächtnis.

In der Zeitschrift New Scientist wird darüber diskutiert, welche Vorteile der Einsatz von Napalm gegenüber den langsamen Scheiterhaufen hat.[1] Von Mathematikern wird ein Computer-Modell zum „ring-culling", dem Ringtöten vorgestellt, das verspricht, die Ausbreitung der Seuche schneller unter Kontrolle zu bringen. Kritik wird laut, dass das Militär nach der Seuchenfeststellung nicht schnell genug zum Schießen antritt. Das Militär sammelt auf den Bauernhöfen Gewehre ein. Die Begründung: um die Farmer vom Selbstmord abzuhalten.

Die Menschen wenden sich entsetzt ab. Da geht ein ganzes Fortschrittsmodell unter. Von der Illusion alles im Griff zu haben ist es nur ein kleiner Schritt zur Barbarei.

Die Maul- und Klauenseuche (MKS) ist wie ein Einfallstor, durch das die Vergangenheit der Landwirtschaft hereinstürzt. In Leserbriefen an die Lokalzeitungen, bei Gesprächen am Arbeitsplatz, vor allem auf den Familienfeiern wird erinnert, wie früher mit der MKS und den Tieren umgegangen wurde. Es sind Bilder kaum vergangener Zeiten. Lange versiegte Erfahrungsquellen sprudeln wieder. Verwandtschaftliche Bande oder auch nur Urlaubserinnerungen werden reaktiviert. Und noch der smarteste hat einen Bauern als Vorfahren vorzuweisen. Das Sprichwort über die Russen trifft überraschend auch bei uns zu: Wenn man an den Leuten kratzt, dann kommt der Bauer hervor.

Wir hören Geschichten wie aus einer anderen Welt. Geschichten, in denen das Tier „Familienanschluss“ hatte. Wenn das Schwein krank war, dann wurde ihm Tee eingeflößt. Manche Bauern hielten sich extra Ziegen, um den kranken Kindern, Kälbern und Ferkeln die besonders heilkräftige Ziegenmilch geben zu können. Besondere Wiesen gab es, mit vielen Kräutern. Das Heu davon war die Medizin für die kranke Kuh. Kranke Tiere wurden als Kranke behandelt.

Am Ende solcher Gespräche verwandeln sich die Erinnerungen in Fragen, Vorwürfe, Kopfschütteln: Die Kühe starben nicht an der MKS, die Menschen auch nicht. Warum werden dann heute die Kühe wegen MKS ausgerottet?

Der traditionelle Umgang mit der Seuche

Trotz aller verklärenden Erinnerungen: Die Seuche war auch früher ein Schrecken. Sie fiel über Gerechte und Ungerechte her. „Gott schütze uns vor Blitz, Hagel und der Maul- und Klauenseuche.“ So mussten viele Bauernkinder die Seuche in das Gutenacht-Gebet einschließen.

Doch wenn die Seuche kam, dann wurden die Tiere nicht getötet. Noch in den 50er Jahren wurde beim Auftreten der Seuche der Hof abgesperrt. Es durfte nichts herein und nichts heraus. Vor dem Stall lag ein mit Desinfektionsmittel getränkter Sack. Die Familie blieb zu Hause. Da nichts mehr verkauft werden durfte, wurden die Milch und die eigenen Vorräte verarbeitet und selbst gegessen. Notgedrungen wurde die Ernährung einseitig: Es gab Grießbrei, Quark und wieder Grießbrei. Die Haut wurde rosarot und weich wie ein Kinderpo, so erzählen die Bauern noch heute.

Der Dorfpolizist, den es ja damals noch gab, stand vor einer unlösbaren Aufgabe. Während er unten in der Straße aufpasste, gingen die Leute oben zum Kaufmann. So zog die Seuche doch durchs Dorf und zum Nachbardorf weiter. Oft wurde deshalb die Seuche gar nicht erst isoliert – sondern lieber gleich beschleunigt: Man strich gesunden Tieren den Speichel von erkrankten Tieren übers Maul. Nach drei Wochen war dann „durchgeseucht“ und alle Tiere waren immun. In der Regel starben die Sauglämmer der Schafe und ein Teil der Kälber. Es gab auch bakterielle Folgeerkrankungen (Euterentzündung, Moderhinke u.a.). Doch der

Hauptbestand der Rinder und Schweine konnte meist gerettet werden.

Die Bauern holen heute ihre alten Lehrbücher hervor. Schlipf's seit 1841 in immer neuen Auflagen erscheinendes Handbuch der Landwirtschaft schreibt 1859 zur MKS:

„Eine ärztliche Behandlung ist im Allgemeinen nicht erforderlich, da die Krankheit in den meisten Fällen innerhalb 8–14 Tagen von selbst heilt … Auch wird die Heilung dadurch befördert, daß man den Thieren das Maul öfters mit einer Mischung von Wasser und Essig auswascht, und um die Klauen Umschläge von Lehm mit Essig macht. Immer ist es nötig, daß man die Thiere rein und den Stall trocken hält, auch nur weiche Nahrungsmittel, gesottene Kartoffeln, Kleien- oder Mehltränke darreichen läßt, welche nicht stark gekaut zu werden braucht."

Bis in die 50er Jahre des 20. Jahrhunderts war das herrschende Lehrmeinung. Fürsorglicher Umgang mit dem einzelnen erkrankten Tier wurde gefordert. Unvorstellbar war, dass erkrankte Tiere getötet und entsorgt wurden. Tiere waren etwas Wertvolles, eine Grundlage der Existenz.

Vom Impfen zur „eradication". Die Geschichte einer Katastrophe

Seit 1966 wurden die Rinder jährlich im Winter geimpft. Das war ein mühseliges Geschäft für die Tierärzte. Doch durch das Impfen wurde die Seuche fast vollständig zurückgedrängt. Nur so konnte die Illusion der Seuchenfreiheit entstehen. Vergessen wurde die alte Weisheit: „Wer gegen Seuchen impft, muss mit der Seuche leben."

Statt dieser ständigen Impfvorsorge tritt 1992 ein neuer Begriff von Gesundheit auf den Plan. Gesund gilt das Tier, das frei von MKS-Viren ist, und nicht mehr das, das sich gegen die Seuche wehren kann. Das Impfen und die Heilversuche werden jetzt verboten, erkrankte oder verdächtige Tiere müssen getötet und „unschädlich beseitigt" werden. „Eradication" lautet die neue Therapie. Der Paragraf 14 der MKS-Verordnung ordnet Massentötung, Verbrennen, Desinfizieren an.

Zur EU-Wende in der Seuchenpolitik kam es, weil die 1966 eingeführte Impfung die MKS zwar zurückgedrängt hatte, doch gleichzeitig den Export von Fleisch und lebenden Zuchttieren behinderte. Etwa in die USA oder nach Japan. Denn geimpfte Tiere können Viren ausscheiden, obwohl sie selbst immun geworden sind. Nach einer Kosten-Nutzen-Analyse beschloss die EU die „Eradication"-Strategie. Die Einschleppungsgefahr des Virus durch den weltweiten Handel wurde riskiert. Das Exportinteresse setzte sich gegen das Urteil vieler Tierärzte durch. Das ging auch einige Jahre gut.

Doch wie sollte das „seuchenfreie" Europa bei freiem Waren- und Personenverkehr verteidigt werden – gegen eine Seuche, die fast überall auf der Welt grassiert?

Ignoriert wurde, wie prinzipiell unüberschaubar die Möglichkeiten zur Weiterverbreitung der Seuche sind. Nicht nur die direkten Ausscheidungen oder die Milch des erkrankten Tieres können das Virus verbreiten. Die Lehrbücher zählen endlos die „belebten und unbelebten Zwischenträger" auf. Das können Vögel, Wild, Mäuse, Insekten sein. Der Mensch verschleppt das Virus an seiner Kleidung oder im Haar. An Heu, Futtermittel, Gemüse, Milchkannen kann es kleben. Über die Autoreifen der Transportfahrzeuge wandert es weiter. Sogar der Wind kann über kurze Strecken das Virus verbreiten. Selbst an Postsendungen kann es haften.

Der Grundfehler der EU-Entscheidung war, „Seuchenfreiheit" bzw. die „Ausrottung" des Virus für möglich zu halten. Eine Ausrottungsstrategie führt bei der rapide voranschreitenden Globalisierung heute notwendigerweise zu Massentötungen.

Nicht einmal ökonomisch stimmt die Rechnung

Die britische EU-Abgeordnete Caroline Lucas rechnet in der *Financial Times* vor: Die Ökonomie der Ausrottungsstrategie macht keinen Sinn. Großbritannien verdient jährlich 1,9 Mrd. DM durch den Export von Fleisch und Milchprodukten. Angesichts der geschätzten Verluste von 28 Mrd. in Tourismus und Landwirtschaft werden mehr als 14 Jahre Export erforderlich sein, um den Schaden weniger Monate durch Eradication auszugleichen.

Selbstverständlich nennen diese Schätzungen nur den direkten wirtschaftlichen Schaden der betroffenen Gewerbe. Kaum quantifizierbar sind die Kosten der Entsorgung, des Militäreinsatzes, der Organisation des Ausnahmezustandes usw. Die darf der Steuerzahler bezahlen. Damit steht der Schaden der Seuche in keinem Verhältnis mehr zu möglichen Gewinnen durch den Export.

Die Seuche, der Weltmarkt und die EU als „global player"

Bei solchen Zahlen ist es verwunderlich, warum bei den Verteidigern der „eradication" das Exportinteresse das Hauptargument abgibt. Können die Leute im Ministerium nicht rechnen, oder geben ganz andere Gründe den Ausschlag?

Unsere These: Ein humaner Umgang mit der MKS liegt quer zur ganzen Richtung der Weltmarktorientierung für Landwirtschaftsprodukte, die von der EU seit den 80er Jahren eingeschlagen wurde. Es geht um eine ganze Strategie, die völlig unerwartet durch BSE und MKS in Frage gestellt wird. In dieser Strategie spielt der Weltmarkt die Rolle einer unumstößlichen Konstante.[2] Der Weltmarkt soll dabei etwas Doppeltes leisten: Zum einen soll er durch Preissenkungen mit der kostspieligen Sonderrolle der Landwirtschaft brechen, zum anderen ist auf dem Weltmarkt etwas zu holen. Die EU ist heute der zweitgrößte Agrarexporteur (1995: USA 100 Mrd., EU 90 Mrd. DM). Bei Getreide hat die EU Kanada überholt, bei Fleisch stammen mehr als ein Viertel der weltweit gehandelten Mengen aus der EU, bei Milchprodukten ist die EU Marktführer.

Eine Abwendung von der „Eradication"-Strategie würde wesentliche Grundsätze der Weltmarktorientierung in der Agrarpolitik in Frage stellen. Impfen, Entfernungsbeschränkungen bei Tiertransporten, regionale Handelsbeziehungen sind für die international agierende Agrarindustrie nichts anderes als Handelshemmnisse. Und Handelshemmnisse müssen aufgehoben werden. Auch darum der hartnäckige Widerstand der Ministerialbürokratie und der EU-Kommission gegen das Impfen.

Mehr Handlungsmöglichkeiten sind nötig – statt nur einer tödlichen Keule

Durch die Rigidität der EU-Seuchenpolitik ist jeder Handlungsspielraum aufgehoben. Dieser lähmende Irrsinn wird vollends komplett, wenn man weiß, dass die Seuche die Menschen nicht befällt, dass die pasteurisierte Milch und das Fleisch erkrankter

Tiere verzehrt werden können. Wenn es nicht tiefgefroren, sondern nur zwei Tage abgehängt wird, ist das Fleisch frei von Viren und könnte gehandelt werden. In der Regel überleben Kühe die Seuche, erwerben Immunität durch das „Durchseuchen". Sie können, müssen aber nicht weiterhin Viren ausscheiden. Sie können, müssen aber nicht von bakteriellen Folgekrankheiten befallen werden. Es gibt längst Impfstoffe, die geimpfte von infizierten Tieren unterscheiden lassen. Im Vergleich zur generellen Ausrottung der Tiere eröffnet das eine Vielfalt von Alternativen.

Das Problem ist, dass diese Alternativen nicht praktisch erprobt werden können. Zur Tötung gibt es bei der jetzigen Rechtslage keinen Ermessensspielraum. Jeder Bauer oder Tierarzt wäre erledigt, der einen Heilungsversuch unternimmt. In der Sprache der Seuchenpolizei, die jetzt das Regiment übernimmt: Ein Heilungsversuch wäre der strafbare Versuch, die Seuche zu kaschieren.

Diese EU-Strategie muss auch darum revidiert werden, weil die Ausrottung der Tiere gerade die Bauern trifft, die für die Agrarwende gebraucht werden. Wie verzweifelt die Bauern sind, zeigt etwa eine Presseerklärung des alternativen Bauernverbandes Abl aus Nordrhein-Westfalen:

> „Die Ausrottung unserer Tierbestände ist für uns nicht nur wirtschaftlich eine Katastrophe. Sie vernichtet unsere züchterische Arbeit von Jahrzehnten und raubt uns den Mut und die Freude, weiterhin Bauern zu sein ... Die Bilder von brennenden Tierbergen geht uns an den Nerv unseres Selbstverständnisses ... Wenn es bei uns zu solchen Bildern kommt, dann werden viele die Brocken hinwerfen, und zwar gerade die, die noch ein gutes Verhältnis zu ihren Tieren haben."

Dasselbe gilt für die Verbraucher. Eine neue Agrarpolitik braucht sensibilisierte Menschen. Sie darf deshalb nicht gleichzeitig durch die Ausrottung der Tiere zur Verrohung der Menschen beitragen.

Wir müssen neu nachdenken über den Umgang mit den Seuchen. Die Illusion der Seuchenfreiheit werden wir verabschieden müssen. Seuchen bleiben eine beständige Gefahr. Vorsorge und nicht Ausrottung ist notwendig. Das wird auch deshalb nötig sein, weil die Osterweiterung der EU mit der jetzigen Seuchenstrategie unvereinbar ist. Die Vermehrung des Personen- und Warenverkehrs mit Osteuropa und Asien erfordert flexiblere Abwehrmaßnahmen gegen Seuchen. Das alte Bollwerk eines seuchenfreien Europas ist schon aus diesem Grund eine Illusion.

Die plumpe Keule der Ausrottung war nur deshalb möglich, weil EU-Kommission, Ministerrat und EU-Veterinärausschuss wie selbstverständlich über Steuergelder verfügen konnten. Wenn die Steuerzahler diese barbarische Strategie nicht mehr akzeptieren, kann es zu intelligenteren Strategien kommen. Sie werden vom einzelnen Tier ausgehen müssen. Die Stärkung der Widerstandskraft der Tiere durch bessere Haltungsformen wird die entscheidende Voraussetzung dazu sein. Im Falle von nie zu vermeidenden Seuchen müssen Heilungsversuche, Durchseuchen, gezieltes Impfen möglich sein und neu erprobt werden können.

2. Wie wir mit unseren Tieren umgehen

In England konnten nur deshalb 3,6 Mio. Tiere verbrannt und verscharrt werden, weil sie schon vor BSE und der Maul- und Klauenseuche zur Sache gemacht wurden. Die Seuche rückte plötzlich unseren verdrängten Umgang mit den Nutztieren ins Tageslicht. Dürfen wir so etwas mit Tieren machen? Früher ist man so nicht mit den Tieren umgegangen! Ist das die Rache der Natur? Das waren Themen, die in Leserbriefen, Rundfunk- und TV-Sendungen mit ungewohnter Leidenschaft diskutiert wurden. Der Kanzler sprach von „Massentierhaltung" und löste damit eine Debatte über unsere Nutztiere aus, über die bisher geschwiegen wurde. So genau wollten wir es lieber nicht wissen. Abgeschirmt hinter Stall- und Labortüren war das die Sache der Wissenschaft und der Bauern.

Nur der neueste „Skandal" riss bisher in regelmäßiger Wiederkehr die verschlossenen Stalltüren auf. Im Blitzlicht sehen wir die federlosen Hühner im Käfig, die Kadaver im Schweinefutter, die beim Transport zusammengebrochenen Kühe. Aufmerksamkeit für einen kurzen Augenblick für das Leben der Tiere, die wir nur kennen als verpacktes Kotelett in der Tiefkühltruhe.

Das Problem ist, dass der Skandal zugleich verhüllt. Er ist wie ein reinigendes Gewitter. Der Staat wird jedesmal aufgefordert, schärfer zu kontrollieren und Reparaturmaßnahmen zu ergreifen. Die Verzehrgewohnheiten der Verbraucher nehmen bald wieder ihren gewohnten Gang. Kein Skandal hat bisher zu einer Neuorientierung in unserem Umgang mit den Tieren geführt. Die grundlegenden Strukturen in Zucht, Fütterung und Haltungsform unserer Haustiere bestehen fort. Lediglich der Aufwand für Reparaturmaßnahmen nimmt zu. Dabei könnten wir längst wissen, dass die Reparatur an diesem Modell der modernen Tierhaltung nicht mehr lohnt. Der Aufwand und der Schaden sind zu groß geworden.

2.1. Desinteresse am Lebewesen Tier

Das Modell der modernen Tierhaltung, die „Intensive Tierproduktion" war der Traum, der mit den 60er Jahren begann. Er wurde im Osten und Westen von der Wissenschaft, den Landwirtschaftsschulen, der Beratung geträumt. „Tiere am Fließband" im Osten,[1] oder „Verfahren der tierischen Produktion" im Westen[2] waren die Namen. Blickt man heute in die Broschüren und Lehrbücher der Zeit, so wird man nach dem Tier als Lebewesen vergeblich suchen.

Intensive Tierproduktion

Merkmale sind: ganzjährige Stallhaltung, Haltung vieler Tiere auf engem Raum, Gruppen gleichen Alters und Geschlechts, künstliche Klimaregulierung und Beleuchtung, Fertigfutter mit hoher Nährstoffkonzentration, strohlose Aufstallung mit Flüssigmisterzeugung sowie z. T. der Einsatz von antibiotisch wirkenden Leistungsförderern.

nach: Hörning (2000), S. 194.

Was Astrid Lindgren für Schweden festhielt, gilt auch für uns: „Von Kühen, Kälbern und Schweinen war nicht länger die Rede, sondern von ‚Produktionseinheiten', ein vornehmer Name, der damals das Licht der Welt erblickte".[3] Die mit Zuschüssen und günstigen Krediten geförderten neuen Ställe hatten wenig mit dem arteigenen Verhalten des Tieres zu tun.[4] Wir sehen die immergleichen Bilder. Ein Bild zeigt die Kuh beim Aufstehen, in der Mechanik der Bewegungsphasen. Wie sie sich nach vorne schwingt, ihr Gewicht verlagert, die Hinterbeine aufstellt, dann zurückschwingt, um die Vorderbeine zu entlasten und aufstehen zu können.[5] Das zu wissen ist wichtig, damit die Box richtig konstruiert wird, in die sich die Kuh hineinlegen soll. Ohne sich dabei zu verletzen, um wieder aufstehen zu können und um die Box nicht durch ihren eigenen Kot zu verschmutzen.

Von einem anderen Standardbild erfahren wir, dass sich die Kuh beim Koten und Urinieren krümmt. Gezeigt wird nun ein sinnvoller Metallbügel, der 3–4 cm über der Kuh justiert ist. Er steht unter Strom, versetzt der Kuh einen elektrischen Schlag, wenn sie sich krümmt. So muss sie einen Schritt zurücktreten und den Kot in den Mistgang absetzen. Mit diesem „Kuhtrainer" genannten Mechanismus wird die Kuh so „gesteuert", dass sie außerhalb der Liegefläche abkotet.[6] Mit diesen beiden Hinweisen auf „arteigenes Verhalten" der Kuh hat es meist sein Bewenden.

Dem Schwein ergeht es nicht besser. Das Einsperren des einzelnen Tieres in einen Kasten oder seine Anbindung werden propagiert, weil dann keine Machtkämpfe der Tiere mehr möglich sind, die Tiere individuell gefüttert und die Stallgebäude besser genutzt werden können.[7]

Ohne jedes Interesse für die Wissenschaft sind die vielfältigen Lebensäußerungen und Bedürfnisse der Tiere. Keiner Beachtung wert sind die Erfahrungen der Bauern im Umgang mit dem Tier. Die Natur des Tiers wird registriert, insofern sie stört oder der Steuerung nutzbar zu machen ist. Ganze Kapitel der Lehrbücher füllen Verfahrenstechniken. Über die Wartung und Reinigung der Melkanlage erfahren wir mehr als über die Kuh.

Die neuere Geschichte von Zucht, Fütterung und Haltung von Nutztieren ist eine Geschichte der Missachtung des Lebewesens Tier durch die Wissenschaft, die landwirtschaftliche Beratung und die Landwirtschaftsschulen. Am Beispiel des Rinds und der Schweine soll dargestellt werden, wie diese Abwertung von Erfahrungen in eine Sackgasse geführt hat.

Zucht[8]

Die Rassen der Nutztiere, an die wir uns heute gewöhnt haben, sind nicht sehr alt. Sie entstanden im Verlauf des 19. Jahrhunderts oder erst Anfang unseres Jahrhunderts.[9] Der Bedarf an Fleisch und Milch wuchs im Gefolge der Industrialisierung. Exporterfolge konnten mit Tieren erzielt werden, die besondere Milch- oder Fleischleistungen nachwiesen oder zu vererben versprachen. Die Systematisierung der Zucht begann Ende des 19. Jahrhunderts, mit staatlicher Aufsicht und Förderung, unter wissenschaftlicher Anleitung.

Ein Großteil der Milchviehhalter blieb abseits, ging nicht in die Zuchtverbände, ins „Herdbuch". Andererseits, wer ein erfolgreicher Züchter war, der galt etwas. Das war auch für kleinere Betriebe eine Möglichkeit zum sozialen Aufstieg zu den „Züchterfürsten".

Staatliche Auszeichnungen, sozialer Aufstieg waren die entscheidenden Gründe, weswegen sich immer mehr Bauern beteiligten. Die große Vielfalt der buntscheckigen Schläge wurde langsam verdrängt. Es entstanden die uns heute bekannten regionalen Rassen, wie Angler, Braunvieh, Schwarzbuntes Niederungsrind, die Rotbunten, Vogelsberger usw.

Nach dem 2.Weltkrieg begann der Aufbau der künstlichen Besamung – mit Unterstützung der Alliierten. Durch den Import nordamerikanischer Tiere wurden Zuchtrichtungen gefördert, die eine höchstmögliche Leistungssteigerung bei Milch oder Fleisch versprachen. Die Kuh, die früher meist beides leistete, Fleisch und Milch gab und manchmal sogar noch die Zugkraft, diese Kuh begann sich zu spezialisieren. In Zukunft sollte sie nur noch Milch oder Fleisch leisten, davon aber möglichst viel. Die Zuchtleitungen, inzwischen fest in wissenschaftlicher Hand, erzwangen das durch ihre so genannte „Kör-Politik" in kurzer Zeit. Ein Bulle, Eber oder Bock konnte nur ge- oder verkauft werden, wenn er „gekört", also den Segen der Zuchtleitungen erhalten hatte. Durch die künstliche Besamung konnte sich die eingeschlagene Richtung rapide beschleunigen.[10]

Der „züchterische Fortschritt" wurde zu einem wahren Fetisch. Der Bulle einer Mastrasse, der 100 g mehr als den üblichen täglichen Fleischzuwachs versprach, wurde zum Kultobjekt auf der Auktion. Durch die Einkreuzung amerikanischer Milchrassen (Holstein Frisian, Brown Swiss) steigerte sich die Milchleistung seit 1960 bis heute fast um zwei Drittel.[11] Gezüchtet wird nach wenigen Merkmalen, wie Milchleistung, schnelle Melkbarkeit. Ob die Kuh robust und langlebig ist oder (übertrieben gesagt) noch vier Beine hat, das war jetzt weniger wichtig. Eine weitere Beschleunigung dieser Zuchtrichtung brachte die In-vitro-Produktion von Embryonen und deren Transfer in „Trägertiere". Die Folge sind empfindliche Hochleistungstiere.

Daneben gab es immer auch die anderen. Verspottet von Zuchtverband und Wissenschaft hielten Züchter an alten Rinderrassen fest. An sie zu erinnern ist heute besonders wichtig. Ihre Erfahrungen und die wenigen übrig gebliebenen Tiere werden dringend gebraucht.

Fütterung

Die Züchter unter den Tierhaltern haben schon immer speziell gefüttert. Auf Gras, Heu, Futterrüben und das eigene Getreide haben sie sich nicht allein verlassen. Neben mancher Wunderkuh stand der Futtersack. Die Futtermittelindustrie lieferte dafür das „Herdbuchfutter". Doch um heute die versprochenen 9000 oder gar 10000 Liter Milch im Jahr zu melken, wird die Fütterung vollends eine Wissenschaft für sich. Schon allein deshalb wird der Weidegang der Hochleistungskuh eine riskante Sache. Der Zustand des Grases schwankt zu stark. Die Mischmaschine macht das präziser. Sie mischt in einer „Totalen Mischration" (TMR) zusammen, was die Kuh für die 10000 Liter Milch braucht. Das Ergebnis dieser Mischung ist ein wahres Wunderwerk (die folgende Tabelle zeigt nur die Zusatzstoffe einer US-amerikanischen Ration).

Zusatzstoffe im Futter einer US-amerikanischen Hochleistungskuh

Zur Steigerung der Milchleistung werden hoch konzentriertes Futter, das Hormon Bovines Somatropin (BST) und die folgenden Zusätz empfohlen:

- Puffer wie 1–1,5 % Natriumhydrogenkarbonat oder 0,3–0,5 Magnesiumoxid bei strukturschwachen Rationen
- Ketosisprophylaxe zum Laktationsstart mit Propylenglycol, Propinat oder Glycerin jeweils 200–250 g pro Tag am besten als Drench
- Milchfieberprophylaxe mit Anionendiäten

Stimulantien wie

- Methionin 25–30 g pro Tag zur Protozoensynthese
- Niacin 6 g pro Tag zur besseren Milchproteinsynthese und Steuerung des Fettstoffwechsels
- Isosäuren (Isovavaleriansäure, Hydroxybuttersäuere, Isobuttersäure) 90 g pro Tag zur Mikrobenproteinsynthese
- Probiotika 10 g pro Tag zur Selektion der Mikroben in den Vormägen
- Hefe 20 g pro Tag zur pH-Stabilisierung und Steigerung der Mikrobensynthese

Quelle: Salewski, Hessenbauer 2/99

Schlicht und veraltet erscheint daneben die Kuh, die auf der Weide unter den Gräsern und Kräutern auswählt, was ihr schmeckt.

Die BSE-Krise hat das Kadavermehl im Rinderfutter aufgedeckt. Endlich wird bekannt, dass wir unser grasfressendes Rind zum Fleischfresser gemacht haben. Auch hier zeigt der Skandal nur die Spitze eines Eisberges. Seit langem schon gibt es die Praxis, wissenschaftlich genau ausgetestet, den Wiederkäuermagen zu überlisten. Der Kuh werden „geschützte Proteine und Fette" gefüttert, die den Pansen überstehen und dann direkt im Dünndarm aufgenommen werden. Fischmehl, Kadavermehl, importiertes Soja sowie Corngluten-feed (ein Abfallprodukt der Lebensmittelindustrie) ersetzen leistungssteigernd das Gras und die Arbeit des Wiederkäuermagens.

Ein Ergebnis dieser Fütterung ist die zunehmende Verdrängung dessen, was unsere Wiederkäuer ausmacht: die Fähigkeit, sich mit Gras zu ernähren und daraus Milch und Fleisch zu geben. Diese Fähigkeit schwindet, wird durch die Zucht missachtet. Es zählt die hohe Leistung und nicht, woraus sie entstand und auf wessen Kosten.

Haltungsformen

Es ist lange her, dass die Tiere über ein halbes Jahr in der Dorfherde auf Gemeinschaftsweiden gehalten wurden. Es gibt eine ganze Gattung wissenschaftlicher und populärer Literatur, die sich darüber lustig machte. Für die „Agrarreformer", die seit dem 18. Jahrhundert die öffentliche Meinung beherrschten, war die Gemeinschaftsweide ein „Überrest der Barbarey", in der „Unwissenheit, Trägheit und Schlendrian" herrschten.[12] Der Propagandist des Kleeanbaus J. C. Schubart („Edler von Kleefeldt"): „Alles liederliche Volk, das nicht arbeiten will, wird am Ende Hirte, also privilegierte Faulenzer."[13] Der Beruf des Hirten, besonders in der Steigerungsform „Schweinehirt", wurde zum Inbegriff des Rückständigen. Propagiert wurde von den Agrarreformern die ganzjährige Stallhaltung als die rationellste Form der Tierhaltung.

Seither wurde eine Vielzahl von Stallformen entwickelt. Es gab Gegenbewegungen, Festhalten am Weidegang und dem Almauftrieb. Doch die Konzentration der Tiere in Ställen wächst kontinuierlich. Die Bestandsgrößen nehmen zu, die Freilandhaltung nimmt ab. Dass Schweine einmal auf Wiesen gehalten und sich im Schlamm sielen durften, das ist heute schon nicht mehr vorstellbar. Am (hoffentlichen) Ende dieser Entwicklung sehen wir, wie sich die Menschen entsetzt von einer Tierhaltung abwenden, die Hühner, Puten und Schweine auf engstem Raum zusammenpfercht und nie das Licht der Sonne erblicken lässt.

Selbst bei den Rindern ist diese Entwicklung festzustellen. Die Bestandsgrößen und Leistungsanforderungen wachsen und mit ihnen die Probleme.

Der Laufstall: Propaganda und Wirklichkeit

Die moderne Kuh ist nicht mehr angebunden. Sie hat einen „Laufstall", in dem sie frei herumlaufen kann. Das ist ein großer Fortschritt. Daraus bezieht der Laufstall seine Faszination und lässt schlagartig die traditionelle Anbindehaltung, die heute noch bei den traditionellen Bauern vorherrscht, als schwere Arbeitsbelastung und zugleich als Tierquälerei erscheinen. Leider sieht die Wirklichkeit des Propagandabildes oft anders aus.

Kein Weidegang. Großen Beständen bei jedem Wetter und Zustand des Grases immer hofnah Flächen anzubieten ist schon fast ein logistisches Problem. Die Futterzusammensetzung für die Hochleistungskuh droht zu stark zu wechseln. Da ist es einfacher, die Kuh im Stall zu lassen, das Gras zu mähen, mit Zusatzstoffen zu vermischen und den jeweiligen Gruppen das passende Futter vorzulegen.

Überbelegung des Stalls. Der teure Stall muss sich amortisieren. Deshalb wird er mit mehr Kühen belegt als vorgesehen. Die Reaktion der Kühe auf die Enge: sie versuchen durch möglichst wenig Bewegung Rangkonflikte zu vermeiden, weil sie nicht ausweichen können. Wenn sich rangniedrige Tiere bewegen, dann sind sie meistens auf der Flucht. Außerdem ist der Boden rutschig, so dass spielerischer Umgang der Tiere miteinander (Aufreiten, Hornen u. a.) vermieden wird. Der Laufstall ist deshalb oft ein Herumstehstall. Aus Furcht vor gegenseitigen Verletzungen der Tiere werden ihnen die Hörner abgesägt. Für das Tier ein traumatisches Erlebnis.[14] Ein schlechtes Bild für die viel gepriesene Artgerechtigkeit des Laufstalls.

Mehr Tiere pro Mensch. Der Laufstall mit seiner modernen Melktechnik erlaubt, dass ein Mensch mehr Tiere betreuen kann als früher.[15] Statt 12–15 steht er nun 50 und mehr Kühen gegenüber. Ein krankes Tier oder eine Kuh, die nicht gleich tragend wird, stört den Betriebsablauf. Geburten sind oft nachts. Wer dazu immer aufstehen will, der verbringt viele Nächte im Stall. Tiere, die stören, zusätzliche Arbeit machen, gehen zum Metzger. Wie bei der Schweinemast geht es in der modernen Kuhhaltung um den ganzen Bestand und die einzelnen Leistungsgruppen. Die Aufmerksamkeit für das einzelne Tier nimmt ab.

An die Stelle der Beobachtung, des Auges für das Einzeltier tritt der technische Ersatz: Computergesteuertes Füttern und Melken erlauben in begrenztem Umfang individuelle Zuteilung von Futter und die Erhebung von Gesundheitsdaten des Tieres. Die Kälber bekommen einen rechnergesteuerten Tränkeautomaten mit Programmen zur Gesundheitsvorsorge (z.B.: Im Wechsel zur Milch wird eine Elektrolytlösung bei Durchfall verabreicht) und Tierkontrolle (Fiebermessung, Sensor im Nuckel). Wenn ein Kalb zu schwach ist, um noch aufzustehen und zum Tränken zu kommen, dann schlägt der Automat Alarm.[16]

So lassen sich durch moderne Technik mehr Tiere halten – zugleich müssen mehr Tiere gehalten werden, um die moderne Technik zu amortisieren.[17]

Über das Stroh – oder: Warum einfach, wenn es auch künstlich geht?

Das Stroh, auf dem die Tiere jahrhundertelang lagen, ist heute ein ökonomisches, insbesondere arbeitswirtschaftliches Problem. Die Strohbergung, das Einstreuen, die Entmistung des Stalls und das Ausbringen des Mistes machen viel Arbeit. Modern ist deshalb der strohlose Stall, bei dem die Tiere ihren Kot selber beseitigen, indem sie ihn durch Betonspalten oder einen Rost im Boden nach unten in ein Güllelager treten. Flüssig kann dann die Gülle (Kot und Urin) arbeitssparend ausgebracht werden. Durch diesen einen Zweck der Arbeitsersparnis werden eine ganze Fülle neuer Probleme produziert, die technisch kompensiert werden müssen.

„Cowcomfort" – die Postmoderne im Stall

Erst an der sensiblen Hochleistungskuh entdeckt die Wissenschaft die Psyche der Kuh. Die 10000-Liter-Kuh ist ein riskantes Unternehmen: emotionaler Stress führt zu geringerer Fruchtbarkeit, weniger Milchleistung und zu Magenproblemen.[18] Die „Stress-Faktoren" werden jetzt untersucht: Lautes Schreien, unfreundlicher Behandlungston, Schlagen, Treten, Beschimpfen, Lärm,

Positive Effekte des Einstreus von Stroh	Kompensierung in der Intensivhaltung
Bindung von Feuchtigkeit und Gerüchen	Entlüftung, Klauenprobleme wg ständig feuchtem Boden
Abmildern von Zugluft	Optimierte Luftführung
Wärmedämmende Unterlage	Wärmedämmung
Wärmespeichernde Unterlage	Heizung, heizbares Wasserbett
Elastische Liegeunterlage	Gummiauflagen,
Beschäftigung und Erkundung	Separate Angebote (Reifen, Kette usw.)
Trittsicherer Untergrund	Aufwendige Bodenausführung
Sättigungs- und Strukturfutter	Nicht möglich
Sau kann sich selber Liege- und Geburtsnester bauen	Nicht möglich, Ersatz durch Fixierung der Sau in Eisengestellen um Ferkelerdrücken zu verhindern.

Nach: Hörning (2000), S. 204. (verändert)

verschiedene Farben, Wechsel des Melkers usw. lassen die Herzfrequenz hochfahren und setzen Stresshormone frei. Minderleistungen von 13 % wurden gemessen.

Die Vorschläge zur Abhilfe sind meist rührend und hilflos: Radio laufen lassen, um die Tiere an wechselnden Lärm zu gewöhnen, Fangeinrichtungen nur in einer Farbe lackieren, Problemtieren Augenbinden anlegen und nicht zuletzt: den „Umgangston" verbessern. Der „Umgangston" ist in zwei Dritteln der Fälle bedeutsamer für die Leistungsunterschiede der Kühe als der Kraftfuttereinsatz. Dass Kühe „Familienanschluss" brauchen, war früher selbstverständlich. Heute erscheint es als die neueste Entdeckung.

Die Angst der Kühe vor ihren Artgenossen und dem Menschen wird als der größte Stressfaktor entdeckt. Der moderne Stall erscheint dabei in einem wenig schmeichelhaften Licht. Die dauernden Rangkämpfe im großen Laufstall machen unübersehbar, dass Rinder Herdentiere sind. Neue Tiere, die in den Stall kommen und sich nicht behaupten können, reagieren mit Krankheitsanfälligkeit (krankem Euter, Lahmheit).

Sind das Managementfehler, wie die „cowcomfort"-Untersuchungen unterstellen? Das System Hochleistungskuh ist der Fehler. Das zeigt der Blick auf natürlich gehaltene Herden. Hier kommen die Rangkämpfe sehr bald zur Ruhe.[19] Im Schnitt muss die Stufenleiter, auf der sich das Tier befindet, nur einmal im Monat bestätigt werden. In großen Laufställen dagegen nehmen die Rangkämpfe kein Ende, weil ständig neue Tiere hinzutreten. Ursache: neue Tiere werden so oft gebraucht, weil sie in diesem Stall nicht mehr alt werden.

Ebenso wenig zufällig ist der schlechte Umgangston der Menschen mit dem Tier. Er wird wohl weniger an der Moral der Menschen als an ihrer Überforderung liegen. Der Mensch hat im modernen Stall mit zu vielen Tieren zu tun. Mensch und Tier stehen unter Stress. Dagegen helfen keine schöneren Wandfarben und Augenbinden, sondern nur mehr Arbeitskräfte pro Tier.

Cowcomfort. – Die Hochleistungskuh soll sich im großen Laufstall wohlfühlen.[20] Das wird wohl ein Widerspruch bleiben. Es ist schön, dass Gedächtnis, Gefühle, Angst im Tier entdeckt werden. Doch das wird einem Tier solange nichts nützen, wie es mit dem geringstmöglichen ökonomischen Aufwand gehalten und gemolken wird. Solange diese Grundlage gilt, dient Cowcomfort eher dazu, weitere Reserven der Produktionsmaschine Kuh zu mobilisieren.

Der moderne, artgerechte Laufstall bietet kein erhebendes Bild: Früher, in der so scharf kritisierten traditionellen Anbindehaltung, konnten Kühe 15 Jahre und älter werden. Die moderne Hochleistungskuh im Laufstall wird meist nicht älter als fünf Jahre. Sie muss schon, wie es in manchen Annoncen heißt, eine „harte Laufstallkuh“ sein, um ein längeres Leben zu haben. Wie immer, wenn ein Zweck alles beherrscht, dann treten die Nebenwirkungen in den Vordergrund. Abgangsursache nach statistisch 2,7 Kälbern: Klauenkrankheiten, Unfruchtbarkeit, Euterentzündung.

2.2. Puten, keine Alternative[21]

Putenfleisch ist in der Gunst des ernährungsbewussten Verbrauchers stark gestiegen. Das Fleisch gilt als fettarm und leichtverdaulich; doch wer hinter die Kulissen schaut, bekommt Magenkrämpfe.[22]

Puten werden erst seit 20 Jahren in nennenswertem Umfang in Deutschland gehalten. Von 1980 bis 2000 hat sich die Zahl der

Tiere auf über 9 Mio. verdreifacht. Dabei ist die räumliche Konzentration sehr hoch. In Niedersachsen stehen die Hälfte der deutschen Puten. Allein in den beiden niedersächsischen Landkreisen Vechta und Cloppenburg werden über 2,6 Mio. Tiere gemästet.[23]

Jeder Bundesbürger isst im Durchschnitt inzwischen 5 kg Putenfleisch pro Jahr. Davon stammt knapp die Hälfte aus dem Ausland, vor allem aus Frankreich und Italien. Doch Deutschlands Mäster holen auf. Inzwischen ist Deutschland nach USA, Frankreich und Italien der größte Putenfleischproduzent weltweit.[24]

In Deutschland werden die Tiere in riesigen Herden gehalten. Es sind nur 400 Großbetriebe, die in großen Hallen 80 % aller Puten halten.[25] Geschlachtet werden sie in fünf Großbetrieben. Oft leben über 5000 Tiere in nur einem einzigen Stall. Massentierhaltung im reinsten Sinn des Wortes.

Nach Geschlechtern getrennt, werden Puten in 18 Wochen auf 11 kg, ihre männlichen Artgenossen (Truthähne) einen Monat länger auf 21 kg gemästet. Das enorme Wachstum ist nur möglich mit einer speziellen Putenrasse, der so genannten „Big 6“, einem Hybrid-Industrieprodukt des englischen Zuchtkonzerns British United Turkey (B. U. T.) Zum Vergleich: Die Wildpute in den USA wiegt mit rund 5–6 kg nur ca. ein Viertel.

Um in so kurzer Zeit ein so hohes Fleischwachstum zu erzeugen, werden den Tieren im Laufe ihres Lebens nacheinander sechs spezielle Futtermischungen verabreicht, allesamt hocheiweiß- und energiereich.

Die Folgen für die Tiere sind teilweise furchtbar: Der schnellen Gewichtszunahme ist der Putenkörper nicht gewachsen. Schweizer Wissenschaftler weisen darauf hin, dass über 80 % der Tiere Knochenschäden haben.[26] Der hohe Brustfleischanteil führt dazu, dass in den letzten Wochen ihres Lebens ein normaler Gang unmöglich wird. Die Tiere bewegen sich, als wenn ihnen ein schwerer Rucksack auf die Brust geschnallt wäre. Die Pute, in der Wildnis ein Laufvogel, bekommt Brustblasen.

Durch die enormen Brustausmaße der Truthähne ist eine natürliche Fortpflanzung unmöglich. Die Hennen müssen künstlich befruchtet werden, wenn sie Nachkommen erzeugen sollen. Doch die Zucht dieser Tiere ist sowieso in der Hand einiger weniger international agierender Zuchtkonzerne.

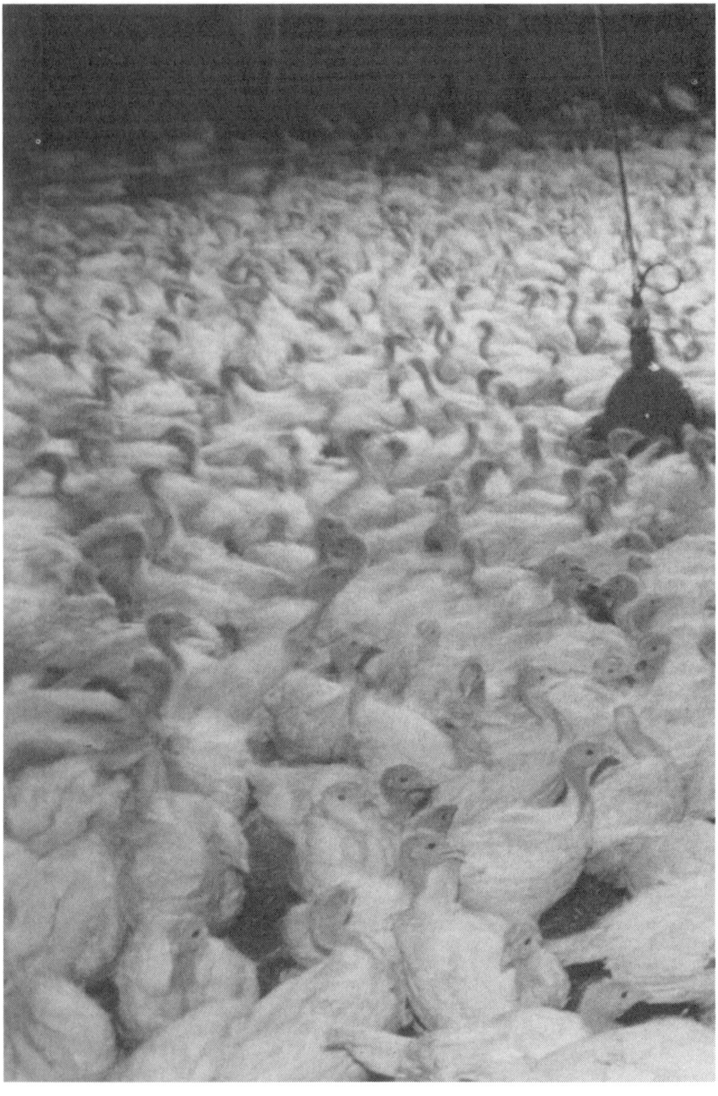

Putenstall. 5000–8000 Tiere. Bis zu sechs Puten pro qm. Das überleben sie nur mit Antibiotika und Schmerzmitteln.

Die große Enge in den Ställen (bis zu 6 Puten pro qm) führt zu Aggressionen, Federpicken und Kannibalismus. Doch anstatt die Haltungsbedingungen zu verändern, werden den Putenküken in den ersten Lebenstagen die Oberschnäbel mechanisch gekürzt, um so Verletzungen der Leidensgenossen zu verhindern. Durch das Schnabel-Kupieren können die Tiere ihr Gefieder nicht mehr pflegen, um beispielsweise den Befall mit Parasiten selbst zu lindern.

Zwar werden die Tiere auf Strohmatten gehalten, doch durch die hohe Dichte ist der Infektionsdruck groß. Der Mist ist so infektiös, dass er erst in großen Entfernungen vom Stall auf die Felder ausgebracht werden kann.

Während der gesamten Aufzucht ist der Medikamenteneinsatz hoch. Eingesetzt werden Schmerzmittel und schon vor der Mast drei verschiedene Antibiotika. Die verwendeten Mittel werden auch in der Humanmedizin gegen Salmonellen, Darmerkrankungen und Bronchitis eingesetzt. Der Medikamenteneinsatz ist deshalb auch für die menschliche Gesundheit problematisch, da immer mehr Krankheitserreger resistent werden. Die meisten Medikamente werden dabei über die Wasserzuleitung an alle Tiere prophylaktisch verabreicht. Eine Einzeltierbehandlung ist bei solchen Bestandsgrößen praktisch nicht durchführbar.

Das Geschäft mit dem Putenfleisch teilen sich in Deutschland eine Hand voll Unternehmen. Die größten drei (Gutfried, Heidemark und Lethetal) verarbeiten zwei Drittel der Tiere. In den verschiedensten Formen sind Bauern mit diesen Großproduzenten als Zulieferer verbunden. Sie sind dabei eher Lohnarbeiter, schreibt ihnen doch der Schlachthof vom Küken über das Futter, die Mastdauer, dem abzuliefernden Schlachtgewicht bis zum Ablieferungstermin der Tiere alles bis ins Kleinste vor.

2.3. „So geht es auch ohne Mutter" – Der Beitrag der Wissenschaft zur Sackgasse der Landwirtschaft

Seit der BSE-Krise sind die „Milchaustauscher" in Verruf geraten. Sie gelten als möglicher Infektionsweg. Die Öffentlichkeit nahm dabei zum erstenmal wahr, was unseren Kälbern eingeflößt wird: Nicht die Milch der Mutter, sondern ein billiger Ersatz. Die fettreiche Milch wird verkauft. Das Kalb bekommt einen Ersatz aus Magermilchpulver, „tierischen Fetten" und anderen Zusatzstoffen. Unter dem Titel „Tierische Fette“ verbergen sich: Schweineschmalz, Rindertalg, Seetieröle usw. aus den unterschiedlichsten Quellen. Milchaustauscher wurden zum Standard in der Kälberaufzucht. Bis zu BSE.

Was also füttern, wenn das tierische Fett aus den Kadavern und Fettschmelzen nicht mehr verfüttert werden darf? Die Versuchsanstalt für Viehhaltung und Grünlandwirtschaft in Aulendorf untersuchte deshalb die Vollmilch der Kuh auf ihre Eignung zur Kälberfütterung. Sie kommt dabei zu dem Ergebnis, dass die Milch der Kuh „ernährungsphysiologisch unbedenklich“ sei und „durchaus überlegt werden kann, vorübergehend auf Vollmilch umzusteigen“.[27]

Ein erstaunliches Ergebnis! Denn es geht nicht um eine ökonomische Abwägung, sondern um die „ernährungsphysiologische“ Eignung der Kuhmilch. Wissenschaftlich bewiesen wird, dass das Kalb mit Muttermilch zu ernähren ist. Es spricht, wissenschaftlich gesehen, nichts gegen die Natur. Man hat sich solange an das künstliche Futter gewöhnt, dass das natürliche erst von der Wissenschaft freigegeben werden muss. Zur Sicherheit mit „Wirkstoffergänzern“ aus Vitaminen, Spurenelementen angereichert.

An diesem simplen Beispiel ist die Sackgasse abzulesen, in die sich der große Teil der Wissenschaft begeben hat. Das Natürliche wurde mit großem Aufwand durch das Künstliche ersetzt. Jedesmal feiert dabei die Wissenschaft ihre Triumphe, demonstriert ihre Notwendigkeit. Denn es ist tatsächlich höchst kompliziert, Muttermilch durch ein Futter zu ersetzen, das aus Komponenten zusammengesetzt wird, die möglichst billig und dauernd wechselnd auf dem Weltmarkt zusammengekauft werden. Erschwerend hinzu kommt, dass das Kalb überleben muss, keinen Durchfall bekommen darf und die geforderten täglichen Gewichtszunahmen bringt. Da ist die Wissenschaft herausgefordert.[28]

Der Ersatz des Natürlichen durch ein wissenschaftlich-technisch geregeltes Verfahren ist immer verbunden mit dem Versprechen eines ökonomischen Vorteils. Dazu müssen Schranken, die in der natürlichen Veranlagung des Tieres begründet liegen, aufgehoben werden. Um es an der Fruchtbarkeit der Schafe und Schweine zu erläutern: Die meisten Schafrassen bekommen nur einmal im Jahr Lämmer (meist im Frühjahr), ihre „Fortpflanzungsleistung“ ist dadurch begrenzt. Zur Aufhebung dieses Hindernisses wurden bisher zwei wissenschaftliche Forschungsrichtungen eingeschlagen. Mit einem ausgeklügelten Beleuchtungsprogramm für den Stall wird das Schaf über die tatsächlich herrschende Jahreszeit getäuscht. Statt einmal im Jahr gebiert das Schaf nun in zwei Jahren dreimal.[29] Dasselbe Ziel sollen Zuchtprogramme erreichen, bei denen genetisch fruchtbarere Rassen eingekreuzt werden.

Erst nachdem diese Forschungsprogramme die Möglichkeit der Leistungssteigerung demonstrierten, wurde nach den Nebenwirkungen gefragt. Wie lange halten die Schafe diesen Stress durch? Steigen die Kosten für den Tierarzt? Welcher Arbeitsaufwand ist nötig?[30]

Dasselbe Bild bei den Schweinen. Traditionell gebar die Sau zweimal im Jahr ihre Ferkel. Der Bauer war bestrebt, die Geburtszeitpunkte auf den Frühling und den Herbst zu legen. Das hatte den Vorteil, dass die Ferkel im Frühjahr schon kräftig genug waren, um mit der Sau ins Freie gelassen zu werden. Auch im Herbst konnten sie genügend lange auf die Weide, um den Winter zu überstehen. Dieser Rhythmus hatte auch für die Sau seine Vorteile. Sie konnte sich nach der Geburt zwei Monate lang erholen, bis sie erneut zum Eber geführt wurde.

Leider müssen wir es so genau wissen. Denn bei den vorherrschenden wissenschaftlichen Anstrengungen geht es tatsächlich um die Stellen hinter dem Komma. Statt 2 Geburten, wie in den alten Zeiten, sollen es heute 2,25 oder mehr im Jahr sein. Erreicht wird dies auf Kosten der Ferkel und der Sau. Die Sau kann früher befruchtet werden, wenn die Ferkel kürzer gesäugt werden. Vorbei die Zeiten, in denen die Ferkel bis zu 10–12 Wochen bei der Mutter blieben und zum Umgewöhnen ab der 8. Woche langsam anderes Futter bekamen. Für ein paar Ferkel mehr hat die Wissenschaft aus dem vorsichtigen, fließenden Übergang eine Schlacht um immer frühere Absetztermine gemacht, die zudem radikal durchgesetzt werden. Absetzen von der Sau nach 3 Wochen oder gar nach nur 18 Tagen ist die neue „benchmark“ der Zunft. Nur mit Antibiotika überlebt das Ferkel diesen brutalen Eingriff.

Das Künstliche wird zum Normalen. Das Natürliche erscheint als riskant, zu arbeitsaufwendig, veraltet. Diese verkehrte Welt ist möglich geworden, weil Erfahrungswissen abgewertet und durch wissenschaftlich geleitete Verfahren ersetzt wurde. Damit wur-

Das Einfache	Techn.-wissenschaftlicher Ersatz
Befruchtung durch Bullen, Eber, Bock usw.	Künstliche Befruchtung; In-vitro-Produktion des Embryos; Embryotransfer
Aufzucht durch Muttermilch. Spätes Absetzen der Kälber und Ferkel	Mutterlose Aufzucht mit Milchaustauschern (incl. Zusatzstoffen: antimikrobielle, mikrobielle Leistungsförderer, Enzyme, Säuren); Antibiotika zum immer früheren Absetzen bei Ferkeln
Bodenhaltung, Sonne und frische Luft	Beton-Spaltenboden; Käfighaltung des Huhns; Kasten-Anbindehaltung der Sau; künstliche Beleuchtung; Klimasteuerung, Heizung; Wasserbetten für Ferkel; Medikamente
Fütterung mit Gras, Heu, Getreide, Rüben. Weidegang, Selektion des Futters durch das Tier selbst	Hochkonzentrierte Fertigmischung aus eigenen und zugekauften Komponenten; Totale Mischration
„Familienanschluss" des Tieres, d. h. wenig Tiere pro Arbeitskraft	Computerisierung des Fütterns und Melkens; Prozessrechnergesteuerte Tränkeautomaten mit Programmen zur Gesundheitsvorsorge (Elektrolytlösungen bei Durchfall) und Tierkontrolle (Fiebermessung, Sensor im Nuckel); Alarm, wenn das Kalb zu schwach zum Trinken ist. „Cow-comfort"
Zucht auf Langlebigkeit, Robustheit, Widerstandskraft	Kurzfristige Höchstleistungen. Tiere werden nicht mehr alt. Schneller Austausch. Enthornen. Medikamenteneinsatz.
Mehrfachnutzung des Tiers (Ei und Fleisch)	„Sexen", d. h. Töten und Entsorgen des für Eier oder Fleisch nicht verwendbaren Geschlechts

den Schranken niedergerissen, die bisher die Ausplünderung des Tiers verhinderten. Jetzt erst konnte sich die Ökonomie des einzelnen Produktionsverfahrens verselbstständigen.

2.4. Sind die Bauern gefühlskalt? Zum Verhältnis Mensch – Nutztier

Der Stall mit seinen 90 Mio. Hühnern, 26 Mio. Schweinen, 14,8 Mio. Rindern ist heute exterritorial. Wir wissen wenig darüber. Manchmal nicht einmal, dass es die Tiere überhaupt noch gibt.[31] „Wertvoller Tierbestand. Zutritt nur mit Genehmigung des Besitzers". Dieses Schild prangt heute auf fast jeder Stalltür. Wer nach dem Sinn des Verbotsschilds fragt, hört die Gründe: Seuchengefahr, Beunruhigung der Tiere, Haftungsprobleme. Vorbei sind die Zeiten, in denen man abends ohne Erlaubnis in die Wärme des Kuhstalls trat.

Nicht mehr erfahrbar ist, dass das Verhältnis von Mensch und Tier notwendig widersprüchlich ist. Solange ein Tier Milch geben oder geschlachtet werden soll, kann es keine sentimentale Beziehung zu ihm geben. Dieser Widerspruch ist nicht auflösbar. An seinen beiden Seiten brechen Abgründe auf: brutale Gewalt oder die Illusion der technischen Kontrolle.

Das Verhältnis zu den Tieren ist regelmäßig ein Lehrstück, dass die Machtverhältnisse unsicher sind. Der Bauer muss dem Tier vorspiegeln, dass er der Stärkere ist. Das gelingt nur, wenn das Tier über seine eigene Stärke getäuscht wird. Zur tatsächlichen Machtprobe mit dem Bullen, dem Eber oder dem Bock darf es gar nicht erst kommen. Die Machtprobe muss vermieden werden, mit symbolischen Aktionen: Arme ausbreiten, nicht den Rücken zudrehen, Blick, Stimme, Elektrozaun. Kommt es zur gewalttätigen Machtprobe, dann ist es zu spät: Das Tier wird böse.

Das Problem wird kompliziert, weil der Widerspruch nicht durch einen sentimentalen Umgang mit dem Tier aufgehoben werden kann. Ein junger Bulle oder Bock, mit dem viel geschmust wird, will irgendwann wissen, wer der Stärkere in der Rangordnung ist. Deshalb gilt die alte Regel, dass man nicht zu viel „herummachen" soll mit dem Tier. Auch bei der Kuh führt zu große Vertraulichkeit zu „passivem" Widerstand, wenn dann doch etwas durchgesetzt werden muss. Statt dem Menschen hingebungsvoll die Jacke zu kauen, muss sie Herdentier bleiben – damit sie getrieben werden kann.

Die Haltung von Nutztieren ist ein schwieriges Gleichgewicht zwischen abwarten können und handeln müssen. Für einen technisch fixierten Menschen ist eine Situation schwer erträglich, in der er die Natur gewähren lassen muss. Diese Situation ist in der Landwirtschaft nicht selten. Statt bei der Geburt zu warten, reißt er das Kalb mit Gewalt heraus. Man muss die Natur geschehen lassen, Eingreifen kann ein Fehler sein – doch ebenso das Nichtstun. Wartet man zu lange, dann ist das Kalb erstickt. In dieser ambivalenten Situation ist die Gewalt latent. Beim Viehtrieb wird nicht gewartet, bis die Herde „kippt", von alleine in die richtige Richtung läuft, sondern es wird geschrien und draufgeschlagen. Jede Vieh-Auktion, jedes Verladen von Tieren, Ohrmarken-Einziehen usw. ist voller Beispiele für den plötzlichen Ausbruch von Gewalt gegen Tiere und andere Menschen.

Die ständig mögliche Gewalt im Umgang mit dem Nutztier muss kulturell gebändigt werden. Die traditionelle Landwirtschaft kannte dazu eine Vielzahl von Regeln, um die Eskalation der Gewalt zu vermeiden. Sie bildeten sich aus einer eigentümlichen Mischung religiöser und ästhetischer Erfahrungen. Nicht zufällig kreisen viele um das Auge der Kuh. „Kuhäugig" gilt im Allgäu wie bei den alten Griechen als höchstes Lob für die Schönheit eines Auges.[32] Bauern beschreiben das Auge der Kuh als „fragend". Es gebietet Rücksicht, weil rätselhaft ist, wer einen da ansieht. Und von alten Bauern kann man hören: „Durch das Auge des Geschöpfes blickt dich der Schöpfer an."

Zur Zucht nicht ausgewählte Tiere bekommen keinen Namen. Schon Wochen vor dem Schlachten wird vermieden, ihnen in die Augen zu sehen.

Das Schwein hat es deshalb schlechter. Da es nicht alt wird, steht es in der Rangordnung der Tiere weit unten. Die Regeln haben eine weniger religiöse und mehr praktische Fundierung. Regeln zum Umgang mit gebärenden Sauen waren Gegenstand der alten Lehrbücher. Die Geburt ist meist eine riskante, die Menschen überfordernde, Gewalt auslösende Situation.

> In den letzten beiden Wochen vor der Geburt der Ferkel sollte jeder gute Wärter mehrere Male am Tag zu der Sau in den Koben gehen und sich mit ihr in sanfter Weise zu schaffen machen, damit sie sich an denselben gewöhnt und seine Hilfe, wenn sie während des Geburtsaktes notwendig werden sollte, annimmt.[33]

Wo alte Regeln und Übereinkünfte sich auflösen braucht es Kontrolle, Gegengewicht. Es muss jemand da sein und rufen: „Tiere nicht schlagen." „Ruhig bleiben." Ein Mensch allein im Stall mit vielen Tieren, das ist zu riskant, dem Menschen nicht zuträglich. Im Offenstall geht es dem Tier besser. Nicht nur wegen des Strohs, der Sonne, des Windes und Wetters, sondern auch weil die Tiere sichtbar sind für andere Menschen. Der Umgang des Menschen mit dem Tier ist für andere nachvollziehbar, kontrollierbar. Wie früher im Dorf, wo jeder wusste, wie es in Nachbars Stall zugeht. Was im Stall mit den Tieren passiert, kann nur dann wieder eine öffentliche Angelegenheit sein, wenn der Stall offen ist.

Dossier 1 Landwirtschaft im Versandhauskatalog: Die Drecksarbeit für den Bauern

Der Fortschritt hat seinen Preis. Wer ihn zahlt, das zeigen die Versandkataloge für den landwirtschaftlichen Bedarf. Schon das Sortiment der normalen Versandhäuser ist nichts für schwache Nerven. Für den längeren Einsatz (z.B. im Schweinestall) werden gebläseunterstützte Atemschutzsysteme angepriesen. „Airstream Agrar" für den 4-stündigen Dauereinsatz oder „Dustmaster" mit am Gürtel getragener Gebläseeinheit. Als Profi-Tipp: der HK-Geburtshelfer Typ 2050 mit stufenlos einstellbarer Zugkraft von 100 bis 160 kg erlaubt beim Rind eine „tiergerechte" Geburt. Für die Sau gibt es eine Anbindung mit Schultergurt, starke Nylonausführung mit Bodenanker. Weiter geht es mit Schweinekrampen: In die Nase eingezogen, verhindern sie das Wühlen der Schweine. Ferkelzahnzange S 6, vernickelt, dient dem Abkneifen der Ferkelzähne. Für die Hühner erlaubt die „Elektro-Schnabelschere" eine höhere Stückzahl. „Ein unentbehrlicher Helfer gegen Federfressen und Kannibalismus. Der Oberschnabel wird so unter die Schneide gehalten, dass er etwa um 4 mm gekürzt wird. Bei kleineren Küken wird der Schnabel nur gegen die glühende Schneideplatte gehalten."

Neben den martialischen stehen die feineren Folterinstrumente. Zur Steuerung des Stallklimas braucht es ein ganzes Arsenal von Ventilatoren, Regel- und Steuergeräten, Klappensteuerungen, Alarmanlagen. „Fed-Pick mit Sprühpumpe, das ideale Mittel gegen Federfressen und Kannibalismus bei Hühnern und Ferkeln. Zur Reparatur der Schäden: die Konzentrate und Futter-Zusätze ‚für jeden Durchfalltyp'."

Dieser „Stallbedarf" des normalen Versandhauses ist für die Massentierhaltung nicht ausreichend. Die Raiffeisen-Tochter „GFS-Top-Animal-Service GmbH", die ihren Produktkatalog im Internet anbietet, verspricht uns ein „landwirtschaftliches Einkaufserlebnis". Für Produktion und Entsorgung von Schweinen eröffnen sich ganz neue Dimensionen.

Auffällig sind die verschiedenen Schwanzkupiergeräte für Ferkel. Sie werden mit Gas und mit Elektrobetrieb angeboten. Warum werden die Schwänze von Ferkeln abgeschnitten? In der drangvollen Enge der intensiven Schweinemast fallen die Ferkel über die Schwänze ihrer Artgenossen her, verletzen sich, die Wunden führen zu schweren Infektionen. Um den Kannibalismus zu verhindern, werden den Ferkeln einige Tage nach der Geburt die Schwänze bis auf einen Stummel abgeschnitten, „kupiert". Um die Infektion des offen liegenden Rückenmarks zu verhindern, muss die Wunde verschlossen werden. Im Massenbetrieb geschieht das mit einem mit Gas oder Strom erhitzten Kupiergerät. In einem Arbeitsgang brennt die erhitzte Klinge den Schwanz durch und „verschweißt" gleichzeitig die Wunde.

Statt den Schweinen Platz zu geben, ihnen Stroh zum Wühlen und Nestbauen einzustreuen, werden sie gequält, bekommen sie einen Ball, eine Kette oder „Porky-Swing" für 149.– DM zur „Beschäftigung statt Schwanzbeißen".

Reichhaltig ist das Angebot auch bei den Revolver-Spritzen, den Desinfektionsmitteln und Desinfektionsgeräten. Wenn doch einmal jemand ins Innere des Stalls blicken will, dann bietet der Katalog günstig drei Typen von abwaschbaren „Besucheroveralls", Plastik-Überschuhe und Hygiene-Hauben.

Wenn die ganze Vorsicht nichts nützt und Tiere sterben, dann hilft das reiche Sortiment an Kadavercontainern. Modelle mit Kippvorrichtungen und Klappdeckeln. Die XXL-Ausgabe für 1140 Liter. Kadaverkarre mit Sicherheitsleine und dann als Testsieger: die Kadaverkühlung aus Polyester mit halogenfreiem Kühlmittel.

Schon der Anstand verbietet eine genauere Beschreibung der Angebote fürs „Besamungsmanagement". Mit Pipetten, Ventiladaptern, mit der DLG-Silbermedaille prämierten Besamungsbügeln, an denen die Plastikbeutel mit Sperma hängen, mit Sand gefüllten Decktaschen zur Simulation des springenden Ebers, mit Klammern zur „Erzielung des Duldungsreflexes" usw. erreicht das versprochene „landwirtschaftliche Einkaufserlebnis" seinen nicht überbietbaren Höhepunkt.

Unbegreiflich sind in den Katalogbildern die Menschen, die mit den jeweiligen Artikeln in der Hand ernst zu Werke gehen. Wer will diese Arbeit noch machen? Welcher Berufsstolz soll sich darauf gründen? So etwas kann nur hinter verschlossenen Türen stattfinden. Als Hinweisschild genügt dazu ein Modell: „Schweinebestand – für Unbefugte Betreten verboten", vorgebohrt für 4,22 DM.

Dossier 2 NORD-OST Genetic GmbH
Oder: Die Eier legende Kuh

Seit 1998 führen die Partner der NORD-OST Genetic GmbH das gemeinsame „Jungrinder- und Färsen-Spülprogramm" durch.[34] Zweck des Unternehmens ist die Erzeugung von Zuchtbullen, mit denen der „größtmögliche Zuchtfortschritt" herstellbar ist, um national und international konkurrenzfähig zu bleiben. Bei ausgewählten Rindern wird eine „Superovulation mit anschließender Spülung durchgeführt". Aus den dabei gewonnenen Eizellen werden im Labor Embryonen gezeugt (In-vitro-Produktion). „Trägertieren" auf Bauernhöfen werden diese

Embryonen eingepflanzt. Die von den Leihmüttern geborenen Kälber gehen dann zu Festpreisen an die GmbH zurück.

Ein wichtiges Selektionskriterium für die „Eizellengewinnung“ ist die Milchleistung eines Jahres. Nicht die Lebensleistung, die Robustheit des Tieres, sondern die kurzfristige Höchstleistung ist das Kriterium des Zuchtfortschrittes.

Die Biotechnik beschleunigt diesen Fortschritt, weil natürliche Schranken niedergerissen werden können. Schon ein nicht ausgewachsenes, 12 Monate altes Jungrind kann zur Eierproduktion verwendet werden, fast ein Jahr früher als in der traditionellen Zucht. Pro Spülung lassen sich im Schnitt fünf „taugliche“ Embryonen gewinnen. Da die „Eier legende“ Kuh das Kalb nicht selber austrägt, verkürzt sich der ein Jahr dauernde „Generationenintervall“ auf den Zyklus von 21 Tagen.

Das biotechnische Zuchtprogramm ist ein echtes Gemeinschaftswerk. Die wirtschaftliche Energie eines Privatunternehmens wäre dazu nicht ausreichend. Das Geld der Steuerzahler wird gebraucht. Der Versuchsbetrieb des Instituts für Tierzucht und Tierhaltung der Universität Kiel stellt den Stall und den Melkroboter für die aufwendige „Bullenmutterprüfung“. Tierzuchtverband und Landeskontrollverband wirken mit, deren Personal- und Sachkosten zu großen Teilen vom Staat bezahlt werden.

Mit vielen Steuergeldern werden dabei Zuchtziele aufgestellt und Zuchtmethoden praktiziert, deren Legitimität keinerlei öffentlicher Kontrolle unterliegt.

3. Die Bauern und die Modernisierung: Täter und Opfer

Die Bauern haben sich in der Nachkriegszeit in wenigen Jahrzehnten modernisiert. Das Kapital, das in der Landwirtschaft von einer Arbeitskraft bewegt wird, kann sich mit industriellen Arbeitsplätzen messen. Die Schnelligkeit dieser Modernisierung ist erstaunlich, ihre Energie ist ungebrochen. Wer auch nur den Anschein erweckt, er wolle hinter die Moderne zurück, trifft auf den geschlossenen Widerstand der Bauern. Notwendig ist deshalb der Blick zurück auf die Versprechungen der Modernisierung. Sie sind bis heute uneingelöst.

Bauernkinder zwischen zwei Welten

Das Bild vom Bauern in unseren Köpfen scheint unverwüstlich. Die Bauernkinder erfahren das spätestens in der Schule.

„Als meine Mutter auf einem Elternsprechtag war, sagte mir am nächsten Tag eine Mitschülerin, dass meine Mutter ja gar nicht wie eine Bäuerin aussehe."

Solche Briefe gingen beim Westfälischen Wochenblatt[1] ein, als es Kinder aufforderte, einmal von ihren Erfahrungen als Bauernkinder zu berichten. Die Redaktion hatte nicht geahnt, dass sie damit eine Lawine lostritt. Tagelang wurde sie von Kinderbriefen „regelrecht überschüttet".

„In der Schule werde ich oft ‚Bauer' genannt, manche sagen einfach ‚muh' oder ‚grunz'. Das finde ich voll doof." (Henrike S., 13 Jahre)

„Meine beste Freundin findet es ganz toll, dass ich auf einem Bauernhof lebe. Aber die Jungs aus meiner Klasse ärgern mich deswegen. Ein Mädchen aus der Stadt hat gefragt, ob ich jeden Tag dusche. Ich stinke doch nicht!" (Anne W.)

Zwiespältige Erfahrungen sind es, die Bauernkinder vor allem in der städtischen Schule machen. Der Spott der Mitschüler ist oft gepaart mit dem Neid, „weil wir so viele Tiere haben und weil ich auf meinem Geburtstag mehr Kinder als sie einladen kann – sie haben nicht so viel Platz wie ich". Doch diese Vorteile werden wieder aufgewogen durch die immer gleichen Klage: viel Arbeit, kein Urlaub mit den Eltern.

„Vor den Ferien kommt bei mir deshalb Neid auf, wenn sie erzählen, wo sie ihre Ferien verbringen. Denn ich verbringe meine Ferien oft auf dem Strohboden." (Sabine Strothmann, 15 Jahre)

Zum Spott der Mitschüler kommt die Kritik des Lehrers hinzu. Wenn sie z.B. hören müssen, dass alle Bauern Tierquäler seien, dann stürzt das die Bauernkinder in neue Konflikte.

„Da ich die einzige Schülerin vom Bauernhof war, wurde ich von den anderen Kindern erwartungsvoll angesehen. Was würde ich sagen? [...] Besonders schlimm ist es, dass sich das Vorurteil des Lehrers in den Köpfen der Schüler festsetzt. Ich bin darüber sehr wütend – aber auch über mich selbst, weil ich mich nicht traue, dagegen zu argumentieren" (Sarah W., 13 Jahre)

Weit verbreitet ist es deshalb bei Bauernkindern, in der Schule erst gar nicht zu sagen, dass sie vom Bauernhof kommen. Sie erfahren sich als Minderheit, dem Spott und den Vorurteilen der Gesellschaft ausgesetzt. Diese Erfahrung ist ambivalent: Die vielen Tiere und der Platz zum Spielen faszinieren alle Kinder an einem Bauernhof. Doch schon sie ahnen, dass man als Bauer eine Außenseiterposition in der Gesellschaft einnimmt.

Das Kind erfährt das längst, bevor ökonomische Überlegungen eine Rolle spielen. Soll ein Kind den Beruf der Eltern ergreifen, wenn seine Erfahrung ist, dass „wir nur mit unserer Mutter in den Urlaub fahren. Papa bleibt zu Hause und muss die Tiere versorgen" (Mathias S., 8 Jahre). An der Arbeitsbelastung wird erfahren, dass die Bauern in einer anderen Welt leben und Bauer sein offensichtlich kein Beruf ist wie jeder andere.

Der Traum von der Modernisierung

Diese schon vom Kind erfahrene Spannung ist eine wichtige Triebkraft der Modernisierung in der Landwirtschaft. Dabei ging es nur vordergründig um den neuen Traktor. Modernisierung, das hieß neben Mechanisierung vor allem: Spezialisierung, Ökonomisierung. Der Bauer soll Unternehmer werden und der Bauernhof ein Betrieb und nichts sonst. Landwirtschaft soll ein Beruf werden wie jeder andere auch. Dieses Versprechen hat jede Generation von jungen Bauern in der Nachkriegszeit neu bewegt. Die Landwirtschaftsschulen lieferten die Rezepte. Der angehende Landwirtschaftsmeister musste in seiner Meisterarbeit den eigenen Betrieb entwickeln. Im Generationenkonflikt mit den Eltern

Dokument

Fortschritt und Generationenkonflikt – Die Sicht eines jungen Bauern.[2]

„Du bleibst Bauer und machst den Hof", diese „Selbstverständlichkeit" wurde von uns in den 60er Jahren immer mehr infrage gestellt. Die Generationskonflikte auf den Höfen verschärften sich. Die Sehnsucht junger Menschen nach anderen Berufen, nach Urlaub, Reisen, materiellem Aufstieg, wurde zum Sprengstoff in vielen Familien.

Die agrarpolitische Diskussion wird beeinflusst von jungen Landwirten, die durch ihre landwirtschaftliche Ausbildung in den Landwirtsschulen den Vorrang betriebswirtschaftlicher Denkungsweisen übernommen haben. Dazu kommt eine christliche Überzeugung, dass nicht der Hof, sondern der Mensch im Mittelpunkt der Überlegungen stehen müsse. Den jungen Menschen auf den Höfen sollen ihre Rollen nicht einfach durch die Traditionen vorgeschrieben werden, das bisherige Land- bzw. Bauernleben soll nicht religiös überhöht werden.

Auf dem Kreislandjugendtag der Landjugend 1962 in Herford hält der Oberlandwirtschaftsrat Dobert aus Kiel einen Vortrag zur weiteren Entwicklung der Landwirtschaft:

„Wir Landwirte sind nicht dazu da, das Volk zu ernähren und auch nicht dazu da, um in Bauerntum zu machen, sondern haben nur eine einzige Aufgabe und die ist, mit Gewinn zu produzieren. Dieser Aufgabe haben wir uns zu widmen, selbst wenn dazu kapitalistische Produktionsgemeinschaften nötig wären."

Solche Aussagen rufen den Widerspruch des Bauernverbandes hervor – uns junge Landwirte begeistern sie eher. Wir machen Fahrten und sehen uns Betriebe an, die in Arbeitsorganisation und Rationalisierungsstand fortschrittlich sind. Wir vergleichen Einkommen und Freizeit. Da ist ein Betrieb in der Nähe von Neumünster. Schlechter Sandboden. 40 ha landw. Nutzfläche, 13 ha Frühkartoffeln mit Beregnung, 40 Kühe. Mit 1 Mitarbeiter wird die Arbeit bewältigt. Von 6–13 Uhr ist Arbeitszeit. Nachmittags frei. Ein Schwimmingpool im Garten. Im leeren Schweinestall hängen Bilder an der Wand. Der Bauer ist Hobbymaler. Die alten Bauern schütteln den Kopf. Wir jungen erleben die Dynamik, die Offenheit als Faszination – gegen die Enge der Tradition von Hof und Dorf alter Prägung.

hatten die jungen Bauern jetzt eine mächtige Unterstützung hinter sich (s. Dokument: Fortschritt und Generationenkonflikt).

Selbst die Kirche gab ihren Beistand. In einer Denkschrift der Evangelischen Kirche ist zu lesen:

„Fleiß, Sparsamkeit nach Art früherer Generationen genügen nicht mehr zur Sicherung einer angemessenen Lebenshaltung. Die

Bindung an den von den Vätern ererbten Besitz und die mit ihm verbundene sittliche Verpflichtung sind nicht mehr selbstverständlich [...]

Von der Erhaltung ererbten Eigentums zum Umgang mit dem Betriebsmittel Kapital – das eben ist der Sprung, der getan werden muss."[3]

Reklamebilder des Fortschritts

Wer heute noch einmal die alten landwirtschaftlichen Reklamebilder betrachtet, der kann ahnen, welches Befreiungsversprechen die Mechanisierung darstellte. Das „Fendt-Einmannsystem," der Ladewagen „Autonom". Ein Mann allein macht die Arbeit, für die er früher viele bitten, antreiben und verpflegen musste. Endlich nicht mehr abhängig zu sein von dem dörflichen Geflecht der gegenseitigen Arbeitsleistungen. Darin hatte der Bauer zwar den besseren Part, weil er mit seinen Pferden die Zugkraft stellte. Doch er blieb angewiesen auf die Arbeitskraft der Leute, die für ihn Unkraut hackten, das Gras mähten und das Heu wendeten. Seit den 50er Jahren gingen diese „Arbeitsleute" in die Fabrik und mit den dort gezahlten Löhnen konnte der Bauer nicht mehr konkurrieren. Die Motorisierung der Landwirtschaft versprach also nicht nur die Erleichterung der schweren körperlichen Arbeit, sondern auch die soziale Unabhängigkeit von den dörflichen Arbeitskräften. Auch daraus ist die ungeheuerliche Schubkraft der Mechanisierung zu erklären.

Dieses Einmannsystem, dieser Traum von gestern, ist heute fast erreicht und wir sehen die Schattenseiten: menschenleere Felder, ein Mensch im Stall bei stundenlanger Arbeit. Wer heute der Kuh das Kalb aus dem Leib zieht, tut dies in großer gesellschaftlicher Einsamkeit. Nicht nur, weil es bald keinen Nachbarn mehr gibt, der dabei hilft. Er muss froh sein, wenn er dabei die Nachbarn im Dorf nicht stört. Der Bauer, mittelhochdeutsch der *gebure*, der „Mitbewohner, Nachbar, Dorfgenosse", also der Normalfall des Menschen, wird zum Störfall. Die Zeitungen sind voll mit Berichten über Anzeigen, Prozesse, gestörtem Dorffrieden, in die sich heute fast jede landwirtschaftliche Arbeit verwandeln kann.

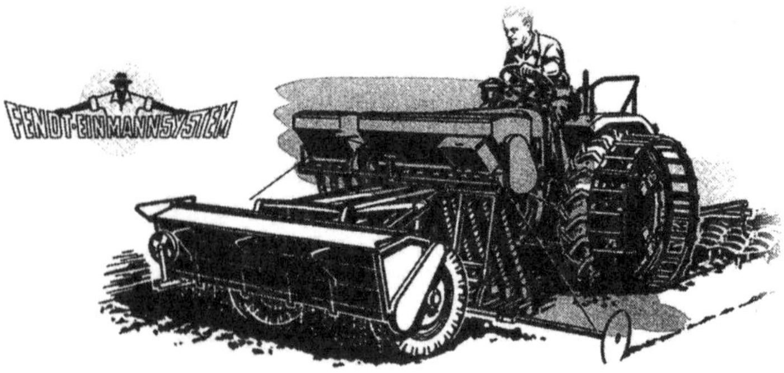

Fendt-Einmannsystem. Düngerstreuen – Drillen – Saateggen gleichzeitig. Ein Mann hat alles im Griff. Sein Traktor ersetzt nicht nur die Pferde, sondern auch die vielen Menschen, die für das Düngen, Eggen, Säen, Kartoffellegen, Hacken, Mähen, Laden usw. gebraucht wurden.

Wenn der Staat den Fortschritt organisiert

Die staatliche Förderung hat kräftig in diese Richtung gewirkt. Ein typischer Fall aus den 70er Jahren: Ein Bauer mit traditionell zwölf Kühen hat in den letzten Jahren auf 20 Kühe aufgestockt. Die Arbeit in dem Stall ist jetzt umständlich geworden. Drei Kühe stehen jetzt, wo früher die Kälber standen, und fünf im umgebauten Schweinestall. Der Mist muss mit der Schubkarre um die Ecken gefahren und auf den Misthaufen balanciert werden. Viele entschieden sich damals, die Milchviehhaltung abzuschaffen. Wer weitermachen wollte, der musste umbauen, um die Arbeit zu erleichtern. Und zwar bald, solange der Vater noch bei Kräften war und der Sohn die Lust an der Landwirtschaft noch nicht verloren hatte. Nicht zuletzt auch, weil es immer schwieriger wurde, für so einen „Quälbetrieb" eine Frau zu finden.

Die Logik der staatlichen Förderung war: Geld gab es für arbeitserleichternde Investitionen nur, wenn aufgestockt und ein Stall für 50 Kühe gebaut wurde, weil nur der langfristig „konkurrenzfähig" sei. Entweder einer im Dorf bekam das Geld oder ein handverlesener Bauer aus dem Nachbardorf.

Diese Stallgeschichte ist nur ein Beispiel aus der kaum bekannten Vorgeschichte der „wettbewerbsfähigen" Landwirtschaft. Dabei spielten weniger die oft beschworenen „ehernen ökonomischen Gesetze" die entscheidende Rolle. Wesentlich für den

Fortschritt in der Landwirtschaft war, dass der Staat in stets wachsenden Anteilen die reproduktiven Aufgaben auf Kosten der Allgemeinheit übernommen hatte.

1. Die *staatliche Förderung* hat bei der Erneuerung landwirtschaftlicher Wohn- und Wirtschaftsgebäude (Einzelbetriebliches Förderungsprogramm, Aussiedlung) das betriebliche Wachstum zum Maßstab gemacht. Geld bekommt, wer im neuen Stall mehr Tiere hält oder wer mit seinen Tierzahlen als zukunftsfähig begutachtet wird.[4]
2. Die *Flurbereinigung* hat die permanente Umwälzung vieler Produktionsbedingungen übernommen (Wegebau, Gewässerausbau, Vergrößerung der Ackerschläge). Das war keineswegs immer so. So wurde deren Finanzierung im Gefolge der Agrarreformen lange bis ins 19. Jahrhundert durch den Markt (!) bewerkstelligt. Erst vor dem 2. Weltkrieg erreichte sie einen Staatsanteil von 50 %.[5] Die Nachkriegsentwicklung zeigt auch hier einen steigenden Staatsanteil bei der Finanzierung. Bei immer noch ausgeführten Rebflurbereinigungen kann sie einen Anteil von 90 % (!) erreichen.
3. Erhebliche *Forschungsmittel* werden ausgegeben zur Entwicklung kurzfristiger Höchstleistungen (Zucht von Hochleistungstieren und Pflanzen) und für die dann fälligen Reparaturen, die für die gestressten Tiere und Pflanzen notwendig werden (Medikamente, Spritzmittel). Die wissenschaftlichen Vorleistungen, die intensive Hähnchen-/Schweinemast (Zucht, Klima-Kontrolle, Haltungsform, medizinische Seuchenunterdrückung) erst möglich machen, wurden nicht von den jeweiligen Fleischfabrikanten bezahlt, sondern mit Steuergeldern.
4. *Billige Energie* (Erdöl für Stickstoffdüngung, Spritzmittel, Transport usw.) erlaubt die Ablösung von der Fruchtbarkeit des Bodens, den lokal/regional verfügbaren Ressourcen.[6]
5. Die *Entsorgung* verendeter Tiere, Entschädigungszahlungen, Vernichtungs- und Marktstabilisierungsprogramme bei Tierseuchen werden in erheblichem Umfang durch den Staat gestützt.[7] Das Risiko der Massentierhaltung wird verringert.

Damit werden vom Staat Produktionsbedingungen geschaffen, die eine industrialisierte Produktion ermöglichen.[8] Wenn die Eier, Hähnchen und Koteletts aus den Agrarfabriken und die Milch aus den Großställen heute so konkurrenzlos billig sind, dann deshalb, weil der Steuerzahler wesentliche Vorleistungen dafür erbracht hat. Jetzt erst kann sich die Produktion ohne Rücksicht auf zukünftige Generationen verselbstständigen (Produktivismus). Die Folgekosten und Reparaturmaßnahmen trägt die Gesellschaft.

Eine auf Handwerkskunst beruhende Landwirtschaft hat dagegen keine Chance. Denn der überlegenen Produktivität sieht niemand mehr diese Geschichte an. Ohne diese staatlich organisierte Wettbewerbsverzerrung stünde die „wettbewerbsfähige" Landwirtschaft auch ökonomisch weniger strahlend da.

Mehr Arbeitsbelastung statt Reich der Freiheit

Im neuen Stall liegen die Kühe nicht mehr auf Stroh. Sie treten ihren Mist arbeitssparend durch die Beton-Spalten in die Güllegrube unter sich. Die Bäuerin muss sich nicht mehr beim Melken unter die Kühe bücken und das Melkzeug und die schweren Milchkannen schleppen. Die Kühe kommen in den Melkstand. Jetzt kann im Stehen gemolken werden. Auch den Kühen wurde etwas versprochen: Sie dürfen herumlaufen. Dafür ist jetzt der Bauer angebunden, 365 Tage lang. Denn wer wird wohl freiwillig einspringen und 70 Kühe melken, damit die Familie ins Wochenende oder in den Urlaub fahren kann?

Die Autonomie, die Arbeitserleichterung, diese Versprechen der neuen Technik waren alsbald aufgewogen durch die Anforderungen der gewachsenen Viehbestände, der gewaltigen Investitionen. Ein Mensch hat nun nicht mehr 20 Kühe, sondern 50 und mehr Kühe zu beaufsichtigen. Kranke Tiere oder solche, die nicht gleich tragend werden, müssen gehen. Das Tier, das stört und zusätzliche Arbeit macht, hat ein kurzes Leben. Früher war es üblich nachts aufzustehen, wenn die Kuh kalbte. Bei großen Beständen wäre es dann mit der Nachtruhe der Familie vorbei.

Die meisten bäuerlichen Familien nennen die Arbeitsbelastung als ihr zentrales Problem.[9] Auf einer tieferen Ebene als der des Einkommens herrscht hier eine große Unzufriedenheit. Der kulturelle Bruch zur übrigen Gesellschaft wird bei den Arbeits- und Lebensbedingungen am schmerzlichsten erfahren.

Die ganzjährige, ständige Angebundenheit an den Hof, die sich vor allem aus der Milchviehhaltung ergibt, belastet mittlere Betriebe, aber auch Betriebe, die moderne Ställe gebaut haben. Urlaub ist nicht oder nur sehr selten möglich, freie Wochenenden zu Familienfeiern, Besuchen usw. erfordern großen Organisationsaufwand für die Vertretung. Die Hofnachfolge ist oft dadurch gefährdet. „Wir machen das ja noch, aber die heutige Jugend will so nicht mehr leben", „das passt nicht mehr in die Zeit" – so sieht die ältere Generation ihre Welt.

Das Risiko bei einem Unfall oder einer Krankheit wächst. Modernisierte, gewachsene Milchvieh-Betriebe können mit zwei Arbeitskräften, rüstigen Altenteilern und Aushilfskräften funktionieren, doch „es darf nichts passieren". Unfall oder Krankheit führen zu großen Problemen und werden als Bedrohung empfunden. Auch bei mittleren Milchviehbetrieben hängen wesentliche Arbeiten an einer Person (z. B. das Melken durch die Frau). Trotz Betriebshilfsdienst steht sie unter dem Zwang, „nicht krank werden zu dürfen". Die Folge sind schwere physische und psychische Belastungen.

Der moderne Stall hat die angestrebte Veränderung der Arbeitsverfassung des Familienbetriebes nur selten erreicht. Wegen der hohen Kosten (Stallbau, Milchquotenkauf/-pacht, Viehaufstockung) konnten nur in seltenen Fällen nach dem Stallbau Lohnarbeitskräfte eingestellt werden.

Der Hofnachfolger auf viehhaltenden Betrieben findet keine Ehefrau oder nur eine, die einen außerlandwirtschaftlichen Beruf beibehält und die Stallarbeit ablehnt.

Arbeitsbelastung – auch im ökologischen Landbau

Ein Alarmsignal kommt aus dem Ökolandbau. Ökohöfe wollen vielen Ansprüchen der Gesellschaft entsprechen. Die Ausdehnung auf neue Betriebszweige (z. B. Gemüseanbau), Weiterverarbeitung, Direktvermarktung führt dann zu starken Belastungen der Familien. Das gute Image des ökologischen Landbaus im Allgemeinen kann nur in seltenen Fällen diese Belastungen ausgleichen. Milchviehhaltende Bio-Höfe leiden unter denselben Arbeitsbelastungen, die wir bei konventionell bewirtschafteten Höfen antrafen. Vielfältigere Betriebsorganisationen werden deshalb wieder aufgegeben oder nicht begonnen. Die Arbeitsbelastung ist deshalb, neben ökonomischen Gründen, eine wesentliche Ursache für die Aufgabe der Landwirtschaft.

Um die Arbeitsbelastung zu verringern, setzt ein Teil der Ökobetriebe auf Spezialisierung und Investitionen in immer größere Maschinen.

Kein Weg zurück hinter die Versprechungen der Moderne

Auch bei den Bauern gibt es die PS-Freaks und die Ökonomie-Fetischisten, die noch dem letzten Gramm Gewichtszunahme und Futterverwertung bei der Mast und immer neuen Rekorden bei Milchleistung und Getreideertrag nachjagen. Sie werden die Szene beherrschen, solange sie noch genügend Anerkennung in Zucht- und Kontrollverbänden sowie in Fachzeitschriften finden und solange die Wissenschaft Forschungsgelder erhält für die Vorbereitung des nächsten Rekords und die Reparatur des dadurch verursachten Schadens.

Solch unrettbar Süchtige gibt es in jedem Milieu. Die Mehrheit der Bauern treibt etwas ganz anderes an. Der Fortschritt enthält für sie ein soziales Versprechen: die Teilhabe an den Lebensformen, die in unserer Gesellschaft für die meisten selbstverständlich geworden sind. Entlastung von schwerer Arbeit, Verkürzung der Arbeitszeit, Urlaub, ein freies Wochenende, Zeit für Fortbildung, ein angemessenes Einkommen – davon träumt bis heute jede neue Generation von Bauern. Dieses Versprechen ist nicht eingelöst worden. Trotz aller Widersprüche ist bisher für die Mehrheit der Bauern kein neuer Weg in Sicht. Die Bauern rätseln über die Signale der angekündigten neuen Agrarpolitik. Sie fürchten, dass es bei der Agrarwende rückwärts gehen soll.

Für die weitere Auseinandersetzung ist es deshalb förderlich, an die Versprechen und die Geschichte des Fortschritts zu erinnern. Da steht kein Bollwerk aus Technik und Ökonomie, zu dessen ewig weiterer Befestigung es keine Alternative gibt. In der Modernisierung der Landwirtschaft stecken die Energien und Initiativen vieler Menschen. Sie wollten dasselbe wie wir alle, als sie neue Ställe bauten. Auch deshalb sind sie empört, dass wir sie jetzt unterschiedslos Tierquäler nennen.

Wir werden uns wohl damit abfinden müssen, dass der Fortschritt ein ambivalentes Bild abgibt. Täter und Opfer sind darin nicht leicht zu unterscheiden. Auch wenn uns die Formen nicht gefallen mögen: Deutlich zu sehen ist überall das Bestreben, Landwirtschaft zu betreiben, immer wieder neu anzufangen, Auswege zu suchen. Womit, wenn nicht damit, soll sich eine neue Agrarpolitik verbünden? Sie braucht Handelnde, keine Opfer. Die Bauern sind ein nüchterner Menschenschlag. Wenn ein neuer Weg das alte soziale Versprechen des Fortschritts aufnimmt, dann werden sie zu rechnen anfangen.

4. EU-Agrarpolitik, Lebensmittelhandel und die „Grüne Front“

Wie Bauern und Bäuerinnen wirtschaften, bestimmen sie nicht allein. Viele reden und entscheiden da mit. Das nimmt den Bauern ihre Verantwortung nicht ab. Doch wenn diese Kräfte nicht benannt und berücksichtigt werden, dann müssen Versuche zu einem Umsteuern der Agrarpolitik scheitern. Wir möchten hier den Blick auf die europäische Agrarpolitik richten, den Lebensmittelhandel und die „Grüne Front“, das Geflecht von Bauernverband, Agrarwirtschaft und anderen.

4.1. Die EU

Agrarpolitik und Brüssel, das ist wie ein altes Paar. Es gehört zusammen, aber was da vor sich geht, ist nicht mehr nachzuvollziehen. Von Flächenprämien und Exportsubventionen, von Bananenimportrechten und Milchquoten, von Bullenprämien und Kälberschlachtprogrammen ist die Rede, wenn sich die Agrarminister und Ministerinnen der EU-Länder in verschlossene Räume zurückziehen und über die Zukunft unserer Landwirtschaft beraten. Wohin die Reise geht und was das eine mit dem anderen zu tun hat, ist kaum zu begreifen.

EU – undemokratisch, nicht nur bürokratisch

Witze und Karikaturen über die EU beziehen ihr Material aus der nicht endenden Regelungswut Brüssels. Unüberschaubar sind die Verordnungen und Richtlinien zum Krümmungsradius von Gurken, der Größe von Tomaten, Äpfeln, Birnen usw. Die Rückspiegel und Scheibenwischer von Traktoren werden mit Verordnungen bedacht, ebenso wie die Aussetzung des Zolls für den Import kleinblütiger Rosen aus Israel.[1]

160 Milliarden DM stehen den 16344 Beschäftigten der EU-Kommission jährlich für ihre Aufgaben zur Verfügung. Das gibt genügend Stoff für Spekulationen und Fehlinterpretationen. Eine solche Fehlinterpretation ist, dass die EU ein verselbstständigter Apparat geworden ist. Ein Apparat, der mit seinen

garantierten Preisen zum Selbstbedienungsladen der Bauern geworden ist.

Die Wirklichkeit sieht anders aus. Wir müssen uns dazu nur die Funktionen der verschiedenen EU-Organe ansehen.

Die Organe der Europäischen Union

Die *Kommission* ist die Exekutive der EU. Sie führt die EU-Politik durch. Die Gesetze, auf die sie sich dabei gründet, werden jedoch nicht vom EU-Parlament, sondern vom „Ministerrat" verabschiedet.

Im *Ministerrat* (Rat der Europäischen Union) sitzen die nationalen (Agrar-)Minister. Sie beschließen die Gesetze, meist auf Vorschlag der EU-Kommission. Nur die Kommission hat das Initiativrecht, d.h. das Recht, Vorschläge für Rechtsakte einzubringen (Ausnahme: Außen-, Sicherheits-, Innen- und Justizpolitik).

Das *EU-Parlament* wird angehört, darf manchmal kooperieren und etwas abändern. Nur in den immer wichtiger werdenden Bereichen Umweltschutz, Lebensmittelsicherheit und Verbraucherschutz darf das Parlament mitentscheiden. Bei 50% der verausgabten Finanzmittel, der Festsetzung der Agrarpreise und Ausgleichszahlungen wird das Parlament nur angehört. Das letzte Wort hat hier der Ministerrat.[2]

Diese ganze Konstruktion ist oft kritisiert worden. Sie widerspricht den demokratischen Strukturen, die von den Nationalstaaten bei sich zu Hause anerkannt werden. Die Agrarminister der Nationalstaaten werden in der EU plötzlich zu ihren eigenen Gesetzgebern. Kontrolliert werden können sie dabei weder vom EU-Parlament noch vom Parlament ihres Heimatlandes. Ungeschieden versammeln sich im Ministerrat und der Kommission Politik, Agrarlobby, Verwaltung.

Das Problem kompliziert sich durch die *Ausschüsse und Arbeitsgruppen*. Sowohl bei der Beratung der zu verabschiedenden Gesetze als auch bei der Festsetzung der Durchführungsmaßnahmen werden sie tätig. Die Kommission und der Ministerrat müssen sich durch ihre Hilfe ein Bild machen von den „Anliegen der betroffenen Kreise".[3] Die Kommission allein wird in landwirtschaftlichen Angelegenheiten von 30 Ausschüssen beraten. In diesen Ausschüssen sitzen die einzelstaatlichen Behörden, Experten und die „Vertreter der Fachkreise", d.h. der Futtermittelindustrie, der Zuckerfabriken, des Getreidehandels, des Bauernverbandes.

Ein Beispiel: Im Ausschuss „Getreide" sitzt Dr. Klaus Kliem, Geschäftsführer und Hauptteilhaber der „Agrar-, Dienstleistungs-, Industrie- und Baugesellschaft mbH & Co. KG" Aschara mit 4500 ha, 1800 Rindern, 600 Schweinen, Fleischmarkt, einem Dutzend gewerblicher Tochterfirmen, Beteiligung an einem Agrar-Großbetrieb in der Ukraine. In Personalunion ist Dr. Kliem zugleich Präsident des Thüringer Bauernverbandes e. V. (s. S. 78).

Wie im Ausschuss beraten wird, wissen wir nicht. Nur manchmal registriert die Öffentlichkeit, was hier geschieht. Der „Veterinärausschuss" trat für einen kurzen Moment ins Rampenlicht, als die Agrarminister im April 2001 zu entscheiden hatten, ob weiterhin bei Maul- und Klauenseuche die Tiere ausgerottet oder wieder geimpft werden sollten. Die Fachleute des Veterinärausschusses gaben mit ihrer fachlichen Begründung den Ausschlag für die Beibehaltung der Ausrottungsstrategie. Dies war die eine Version der Dinge. Eine andere bestand aus Vermutungen über die Interessen der großen Exportnationen. Dänemark wurde öffentlich genannt, dessen Exporte in Länder außerhalb der EU zu fast einem Viertel aus Agrarprodukten bestehen.

Unter solchen Umständen ist der Meinungsbildungsprozess in Kommission und Ministerrat undurchschaubar. Wer soll verstehen, warum bestimmte Gesetze zustande gekommen sind? Welche Interessen waren im Spiel? Nach entscheidenden Ministerratssitzungen erleben wir die immergleiche Inszenierung. Der Agrarminister, in Deutschland angekommen, rühmt seinen bis in die Nächte dauernden Kampf. Und wir sehen seiner Erschöpfung an, dass gegen „die Engländer nicht mehr drin war". Ununterscheidbar mischen sich in den Beschlüssen die Interessen der Nationalstaaten mit den unterschiedlichen Agrar- und Industrielobbys. Die jeweiligen Interessen der Nationalstaaten und Agrarlobbys können sich hinter den Interessen der anderen Staaten verstecken. Verantwortlich ist niemand.

Nicht der vielbeklagte Bürokratismus, sondern diese vordemokratischen Verhältnisse der EU sind ein Hindernis für jede neue Agrarpolitik. Sie behindern, dass eine offene Auseinandersetzung über die Interessen der Bauern, der Städter, der Rechte der Tiere zustande kommen kann. Vor allem deshalb wird Agrarpolitik so kompliziert.

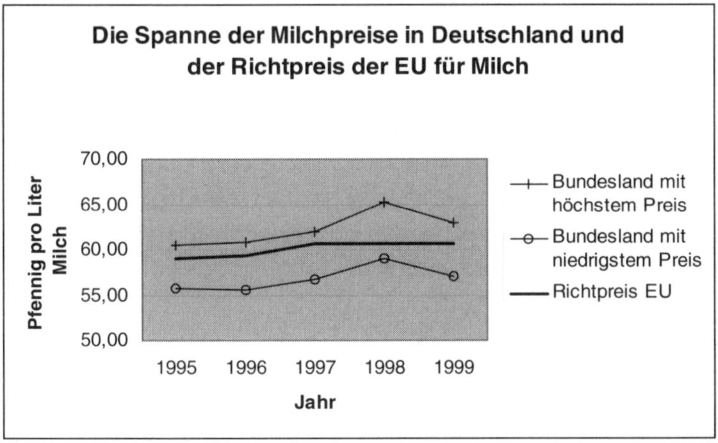

Quelle: ZMP-Milchpreisvergleich 1999. In: Bayerisches Landwirtschaftliches Wochenblatt, Nr. 31, 5.8.2000, S. 32.

Garantierte Preise für die Bauern?

Nach einer gängigen Meinung bekommen die Bauern in Brüssel garantierte Preise, und zwar gleichgültig wieviel sie produzieren. Schon deshalb kann sich die Strategie der herrschenden Agrarpolitik, die Preise auf das niedrigere Weltmarktniveau abzusenken, einer breiten Zustimmung sicher sein.

Die Milch ist ein Beispiel dafür, dass es so etwas wie garantierte Preise für die Bauern in der EU nicht gibt. Nicht der Milchpreis, sondern die Butter und das Magermilchpulver haben ihre garantierten Preise. Die EU „interveniert", d.h. kauft sie auf und lagert sie ein, wenn ihr Preis über einen Mindestzeitraum unter ein festgesetztes Niveau fällt. Damit wird der Preis für Magermilchpulver und Butter stabilisiert, er kann nicht unter dieses Niveau sinken. Butter und Magermilchpulver sind Produkte der Molkerei, nicht des Bauern. Für die Milch des Bauern gilt ein „Richtpreis", das ist ein „agrarpolitisch wünschenswerter Erzeugerpreis", ein Preis, der von der Molkerei angestrebt werden soll, je nach Absatzlage. Die realen Preise der Milch weichen vom Richtpreis ab. Zwischen der Molkerei mit dem besten und der mit dem niedrigsten Preis lagen in den letzten Jahren in Deutschland zehn bis 14 Pfennig pro Liter. Das spiegelt sich selbst in den im Diagramm (S. 57) dargestellten Durchschnittswerten der Bundesländer wieder.

Beim Rindfleisch sind die Verhältnisse vergleichbar. Interveniert, d.h. aufgekauft von der EU werden nicht die Rinder der Bauern, sondern die Rinderhälften der Schlachthöfe. Die Subventionen stützen erst einmal die Rentabilität der Molkereien, Kühlhäuser und der Exporteure. Nicht allein von der EU, sondern von der Agrarindustrie und dem Agrarhandel wird entschieden, ob die Bauern mit ihren Erzeugnissen Geld verdienen oder nicht.

Die Strategie der EU-Agrarpolitik: Landwirtschaft fit für den Weltmarkt

Zentrale Strategie der vergangenen großen Reform der europäischen Agrarpolitik (Agenda 2000) war nach den Worten des ehemaligen Landwirtschaftsministers Karl-Heinz Funke: „Agrarpolitik soll Landwirte fit für den Weltmarkt machen“. Denn, so Funke: „Die europäische Landwirtschaft will und muss jetzt auf den Weltmarkt“.[4]

So soll der Weltmarkt Doppeltes leisten: Zum einen ist auf dem Weltmarkt etwas zu holen, zum anderen soll er mit der „kostspieligen Sonderrolle“ der Landwirtschaft brechen. Willi Görlach, Sprecher der SPD im Europaparlament, spricht aus, was viele meinen: dass die „EU sich eine Landwirtschaft, die weit über dem Preisniveau des Weltmarkts liegt, auf Dauer nicht mehr leisten kann“.[5]

Ein Drittes kommt hinzu: Die „moderne“ Art der Landwirtschaft steht in der Kritik, Umweltprobleme zu verursachen. Gleichzeitig hält die Landwirtschaft in von Natur aus weniger ertragreichen Regionen dem Wettbewerb schon innerhalb der EU nicht mehr stand. Klassische Urlaubsregionen drohen mit der Aufgabe der Landwirtschaft ihren einladenden Charakter zu verlieren.

Die Dreifaltigkeit an Herausforderungen – Weltmarkt, Haushalt und gesellschaftliche Anforderungen – besteht nicht erst heute, sondern war schon Ausgangspunkt der letzten beiden großen Reformen der EU-Agrarpolitik von 1992 und 1999 (Agenda 2000). Abgeleitet wurden daraus die wesentlichen Instrumente der gemeinsamen Agrarpolitik:

- Absenken der bisher staatlich gestützten Agrarpreise auf Weltmarktniveau, um ohne Export-Subventionen exportieren zu können.
- Direkte Prämienzahlungen an die Bauern, um den durch Preissenkung verursachten Einkommensverlust teilweise auszugleichen.
- Programme, mit denen die Rationalisierung der Produktion (Investitionen) in der Landwirtschaft und der Ernährungswirtschaft gefördert wird.
- Als so genannte „flankierende Maßnahmen" werden zusätzliche Zahlungen für benachteiligte Gebiete und umweltschonende Wirtschaftsweisen gewährt (5 % des EU-Haushaltes).[6]

Entkopplung von Preis und Einkommen

Herausragende Bedeutung haben die beiden ersten Punkte: Preissenkung und direkte Ausgleichszahlungen, die 1992 eingeführt und mit der Agenda 2000 noch weiter ausgebaut wurden. Damit soll sich der Preis für die Produkte der Bauern erklärtermaßen weitgehend von seiner Funktion als Einkommen lösen. Preis und Einkommen werden „entkoppelt". Das Einkommen der Bauern bildet sich schon heute über die Hälfte durch staatliche Zuwendungen und immer weniger über Markterlöse.

Zu verstehen ist diese Entkoppelung erst vor dem Hintergrund der langjährigen internationalen Auseinandersetzungen um den Welthandel. Sowohl die EU als auch die USA zahlen an exportierende Firmen der Ernährungswirtschaft Exportsubventionen, mit denen die Differenz zwischen EU- und niedrigerem Weltmarktpreis ausgeglichen wird. Dieses „Preisdumping" steht jedoch im Widerspruch zu den Bestrebungen, den Welthandel zu liberalisieren. Nicht zuletzt sehen sich andere Länder benachteiligt, die ohne Preisdumping Agrargüter exportieren wollen.

Zuerst reagierten die USA vor Jahren auf diese Widersprüche, indem sie die direkten Exportförderungen herunterfuhren und statt dessen Direktzahlungen und Kreditabsicherungen für die Farmen einführten. Die EU zog 1992 nach: Die Agrarpreise in der EU sollten schrittweise auf Weltmarktpreise abgesenkt werden, um den USA keinen Vorwand mehr für den Vorwurf zu geben, dass wir Dumping mit heruntersubventionierten Exportprodukten betreiben. Weil aber auch die Direktzahlungen an die Landwirtschaft dazu führen, dass die Erzeugnisse billiger angeboten werden, somit auch hierdurch Exportländer benachteiligt werden, die sich diese Stützung nicht leisten wollen oder können, geht es in der nächsten Verhandlungsrunde bei der Welthandelsorganisation (WTO) nun auch um diese Direktzahlungen.

Die EU als „global player"

Bei jeder Bauernversammlung breitet sich lähmendes Schweigen aus, wenn ein Redner die Geheimnisse von „GATT und WTO", von „Blair house" und den „Ölsaaten", „green box" und „blue box" enthüllt. Selten sind diese Ansprachen dazu geeignet zu erklären, was hier eigentlich vorgeht. Beschworen wird eher ein Damoklesschwert, das über der Versammlung schwebt. Ein Verhängnis, dem man ins Auge sehen muss, denn sonst wird „der Amerikaner" mit uns machen, was er will.

Das Einfache wird schwierig. Der Bürger wirft das Handtuch und reibt sich die Augen angesichts der Milliarden, die doch anderswo so dringend gebraucht werden. Agrarpolitik erscheint unbegreiflich und damit endgültig etwas für Spezialisten.

Diese Konstellation erstickt das Nachdenken darüber, ob Europa überhaupt ein „global player" als Exporteur von Agrargütern werden muss und wie hoch der Preis dafür ist.

Öffentlich weitgehend unbemerkt begann die EU vor 20 Jahren, der USA ihre traditionelle Herrschaft auf dem Weltagrarmarkt streitig zu machen.[7] Der Agrarexport wurde zuerst als Ventil für die Überschüsse entdeckt und entwickelte sich dann in wenigen Jahren zu einem lukrativen Handelszweig. Vorbei die Zeiten, in denen Kühe abgeschlachtet wurden, um Milchüberschüsse zu verringern. Die EU ist heute der zweitgrößte Agrarexporteur (1997: USA 108 Mrd., EU 97 Mrd. DM). Bei Getreide hat die EU Kanada überholt, bei Fleisch stammen mehr als ein Viertel der weltweit gehandelten Mengen aus der EU, bei Milchprodukten ist die EU Marktführer.[8]

Und während die Öffentlichkeit noch über die Milchseen und Milchpulverberge diskutierte, waren die Überschüsse längst erwünscht, wenn sie nur billig exportiert werden konnten.

Weltmarktpreis und nachhaltiges Wirtschaften – ein Widerspruch

Aber ist der Weltmarktpreis zur Orientierung auf eine nachhaltige Produktion geeignet? Um nur einige Zweifel daran vorzutragen: Der Weltmarktpreis für Agrarprodukte bildet sich nicht wie im Lehrbuch aus Angebot und Nachfrage. Er bildet sich – wie oben angedeutet – aus den unterschiedlichen Strategien der Regierungen, um die Überschüsse ihres Landes loszuschlagen: durch subventionierte Exporte, direkte und indirekte Zahlungen, Nahrungsmittelhilfe usw. Der dabei entstehende Preis sagt wenig über die tatsächlichen Produktionskosten. Nur in wenigen Regionen der Welt kann dafür ein Bauer rentabel produzieren.

Zum Beispiel der Milchfarmer in Neuseeland. Sein Kapitaleinsatz besteht aus Weidezäunen, Treibwagen, stationären Tränken und dem mobilen Melkstand, mehr nicht. Während der europäische Bauer für seine Kühe einen Stall und entsprechende Futtervorräte braucht, um den Winter zu überstehen, stehen in Neuseeland die Kühe ganzjährig auf der Weide. Das macht Kostenunterschiede von 20 Pfennig pro Liter Milch aus. Mit dem Streben auf den Weltmarkt wird der neuseeländische Milchpreis zum Maßstab. Doch leider stehen in Neuseeland nicht mehr Kühe als in Bayern. Von der weltweit erzeugten Milchmenge stehen nicht mehr als 5–7% für den Weltmarkt zur Verfügung. Beim Getreide werden rund 14% auf dem Weltmarkt gehandelt. Es führt also kein Weg daran vorbei, dass auch die Bauern auf schlechteren Standorten rentabel produzieren können müssen. Nicht nur um die Landschaft zu pflegen, sondern weil die Produktmengen gebraucht werden.

Auch die Entwicklung im Ökolandbau spricht gegen die Orientierung am Weltmarktpreis. Über lange Jahre schien es so, als hätten die Preise der Ökobauern nichts mit denen der konventionellen zu tun. Doch die Zeit der Pioniere ist vorbei, es herrscht der graue Alltag. Viele Bauern stellen aus ökonomischen Gründen auf Öko um. Vom Staat werden sie dabei gefördert und wachsende Anteile ihrer Produkte werden im Supermarkt gehandelt. Die Preise fallen dramatisch. In wenigen Jahren ist bei bestimmten Produkten der Preis auf die Hälfte zusammengeschmolzen. Es stellt sich heraus, dass der Preis für Ökoprodukte keine Insel der Seligen ist, sondern auf sehr direkte Weise mit den Preisen der konventionellen zusammenhängt. Die Biomolkereien zahlen nach dem Muster: konventioneller Preis plus Biozuschlag von z.B. 10 Pfennig je Liter Milch. Biopreis ist konventioneller Marktpreis plus X. Vorbei die Zeiten, in denen der Biobauer Sympathisanten als Abnehmer hatte. Heute hat er Kunden, die in den Geldbeutel blicken und die Preise vergleichen.

So beginnt auch beim Ökobauern die „Entkopplung" von Preis und Einkommen. Auch er hängt ab von staatlichen Programmen und ihren Geldern. Wird der Preis für konventionelle Milch gesenkt, rutsch der Biomilchpreis mit ab. Und wieder übernimmt die Kostenschere die Regie und drängt die Betriebe zu Spezialisierung, Wachstum und Leistungssteigerung.[9]

Sinkende Preise führen konventionelle wie Ökobauern in unlösbare Widersprüche. Eine Konsequenz daraus ist: Entweder nachhaltiges Wirtschaften oder Weltmarktpreis – beides zugleich ist nicht zu haben.

4.2. Die Macht des Lebensmittelhandels

Als der Parlamentarische Staatssekretär im Bundeslandwirtschaftsministerium, Dr. Gerald Thalheim, Anfang 2001 dem Lebensmitteleinzelhandel eine Mitschuld an der BSE-Krise zuschob,[10] hagelte es Proteste aus den Zentralen des Lebensmittelhandels. Der Hauptverband des Deutschen Einzelhandels wollte gar Strafanzeige wegen „Kollektivbeleidigung" stellen.[11] Was hatte der Staatssekretär behauptet? Der eigentliche Druck auf die Bauern, ihre Produkte zu den billigsten Preisen herzustellen, komme vom Lebensmitteleinzelhandel, so Thalheim. Deshalb trügen die Ketten „ein gewisses Maß an Mitschuld für den BSE-Skandal". Mit dem „Ramsch auf der Ladentheke" seien die gesundheitlichen Gefahren für die Verbraucher wissentlich in Kauf genommen worden.

Das durfte ein Staatssekretär nicht aussprechen, auch wenn viele genauso dachten. Sogar die Branchenzeitschrift „Lebensmittelpraxis" räumte ein: „Sicher ein zu harter Vorwurf, aber der Preisdruck im Handel spielt in der BSE-Debatte natürlich eine wichtige Rolle. Schließlich verfügt der Handel durch seine eigenen Fleischwerke direkt über einen enormen Einfluss auf die Abgabepreise seiner Fleischlieferanten und stützt damit sein oft defizitäres Geschäft mit der Fleisch- und Wurst-Bedienungstheke."[12] Mit anderen Worten: Was an der Theke nicht hereinkommt, muss im Einkauf gespart werden.

Hauptsache billig

Einmal im Jahr laden die Handelsketten zu den Einkaufsgesprächen. Dann kommen die Anbieter, die Vertreter der Molkereien, Fleischfirmen, Teigwarenhersteller, und bringen ihre Angebote vor. Vor allem geht es bei diesen Runden um den Preis und die sonstigen Konditionen, zu denen die Hersteller liefern sollen.

Selbstverständlich ist das Ziel des Handels, möglichst niedrige Einkaufspreise mit den Fleischfirmen, Molkereien oder Tiefkühlpizza-Herstellern auszuhandeln. Dabei hat der Handel besonders dann ein leichtes Spiel, wenn es für die Kunden im Laden keine Rolle spielt, wer das Produkt hergestellt hat. H-Milch bleibt H-Milch, egal in welcher Molkerei die Milch ultrahocherhitzt wurde. Der Lebensmittelhandel kann die Hersteller von Standardprodukten austauschen, ohne mit Unmut der Verbraucher rechnen zu müssen. Gibt es dann auch noch mehr als genügend Milch auf dem Markt, so dass die Molkereien Probleme haben, die Milch überhaupt zu verkaufen, hat der Handel vollends leichtes Spiel. In Überschussmärkten geben die Abnehmer den Ton an.

Unter solchen Bedingungen „liefert, wer den niedrigsten Preis macht", zitiert die Lebensmittelpraxis einen Insider: „Der niedrigste Preis wird von denen in der Industrie geboten, die Überkapazitäten haben. Es ist daher kein Kosten deckender, kalkulatorischer Preis, sondern ein Unterkostenpreis, um die Beschäftigung und Auslastung zu sichern. Um den Verlust jedoch zu limitieren, geht man nicht nur an die Grenzen des Möglichen, sondern manchmal auch leicht darüber hinaus."[13]

Ein Abschluss zu Preisen unter den Kosten, zu denen die Waren vernünftiger Weise erzeugt werden können, bleibt selten allein. Der Handel nutzt Ausreißer nach unten, um andere Lieferanten unter Druck zu setzen. In den Preisrunden wird den Anbietern vorgehalten, zu welchen Preisen andere zu liefern bereit sind. Eine Abwärtsspirale kommt in Gang, die eine ganze Branche mitreißen kann. Das erlebte z.B. die österreichische Milchwirtschaft nach der Preisrunde mit den großen Handelsketten im Herbst 1999. Die niedrigen Abschlüsse führten dazu, dass schon ein halbes Jahr später der Mindererlös für die Molkereien in der Alpenrepublik auf rund 40 Mio. DM beziffert wurde. Es entbrannte ein öffentlich geführter Streit unter den Molkereien darüber, wer für die schlechten Preise verantwortlich sei. Im Zentrum der Kritik stand eine Molkerei, die in der Preisrunde mit dem Handel beim Preis für Milch um fast 10 Pfennig pro Liter und für Butter und Rahm um fast 13 Pfennig pro Kilogramm nachgegeben hatte.[14]

Ein solcher Preisrutsch bleibt für die Bauern nicht ohne Folgen. Die Molkereien versuchen, sich die Mindereinnahmen im Einkauf wieder hereinzuholen, indem sie den Bauern für den Liter Rohmilch weniger zahlen. Die Bauern müssen sehen, wie sie mit dem niedrigeren Milchgeld auskommen. Sie stecken mit den Molkereien in Verträgen mit in der Regel zweijährigen Kündigungsfristen, so dass sie nicht einfach die Molkerei wechseln und an die nächstbessere liefern können. Zudem erschwert die anhaltende Konzentration in der Molkereiwirtschaft den landwirtschaftlichen Betrieben, überhaupt noch eine andere Molkerei in erreichbarer Nähe zu finden. Fusionen und Molkereischließungen haben dazu geführt, dass sich die Zahl der Molkereien und Käsereien in Deutschland zwischen 1988 und 1997 auf 269 halbiert hat.[15]

Fünf Zentralen geben den Ton an

Dass einzelne Preisabschlüsse mit dem Lebensmittelhandel für die allgemeine Preisentwicklung in der Ernährungs- und Landwirtschaft eine so große Bedeutung haben, hängt unmittelbar auch mit der Konzentration im Handel zusammen. Der größte Handelskonzern in Deutschland, die Metro-Gruppe, tätigt im Jahr alleine so viel Umsatz wie alle landwirtschaftlichen Betriebe in Deutschland zusammen. Im Jahr 2000 verkaufte die Metro Waren und Dienstleistungen im Wert von knapp 61 Mrd. DM,[16] während die Verkaufserlöse aller Landwirte im Wirtschaftsjahr 1999/2000 zusammen 59,4 Mrd. DM ausmachten.[17] Nun handelt die Metro mit weit mehr als mit Lebensmitteln, doch auch auf der Grundlage des reinen Lebensmittelumsatzes sind die Zahlen beeindruckend. Denn dann braucht es weniger als zwei Handelskonzerne, um die Leistungen der Landwirtschaft aufzuwiegen: Die Edeka/AVA-Gruppe setzte im Jahr 2000 mit Lebensmitteln 39 Mrd. DM um und der zweite im „Food-Ranking“, die Rewe-Gruppe, folgte mit knapp 38 Mrd. DM.[18] Jeder einzelne Konzern hat wiederum mehr Umsatz mit Lebensmitteln als alle Molkereien und Käsereien in Deutschland zusammen (rund 38 Mrd. DM).[19] Die Marktmacht der Großen zeigt sich auch in folgender Aufstellung:

Die 15 Größten im Lebensmittelhandel

Rang	Handelskonzern/ Firmengruppe	Umsätze im Bereich Lebensmittel 2000 (Mrd. DM)	Gesamtumsatz des Konzerns/der Gruppe 2000 (Mrd. DM)
1	Edeka/AVA-Gruppe	39,0	47,6
2	Rewe-Gruppe	37,8	55,0
3	Aldi-Gruppe	31,3	37,8
4	Metro-Gruppe	26,6	61,0
5	Lidl & Schwarz	19,4	24,0
6	Tengelmann-Gruppe	17,2	26,9
7	Spar-Gruppe	13,5	15,0
8	Leckerland-Tobaccoland	11,0	11,7
9	Schlecker	8,1	8,5
10	Dohle-Gruppe	5,0	5,9
11	Globus	3,6	6,6
12	Norma	3,6	4,1
13	Bartels-Langness	3,1	3,8
14	Wal-Mart	2,8	5,5
15	Karstadt	2,6	17,1

Quelle: M+M EUROdATA 2001

Auflistungen wie diese der „Top 15“ im deutschen Lebensmittelhandel haben immer nur eine sehr kurze Gültigkeit. Fusionen und Übernahmen führen dazu, dass der Handel mit Lebensmitteln auf immer weniger Ketten konzentriert wird. Die fünf größten Unternehmen machten im Jahr 2000 schon 63 % des Umsatzes der gesamten Branche aus.[20] Im Jahr 1980 lag der Anteil bei 26 %, 1990 bei knapp 45 %. Für das Jahr 2010 wird ein Anteil von über 80 % prognostiziert.[21] Das bedeutet, dass in nur fünf Managementzentralen die Grundentscheidungen für ein ganzes Land fallen, welche Waren zu welchen Preisen verkauft werden.

Der Preiskampf führt zur Wertvernichtung. Wer hält am längsten durch?

Ihre Macht haben die Handelsketten in den letzten Jahren vor allem dazu genutzt, um sich gegenseitig einen gnadenlosen Preiskampf zu liefern. Damit soll nicht den Verbrauchern etwas Gutes beschert werden, es geht schlicht um Marktanteile und die Frage, wer hält länger durch. Besonders hart wurde der Preiskampf in den Jahren 1999 und 2000 geführt. Als Ausgangspunkt wird allgemein der Einstieg der US-amerikanischen Wal-Mart-Kette in den deutschen Lebensmittelhandel gewertet. 90 Wertkauf- und Interspar-Filialen kaufte die Kette um die Jahreswende 1997/98 und profilierte sich als Billiganbieter mit besonders freundlicher Bedienung. In allen Zeitungen wurde von einer neuen Einkaufswelt gesprochen. „Kollegen und Abteilungsleiter laufen pfeifend durch die Gänge",[22] das war wie von einem anderen Stern. Doch nicht nur freundlich, sondern auch billig sollte es sein. Der Konzern startete in Deutschland mit dem Anspruch, schnell die Preisführerschaft zu erreichen, die bis dahin über Jahrzehnte hinweg von der Aldi-Gruppe besetzt war. Mit Dauertiefpreis-Kampagnen forderte Wal-Mart die Konkurrenz heraus. Als erster Konkurrent reagierte 1999 die Rewe mit Dauerniedrigpreisen und löste damit eine Kaskade von Niedrigpreisaktionen anderer Häuser aus. Allein 1999 hat das den deutschen Lebensmittelhandel etwa eine Milliarde DM an Wertvernichtung gekostet.[23] In immer neuen Wellen drückten die Ketten ihre Preise gegenseitig nach unten und bescherten dem Lebensmittelhandel eine Nullrunde nach der anderen im Umsatz. „Seit 1992 oszilliert die Umsatzkurve des Lebensmitteleinzelhandels (einschließlich Aldi) um den Nullpunkt; preisbereinigt stand unterm Strich immer ein leichtes Minus."[24]

Die Macht der Discounter

Nach langen Jahren sinkender Verbraucherpreise für Milch und Milchprodukte[25] haben sich Handel und Molkereien im April 2001 darauf geeinigt, die Preise für die Basis-Milchprodukte um rund 20 % anzuheben.[26] Der Absatz einiger Milchprodukte florierte so sehr, dass es in einigen Bereichen Nachschubprobleme gab. Das gab den Molkereien die Möglichkeit, höhere Preise durchzusetzen. Die neuen Preise sollten ab Anfang Mai im Handel gelten. Die Discount-Kette und Aldi-Konkurrenz Lidl & Schwarz änderte die Preisschilder entsprechend. Aldi jedoch zog nicht gleich mit, sondern beließ die Preise vorerst auf dem alten Niveau. Nach drei Tagen nahm Lidl & Schwarz die Preiserhöhung zurück und wartete wie die übrige Branche, bis am 8. Mai auch Aldi die Preise anhob.[27] Das macht deutlich, welche Bedeutung der führende Discounter Aldi in Deutschland für die Preisgestaltung der Konkurrenz hat. Wenn Aldi sich nicht bewegt, bewegt sich gar nichts. Das gilt allerdings auch in die bekannte Richtung. Wenn eine Kette die Preise senkt, wird gleich die ganze Branche nervös.

Gebühren für den Platz im Regal

Die Fixierung auf Billigpreise im Verkauf ist bei stagnierendem Umsatz nur durchzuhalten, wenn der Einkauf billiger wird – oder die Lieferanten auf andere Weise zahlen. Der Handel hat sich dazu ein umfangreiches Sortiment an Sonderforderungen einfallen lassen. Wenn eine Molkerei mit einem neuen Produkt in die Regale einer Kette kommen möchte, muss sie „Eintrittsgelder" zahlen. Ist das Produkt im Regal, sind „Regalgebühren" fällig, mit denen sich der Handel die „Regalpflege" bezahlen lässt. Selbstverständlich müssen Produkte auch beworben werden. Wenn das die Molkerei nicht selbst in gewünschtem Maße gewährleistet, sind „Werbekostenzuschüsse" fällig, mit denen die Postwurfsendungen des Handels finanziert werden. „Displayrabatte" oder „Zweitplatzierungsrabatte" sind fällig, wenn das Produkt im Zuge besonderer Aktionen nicht nur im Regal plaziert wird, sondern auch noch einen Extraplatz im Gang erhält. Andere Rabatte werden mittlerweile auch für originäre Tätigkeiten des Handels gefordert: Logistik-, Rechnungsabwicklungs- und Deklarationsrabatte.[28]

Zur Jahresmitte 2000 schnürte die Rewe-Gruppe angesichts leerer Kassen ein besonderes Forderungspaket. Sie forderte von ihren Lieferanten einen so genannten „Umsatzaktivierungsrabatt" in Höhe von 1 % auf den Umsatz der zweiten Jahreshälfte 2000.[29] Andere Ketten handelten ähnlich. Die Ernährungsindustrie errechnete Sonderkonditionen im Umfang von einer Milliarde DM.[30] Insgesamt sollen auf diese Weise Sonderkonditionen von im Einzelfall bis zu 20% des mit dem Produkt getätigten Umsatzes zustande kommen, berichtete ein ehemaliger Rewe-Manager.[31]

Was die Lieferanten für den Handel, sind die Bauern für die Ernährungsindustrie. Sie gibt den Druck von oben weiter an das letzte Glied der Kette. So bestimmt der Preiskampf im Handel nicht nur, welche Handelskonzerne übrigbleiben, sondern auch, welche Preise bei den Bauern ankommen.

4.3. „Grüne Front" – Interessenfilz von Bauernverband, Agrarwirtschaft und anderen

Bis zum Januar 2000 war der oberste Agrarpolitiker in der Bundesrepublik immer ein Bauer. Als das mit der Ernennung von Renate Künast zur Landwirtschaftsministerin ein Ende nahm, atmeten die Medien auf. Allgemein gilt Fachkompetenz als Qualifikation, etwa wenn eine Juristin Justizministerin oder ein ehemaliger Manager Wirtschaftsminister wird. Aber von den Bauern-Ministern hatte die Öffentlichkeit endgültig genug, das war wie eine logische Konsequenz aus den immer wiederkehrenden Skandalen in der Land- und Ernährungswirtschaft. Eine Ministerin ohne jeglichen Stallgeruch sollte den Einfluss der Agrarlobby zurückzudrängen. Über die Lebensmittel sollten nicht mehr länger die allein entscheiden, die daran verdienen.

Was genau diese Agrarlobby ist, wie sie Einfluss nimmt, das bleibt in der Berichterstattung meist nebulös. Das liegt nicht am Unwillen der Berichterstatter, sondern an der unvorstellbaren Verflechtung, die den Bereich der Agrarwirtschaft, Ausbildung, Beratung, Kreditwesen, Versicherungen, Rechtsberatung und Agrarpolitik durchzieht.

Im Zentrum: der Bauernverband

Der Deutsche Bauernverband (DBV) steht im Zentrum der Wahrnehmung. Er ist der wichtigste Ansprechpartner, wenn es um Landwirtschaft und Agrarpolitik geht. Das trifft für die Medienarbeit ebenso zu wie für die Darstellung agrarpolitischer Forderungen. Zur Demonstration nach Berlin ruft der Bauernverband auf, nicht die chemische Industrie oder die Futtermittelwirtschaft.

Der Bauernverband erhebt seit Kriegsende den Anspruch, ein Einheitsverband zu sein, der alle Bauern gleichermaßen vertritt.[32] Weil es – anders als in den meisten anderen europäischen Ländern – in Deutschland bisher nur einen mitgliederstarken Bauernverband gibt, erscheint der Alleinvertretungsanspruch des DBV auch nicht in Zweifel zu stehen. So werden Bauern und Bauernverband gleichgesetzt und die widersprüchlichen Interessen in der Bauernschaft, die selbstverständlich vorhanden sind, bleiben verdeckt.[33] Betriebe, die ihre Kuhherde vergrößern wollen, sind darauf angewiesen, dass andere die Milcherzeugung aufgeben. Wenn für den Anbau von Silomais als Rinderfutter eine Prämie eingeführt wird, für Wiesen und Weiden aber nicht, dann sind Betriebe in den Grünlandregionen der Mittelgebirge oder Küstenregionen schlechter gestellt usw. In den Genossenschaften verschaffen sich die größeren Betriebe Vorteile bei den Preisen und Kapitaleinlagen. Widersprüche gibt es zuhauf, doch in den Verlautbarungen des Bauernverbandes tauchen sie nicht auf. Wenn die EU oder die Bundesregierung die Flächen- und Tierprämien gerechter verteilen will, spricht der Bauernverband von einer „Neiddiskussion", wenn die Bauern Gleichbehandlung durch die Genossenschaften fordern, dann mahnt der Bauernverband zur Bescheidenheit, um die Marktstellung der Genossenschaft zu stärken.

Dass es den Bauern bisher nicht gelungen ist, ihren jeweiligen Interessenslagen entsprechend aufzutreten und zu agieren, ist ihr großes Versäumnis. Das beginnt schon auf der Ebene der Ortsverbände. Zum Vorsitzenden – der Bauernverband ist ein reiner Männerverband – wählen die Bauern im Dorf meist einen der Kollegen mit größeren, spezialisierten und rationalisierten Betrieben. „Die machen das schon, die haben mehr Zeit als unsereiner", so die gängige Haltung der kleineren und mittleren Bauern. Und so nimmt die Selektion der Personen und Positionen ihren Lauf. Denn die Amtsträger aus den Ortsverbänden wählen die Spitze des Kreisverbandes, aus deren Mitte dann der Präsident des Landesbauernverbandes gewählt wird. Einer der Landeschefs wird dann zum Präsidenten des Deutschen Bauernverbandes gewählt.[34]

Rund 90% der Bauern sind Mitglied im Bauernverband. Die Mitgliedschaft wird quasi bei der Hofübergabe mitvererbt. Den Verband zu verlassen oder als Jungbauer gar nicht erst einzutreten, fällt schwerer als aus der Kirche auszutreten. So richtig zu erklären ist das nicht, auch wenn der Verband auf Ebene der Kreisverbände viele wichtige Dienstleistungen für die Betriebe anbietet (Beratung in Rechtsfragen, Förderangelegenheiten, landwirtschaftlichen Sozialversicherungen) und ein Gefühl von Zusammenhalt gibt – umso stärker, je heftiger die „Angriffe" und Anforderungen aus der Gesellschaft kommen.

Einheit mit den Genossenschaften

Besonders eng sind traditionell die Verflechtungen zwischen dem Bauernverband und den Genossenschaften. Im Unterschied zu den „privaten" Unternehmen des Landhandels und der Ernährungswirtschaft sind bei den genossenschaftlichen Unternehmen die Bauern nicht nur Kunde oder Lieferant, sondern über die gezahlten Genossenschaftsanteile gleichzeitig Mitglied des Unternehmens, mit dem sie handeln. Von dem bekanntesten Begründer dieser Unternehmensform, Friedrich Wilhelm Raiffeisen, war die Genossenschaft als Selbsthilfeeinrichtung der Bauern vor allem gegen Wucher gedacht.

Rund 3800 solcher Unternehmen gibt es heute in Deutschland. Sie handeln mit Waren, betreiben Molkereien, Schlachthöfe, Fleischfabriken, Viehhandel, Sammel- und Verarbeitungsstätten für Obst und Gemüse und Banken. Allein 4% von ihnen erwirtschaften mehr als 74% der Umsätze aller Genossenschaften.[35]

Und so stellen die gewachsenen, überregional tätigen Genossenschaften gegenüber den Bauern mittlerweile eine starke Wirtschaftsmacht dar. Im Jahr 2000 kamen sie zusammen auf 74 Mrd. DM Umsatz. Ihr Handel mit Getreide entspricht etwa einem Drittel der insgesamt in Deutschland erzeugten Getreidemenge. Die genossenschaftlichen Schlachtbetriebe schlachten etwa 27% aller Schweine und Rinder. Bei Milch erfassen die genossenschaftlichen Molkereien rund 20 Mio. Tonnen der insgesamt etwa 28,3 Mio. Tonnen erzeugter Milch und damit rund 70%.

Diener zweier Herren

Zwischen Genossenschaften und Bauernverband bestehen auf allen Ebenen enge Verbindungen. Vielfach werden Funktionen in beiden Bereichen in Personalunion ausgefüllt. So ist etwa der Präsident des niedersächsischen Landvolkverbandes und Vizepräsident des DBV, Wilhelm Niemeyer, gleichzeitig Aufsichtsratsvorsitzender der Central Genossenschaft Nordfleisch AG, dem nach eigenen Angaben mit rund 5,5 Mio. Schweine- und rund 250 000 Rinderschlachtungen größten Schlachtunternehmen in Deutschland.[36]

Der Präsident des Westfälisch-Lippischen Landwirtschaftsverbandes und ebenfalls Vizepräsident des DBV, Franz-Josef Möllers, steht dem Aufsichtsrat der Raiffeisen-Central-Genossenschaft Nordwest eG vor, deren Jahresumsatz von rund 2,5 Mrd. DM zur Hälfte aus dem Geschäft mit Futtermitteln, Saatgut und Dünge- und Pflanzenschutzmitteln resultiert. Die Genossenschaft zählt mir ihren Mischfutterwerken zu den größten Anbietern von Futtermitteln im Nordwesten Deutschlands.[37]

Wie schwierig es ist, in Personalunion die Interessen von Verband und Futtermittelunternehmen auseinander zu halten, mag ein Beispiel belegen: Das nordrhein-westfälische Landwirtschaftsministerium änderte im Frühjahr 2001 die Vorschriften für die Genehmigung von Stallbauten. Ein neuer Stall wird nur noch genehmigt, wenn der Betrieb in der Lage ist, wenigstens die Hälfte des für die aufzustallenden Tiere benötigten Futters auf seinen eigenen Flächen anzubauen und das Futter auch selbst zu lagern. Damit sollte die Flächenbindung der Tierhaltung gestärkt werden, die Tiere sollten möglichst mit hofeigenem Futter gefüttert werden. Nun gehört aber sowohl der Futterverkauf als auch die Lagerung und Aufbereitung von Futtergetreide zum Kerngeschäft der Genossenschaft, der der genannte Verbandspräsident Möllers vorsteht. In einem Brief, mit dem der Verband (nicht die Genossenschaft) auf den Erlass des Ministeriums reagierte, führte der Verband aus, „es dürfe nicht von Bedeutung sein, ob die Feldfrüchte vor der Verfütterung zunächst einem Futtermittelhersteller zur Aufbereitung angeliefert werden". Bei der „Lagerung eigenhergestellten Futters auf dem jeweiligen landwirtschaftlichen Betrieb [könnten] eher Qualitätsminderungen entstehen, welche die Tiergesundheit gefährden, als dies bei zugekauftem Futter der Fall ist."[38] Aus dem Brief des Bauernverbandes spricht gleichzeitig das Interesse der Futtermittelwirtschaft.

Doch von unterschiedlichen Interessenslagen wollen Bauernverband und Raiffeisenverband nichts wissen. „Genossenschaften sind die Unternehmen der Landwirte."[39] Immer wieder wird mit solchen Aussprüchen die Solidarität aller Bauern mit diesen Unternehmen eingefordert. Ins Feld geführt wird „der sich europaweit beschleunigende Konzentrationsprozess industrieller Partner und insbesondere im Lebensmitteleinzelhandel".[40] Den Fusionen und Konzernexpansionen dort müsse mit Fusionen, Kooperationen und Wachstum der Genossenschaften begegnet werden. Entsprechend formulierten Bauernverband und Raiffeisenverband in einem gemeinsamen Papier, oberste Priorität müsse der nachhaltige Unternehmenserfolg der Genossenschaften haben.[41] Nicht mehr die Förderung der Bauern als Unternehmenseigner über möglichst hohe Auszahlungspreise für Getreide, Schlachtvieh oder Milch sollen demnach das Ziel sein, sondern das Wachstum der genossenschaftlichen Unternehmen und Konzerne. Dabei geben die bisherigen Erfahrungen mit den gewachsenen Genossenschaften allerdings noch keinen Anlass zu der Annahme, dass mit der Größe der Erfolg der Genossenschaft kommt.

In Genossenschaften mit mehreren Tausend Mitgliedern wählen die Bauern – wie beim Bauernverband – eher Bauern mit größeren, spezialisierten Betrieben in die Gremien. Bei den Molkereien breitet sich deshalb nicht zufällig seit 1997 die Praxis aus, dass Bauern, bei denen der Tankwagen der Molkerei überdurchschnittlich viel Milch aufnimmt, einen höheren Preis pro Liter bekommen als die Kollegen mit geringeren Milchmengen. Bei einigen Molkereien lösten diese Umschichtungen von klein zu groß Proteste aus. Vor Ort hielt der Bauernverband sich jeweils bedeckt. Der Generalsekretär des Deutschen Bauernverbandes erklärt warum:

Die Entwicklung der Genossenschaften zu Unternehmen mit *„Umsatzzahlen von zwei, drei oder sieben Milliarden DM je Jahr (...) erfordert eine Neudefinition des Solidaritätsgedankens. Wenn man so will, bedarf heute der Leistungs- und Wettbewerbsfähige des Schutzes und der Unterstützung einer Genossenschaft und* *nicht derjenige, der sich aus gutem Grund entschieden hatte, in den Nebenerwerb zu gehen oder auszusteigen.*"[42]

Das hat mit den Ideen eines Raiffeisen nichts mehr zu tun. Vor allem aber macht es widersprüchliche Interessen von Bauern sowie die Parteinahme des Bauernverbandes für die genossenschaftlichen Unternehmen und für einen bestimmten Teil der Bauern deutlich.[43]

Monopol auf die Fachpresse

Bauernverband und Genossenschaftsverbände haben die zahlen- und auflagenstarke Agrarfachpresse in Deutschland fest in ihrer Hand. Bis auf wenige Ausnahmen trifft das auf die regionalen Wochenblätter zu, die über aktuelle agrarpolitische Diskussionen und über Fachfragen berichten. Dasselbe gilt für die Monats-Magazine. Bei den Wochenblättern üben die Verbände als Herausgeber[44] Einfluss auf die Ausrichtung aus, bei Fachmagazinen sind sie Gesellschafter der Verlage[45] und entscheiden so zumindest bei der journalistischen Grundhaltung mit.

Kooperation mit Ernährungswirtschaft und Chemieindustrie

Wenn auch weniger eng, so pflegt der Bauernverband doch auch mit der übrigen Ernährungswirtschaft und der chemischen Industrie verschiedene Kooperationen.

Anders als in anderen Branchen gibt es für Landwirtschaft und Ernährungswirtschaft eine gemeinsame Marketingorganisation für die Bewerbung der Erzeugnisse: die Centrale Marketing-Gesellschaft der deutschen Agrarwirtschaft mbH (CMA). Die verkaufsfördernde Wirkung dieser Einrichtung ist zwar stark umstritten, weil es fraglich ist, ob Werbeaktionen für ganze Produktgattungen (z.B. „Fleisch aus deutschen Landen") die Verbraucher zu mehr Konsum verleiten. Aber gleichwohl kostet diese Einrichtung den Bauern jährlich rund 150 Mio. DM.

Denn bezahlt wird die CMA von Geldern aus dem so genannten Absatzförderungsfonds der deutschen Land- und Ernährungswirtschaft. Bei jedem Verkauf eines Liters Milch, eines Kilogramms Getreide oder eines Schlachttiers vom Bauern an die nachgelagerte Stufe wird eine gesetzlich festgeschriebene Abgabe

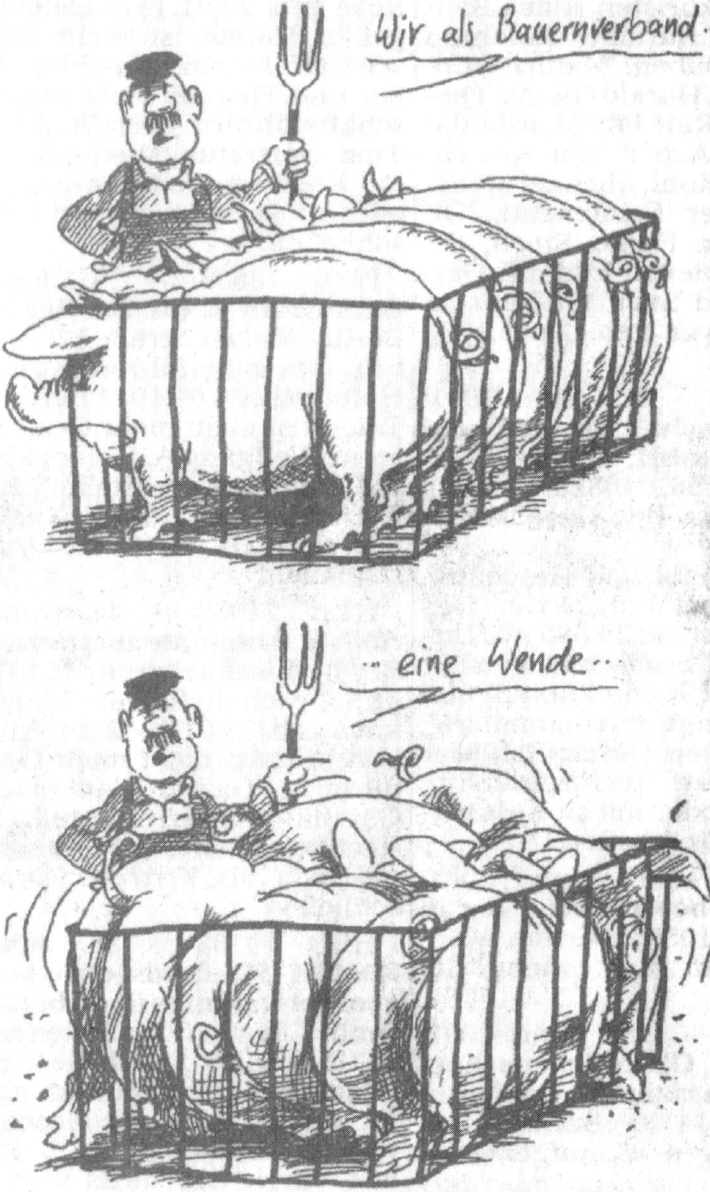
Wir als Bauernverband ...
... eine Wende ...

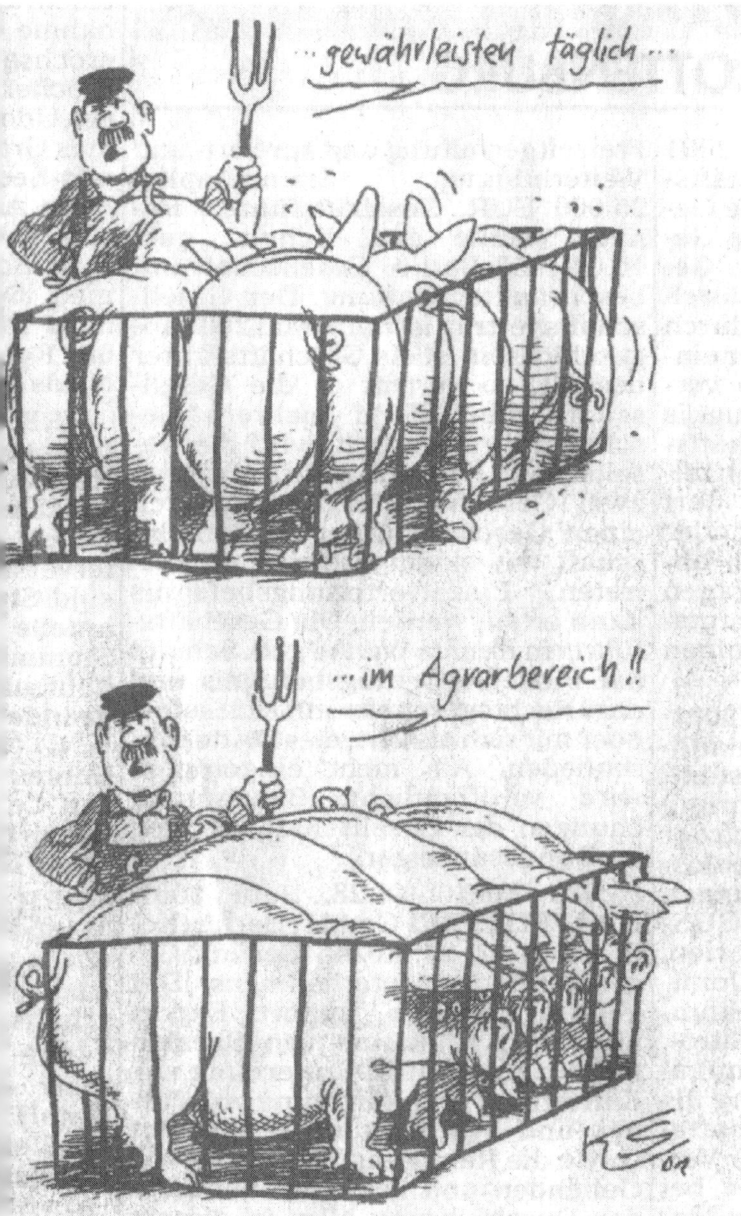
...gewährleisten täglich...
...im Agrarbereich!!

einbehalten und an den Fonds abgeführt. Über die Verwendung des Geldes entscheiden diverse Gremien, in denen der Bauernverband gut vertreten ist. Der Präsident des Bauernverbandes ist traditionell Vorsitzender des Verwaltungsrates des Absatzfonds und zugleich im Aufsichtsrat der CMA tätig.

Eine Beziehung besonderer Art ist der Bauernverband mit der chemischen Industrie eingegangen. Gemeinsam mit einer Organisation von Schlacht- und Fleischfirmen[46] haben sie im Jahr 2000 die „Fördergemeinschaft Nachhaltige Landwirtschaft“ (FNL) gegründet. Aufgabe dieser FNL ist vor allem eine umfangreiche Medien- und Öffentlichkeitsarbeit. Der Präsident des Bauernverbandes Gerd Sonnleitner führt den Vorstandsvorsitz dieser FNL, während das Tagesgeschäft in den Händen von Dr. Jürgen Fröhling als Geschäftsführer liegt. Fröhling ist gleichzeitig Leiter der Abteilung Öffentlichkeitsarbeit und Marktforschung des Geschäftsbereichs Pflanzenschutz der Bayer AG. Wessen Interessen vertritt nun die FNL?

Nichts gegen eine professionelle Lobby-Arbeit

Gegen eine professionelle Vertretung von Verbandsinteressen ist nichts zu sagen. Lobbyarbeit ist fester Bestandteil unserer Gesellschaft. Problematisch für die Gesellschaft wird die Sache, wenn sich Verbands- und Industrieinteressen mit denen der Verwaltung und Politik verwischen. Dass ein ehemaliger Staatssekretär im Bundeslandwirtschaftsministerium nach einem Regierungswechsel für die europäischen Zusammenschlüsse der Bauernverbände (COPA) und der ländlichen Genossenschaften (COGECA) arbeitet und seine Kontakte und Kenntnisse einsetzt, um den Interessen der Verbände bei der Welthandelsorganisation WTO in Genf Gehör zu verschaffen,[47] gilt als selbstverständlich. Ebenso selbstverständlich, wie bisher ein Agrarminister ein Mann und Landwirt war und nach Möglichkeit ordentlichen Stallgeruch aus dem Bauernverband mitbrachte.

Eine wirkliche Lobby für die Mehrheit der Bauern bildet sich in Deutschland erst langsam heraus. Sie wird umso erfolgreicher für die Bauern sprechen können, als sie sich vom Filz der „Grünen Front“ befreit.

Dossier Bauernverbandsfunktionäre – Ämterhäufung und Verstrickung mit der Agrarindustrie

Wie stark der Deutsche Bauernverband (DBV) mit Agrarindustrie und -handel verstrickt ist, zeigt sich besonders augenfällig in der langen Liste der Ämter, die Funktionäre des Bauernverbandes in diesen Bereichen innehaben.[48]

Gerd Sonnleitner
Betrieb: 100 ha, 700 Schweinemastplätze, 250 Kälber.
Präsident des Deutschen Bauernverbands e. V. (DBV);
Präsident des Bayerischen Bauernverbands;
Präsident der Europäischen Bauernverbands (COPA);
Vorsitzender des Zentralausschusses der Deutschen Landwirtschaft;
Vorsitzender des Absatzförderungsfonds der deutschen Land- und Ernährungswirtschaft Anstalt des öffentlichen Rechts;
Vorstandsvorsitzender der Fördergemeinschaft Nachhaltige Landwirtschaft (FNL);
Genossenschafts-Beirat der Baywa AG;
Präsidium Deutscher Raiffeisenverband;
Vorsitzender des Verwaltungsrats der Landwirtschaftlichen Rentenbank;
Stellv. Aufsichtsratsvorsitzender Deutsches Milch-Kontor GmbH (Exportorganisation der deutschen Milchwirtschaft);
Aufsichtsrat der Centralen Marketing-Gesellschaft der deutschen Agrarwirtschaft mbH (CMA);
Aufsichtsrat R+V Lebensversicherung AG;
Mitglied im Gesamtausschuss der Deutschen Landwirtschaftschafts-Gesellschaft e. V. (DLG).

Heinz Christian Bär
Betrieb: 70 ha Ackerbau, Schweinemast
Präsident des Hessischen Bauernverbands e. V.;
Vizepräsident des Deutschen Bauernverbandes;
Vorsitzender des Bauernverband-Kreisverbands Wetterau;
Vorsitz der DBV-Fachausschüsse Tierische Veredlung und Bildung;
Aufsichtsratmitglied der Südzucker AG;
Mitglied des Verbandsrats Genossenschaftsverband Hessen/Rheinland-Pfalz/Thüringen e. V.;
Mitglied des Präsidiums der Vereinigung der hessischen Unternehmerverbände;
Präsident des Kuratoriums der Agrarsozialen Gesellschaft (ASG);
Mitglied der Landesanstalt für Privaten Rundfunk (LPR Hessen);
Vorsitzender der Marketinggesellschaft „Gutes aus Hessen" e. V.;
Aufsichtsrat der Raiffeisen Hauptgenossenschaft Frankfurt eG;
Vorstand der Fördergemeinschaft Nachhaltige Landwirtschaft e. V. (FNL);

Vorstandsvorsitzender Raiffeisen Waren-Zentrale Rhein-Main eG;
Präsident des Vereins für Landvolkbildung e. V.;
Vizepräsident im Europäischen Bauernverband (COPA);
Vorstand des Weltbauernverbands (Ifap);
Aufsichtsrat Vereinigte Hagelversicherung VVaG (AgroRisk-Gruppe);
Vorsitzender der Ethik-Kommission der deutschen Landwirtschaft zur Nutztierhaltung;
Vorstand des Verbands Wetterauer Zuckerrübenanbauer;
Vorsitzender des Aufsichtsrats der Raiffeisen-Genossenschaft Vieh und Fleisch Hessen;

Dr. Klaus Kliem
Betrieb: Geschäftsführer und Hauptteilhaber der „Agrar-, Dienstleistungs-, Industrie- und Baugesellschaft mbH & Co. KG“ Aschara, 4500 ha, 1800 Rinder, 600 Schweine, Fleischmarkt, ein Dutzend gewerbliche Tochterfirmen, Beteiligung an einem Agrar-Großbetrieb in der Ukraine
Präsident des Thüringer Bauernverbandes e. V.;
Mitglied im Beratenden Ausschuss Getreide der EU-Kommission;
Vorstandsvorsitzender der Union zur Förderung von Oel- und Proteinpflanzen (UFOP);
Vorstandsvorsitzender der Fachagentur Nachwachsende Rohstoffe;
Beirat der R + V Allgemeine Versicherung AG

II. Neu über die Bauern nachdenken

5. Irrtümer der Ökonomen

Die Sackgasse der Landwirtschaft ist auch eine der Theorie. Vor allem die Agrarökonomie hat bei der Begründung und Verteidigung des bisherigen Wachstumspfades eine aktive Rolle gespielt. Ihre Modellannahmen begründeten nicht nur betriebswirtschaftliche Entscheidungen, sondern auch die grundlegende agrarpolitische Ausrichtung. Agrarpolitik wird heute ökonomisch begründet. Die Ökonomie stellt die Leitbilder und die Strategien. Der notwendige Unterschied zwischen Politik und Ökonomie geriet in Vergessenheit. Was Landwirtschaft sein soll, ergab sich nicht aus einer gesellschaftlichen Auseinandersetzung, aus dem Streit über Werte, Ökonomie, Lebensvorstellungen, Widersprüchen zwischen Bauern und Verbrauchern. Die Ziele wurden statt dessen aus ökonomischen Modellannahmen abgeleitet. Wachstum, Wettbewerbsfähigkeit, Spezialisierung, Steigerung der Produktivität erreichten den Status von ökonomischen Naturgesetzen. Wir sehen heute, dass diese Modellannahmen brüchig geworden sind. Dennoch fällt es schwer in anderen Bahnen zu denken.

Der landwirtschaftliche Haushalt stand bisher im Schatten der Betriebswirtschaft

Im Mittelpunkt der Aufmerksamkeit der Agrarökonomie steht der „Betrieb" und sein Wachstum. Die auf dem Bauernhof lebenden und arbeitenden Menschen werden gemäß ihrer Arbeitsleistung bewertet, die sie für den Betrieb aufbringen. Der im Betrieb vollbeschäftigte Mann ist dann von 16–65 Jahre eine volle „Arbeitskraft-Einheit" (1,0 AK). Die Frau, die den Haushalt und die Kinder versorgt, die Altenversorgung übernimmt und die Kühe melkt, bekommt 0,3 AK, der Großvater nur noch 0,1 AK. Dass die Frau vor dem Bauern aufsteht und noch abends um 10 Uhr die Wäsche stopft, während er längst vor dem TV eingeschlafen ist, das interessiert den Ökonomen nicht. Der Beitrag zum Betrieb ist das Maß aller Dinge.

Ausgeblendet wird, dass der Betrieb gar nicht funktionieren könnte ohne die Arbeit der Frau im Haushalt und ohne die vielfältigen Arbeiten der Familienmitglieder, der Verwandten, die gegenseitige Hilfe im Dorf. Arbeiten, die sich nicht in Geld ausdrücken lassen, werden nicht registriert. Die Mühe um die Fruchtbarkeit des Bodens, den langfristigen Ertrag der Wiese erscheint nicht in der betriebswirtschaftlichen Rechnung. Es gibt kein Kilo Bodenfruchtbarkeit auf dem Markt.[1]

Doch nicht einmal die finanziellen Verhältnisse eines Bauernhofes werden durch eine betriebswirtschaftliche Sicht durchleuchtet. Denn nur selten ist der Betrieb die einzige Einkommensquelle. In der unterschiedlichsten Weise werden die Einkommen und Vermögen der Familienmitglieder, die längst im Büro, der Fabrik arbeiten oder pensioniert sind, in die Landwirtschaft eingespeist. Reparaturarbeiten, Hilfe beim Bauen mitsamt den dazu nötigen Werkzeugen und Maschinen können von einem Hof mobilisiert werden. Es ist deshalb nicht verwunderlich, dass viele Entscheidungen über Maschinenkauf, Neubauten usw. nicht allein vom Betriebsleiter getroffen werden. Die Familie redet dabei ein wichtiges Wort mit und nicht allein ein „Nutzen optimierendes" Konstrukt der Ökonomen gibt den Ausschlag. Ein Bauernhof ist keine Knetmasse, die allein von den Marktdaten und Rentabilitätserwägungen geformt wird. Die Familie, der Haushalt ist mit dem Betrieb aufs Engste verflochten.[2]

Das Verhältnis von Familie und Betrieb muss man sich nicht immer als harmonisch und spannungsfrei vorstellen. Das Gegenteil ist nur zu oft der Fall. Das eine kann auf Kosten des anderen gehen. Der Betrieb verselbstständigt sich gegen die Interessen der Menschen, besonders oft bekommen das die Jugendlichen und die Frau zu spüren.[3] Doch ebenso kann die Familie ganz andere Werte setzen, die einer betriebswirtschaftlichen Sicht entgegenstehen.

Das drastischste Beispiel dafür ist die Entstehung des Ökolandbaus. Aus betriebswirtschaftlichen Überlegungen hat früher kaum ein Hof auf Ökolandbau umgestellt. Die Entscheidung geschah gegen den Spott der Fachwelt.[4] Die Entscheidungssituationen waren dabei komplizierter als sie sich die Betriebswirtschaft mit ihrem schlichten *homo oeconomicus* vorstellen konnte. Nur eine Familie konnte eine Entscheidung aushalten, die gegen den Strom der Zeit gerichtet war.

Die Geschichte der Landwirtschaft wird nur verständlich, wenn wir diese merkwürdige Verwicklung von Ökonomie und moralischen Entscheidungen auch für den Rest der Landwirtschaft gelten lassen. Denn ein großer Teil der Landwirtschaft hat das nicht mitgemacht, was uns heute als ein Weg in die Sackgasse erscheint. Trotz der geballten Ladung an Argumenten, die aus Fachzeitschriften, Landwirtschaftsschulen und Universitäten auf die Bauern niederging, haben viele nicht Mais fürs Silo angebaut, sondern weiter Heu gemacht, sie haben ihren Mischbetrieb nicht aufgelöst und sich nicht spezialisiert. Warum? Weil sie altmodisch oder gar träge waren? Mit diesem Argument werden wir in Zukunft vorsichtiger umgehen müssen.

„Wachsen oder Weichen" – kein ökonomisches Naturgesetz

Um es zu wiederholen: An der Landwirtschaft wurde festgehalten gegen jede ökonomische Vernunft. Ganze Generationen von Wissenschaftlern rätselten, warum die Bauern das tun. Zu den Ökonomen gesellten sich die Soziologen. Sie suchten nach den Ursachen dieses irrationalen Verhaltens. Ein bekannter Agrarsoziologe erfand sogar ein Messverfahren, um die Zurückgebliebenheit der Bauern zu messen und entdeckte, dass nur 5 % ein Selbstbild haben, das als „gut angepasst" an die Wirklichkeit interpretiert werden kann.[5]

„Wachsen oder Weichen", das war auch die einzige Antwort der Wissenschaft. Entweder Modernisieren, Investieren, Spezialisieren, Vergrößern – oder schön altertümlich bleiben und weichen. In den Nebenerwerb gehen und den Betriebe auslaufen lassen. Von dieser Sicht der Dinge ist die Agrarpolitik geprägt. Der Betrieb und seine verschiedenen Formen des „Erwerbscharakters" sind die Grundlage der Differenzierung im Agrarbericht der Bundesregierung. Die Statistik orientiert sich an der Arbeitszeit oder dem Einkommen des Betriebsinhabers oder dem „Inhaberehepaar", das aus dem Betrieb erwirtschaftet wird. Da bleibt nur das dürre Gerüst von Vollerwerbs/Haupterwerbsbetrieben, den Zuerwerbsbetrieben und den Nebenerwerbsbetrieben.

Die Wirklichkeit der Landwirtschaft ist nicht nur differenzierter, sondern anders. Das geht schon los mit den Nebenerwerbsbetrieben. Sie laufen nicht immer aus, sondern viele wirtschaften kräftig weiter. Die Kinder geben in der Regel die Milchkühe auf. Denn das Melken lastete ganz alleine auf der Mutter, weil der Vater „arbeiten ging". Oft beginnt jetzt mit den Kindern eine ganz neue Geschichte. Pferde werden gehalten, es wird auf Mutterkühe umgestellt. Jetzt muss die Kuh nicht mehr gemolken werden, sondern das Kalb säuft das Euter selber leer. Kuh und Kalb grasen auf der Weide, dabei wachsen Rinder heran, wie man sie bisher mit Pulver und Kraftfutter nicht zustande gebracht hat. Wenn der Vater oder ein Verwandter Metzger ist, dann können die Kinder in Büro und Betrieb einen schwunghaften Handel mit Rindfleisch eröffnen, bei dem wieder Geld verdient wird. In solchen Familien haben wir eine größere Zufriedenheit bemerkt als bei dem Betrieb, der ins landwirtschaftliche Wachstum investiert hat, die Arbeit nur noch schwer bewältigt und auf einem Haufen Schulden sitzt.[6]

Solche „Nebenerwerbsbetriebe" sind nur ein Beispiel für neue Wege, die von Bauernhöfen gegangen werden. In großem Umfang wird nach Alternativen zum Wachstum gesucht, um an der Landwirtschaft, dem Lebensstil oder Wirtschaftsstil, den die Familie für richtig hält, festhalten zu können.

Man entdeckt diese Wege erst, wenn man nicht nur auf den Betrieb blickt. Ein Betrieb kann nur wachsen oder auslaufen. Die eine oder die andere Entscheidung muss er irgendwann einmal treffen. Blickt man auf die Wirtschaftsstile der Familien, dann entdecken wir etwas ganz anderes. Nicht Entweder – Oder, sondern eine Vielzahl von Überlebensstrategien.

In einer Untersuchung von Heide Inhetveen und Mathilde Schmitt wird dieser These nachgegangen. 1997 sprachen beide noch einmal mit den Bäuerinnen, die sie vor 20 Jahren interviewt hatten.[7] Dabei kamen erstaunliche Ergebnisse ans Licht. Von den 134 kleinbäuerlichen Familienbetrieben wurden folgende Wege eingeschlagen.

Überlebensstrategien kleinbäuerlicher Familienbetriebe

29 %	Status quo-Betriebe, die erhalten, was ist
28 %	abbauende Betriebe, entsprechend dem Motto „weniger Landwirtschaft ist mehr"
22 %	Betriebsaufgaben von Familien, die ihr Glück woanders suchen
21 %	innovative bzw. expandierende Betriebe, die sich dem Agrarwettbewerb stellen

Quelle: Inhetveen/Schmitt (2001)

Die *Standardstatistik* nach der Erwerbsform hätte ein ganz anderes Ergebnis erbracht:

- Die Haupterwerbsbetriebe hätten sich mehr als halbiert (von 76 auf 34).
- Die Nebenerwerbsbetriebe nahmen zu (von 58 auf 71).
- Betriebsaufgaben fast ein Viertel (29).

Eine solche Verteilung entspricht der Erwartung vom Wachsen oder Weichen. Der Haupterwerbsbetrieb investiert oder wird zum Nebenerwerbsbetrieb. Der Nebenerwerbsbetrieb ist die Übergangsform zur endgültigen Aufgabe.

Der *Blick auf die Familien* zeigt ein ganz anderes Bild:

- Die größte Gruppe, die Status quo-Betriebe, bewirtschaften nach 20 Jahren die gleiche Fläche und halten ebenso viele Tiere. Ihre Devise: Kontinuität, „Bleiben wie es ist".
- Die abbauenden Betriebe geben die Landwirtschaft nicht auf. Sie halten an der Bewirtschaftung der Fläche fest und verringern die Tierbestände. Die junge Generation will Verringerung der Arbeitszeiten und mehr Flexibilität.
- Die aufgebenden Betriebe waren zu einem Drittel vor der Aufgabe Haupterwerbsbetriebe. Tod, Krankheit, Einheirat in einen anderen Betrieb wurden als Grund für die Aufgabe ebenso häufig genannt wie die Entscheidung der nachfolgenden Generation gegen die Landwirtschaft.
- Die innovativen, bzw. expandierenden Betriebe haben unterschiedliche Wege eingeschlagen: Sie haben entweder den Viehbestand vergrößert oder Einkommensalternativen aufgebaut (Hundepension, Schweine-Quarantänestation, Likörproduktion, Bauernhof-Café, geführte Höhlentouren usw.) und dazu Fördermittel genutzt.

Die Bäuerinnen, denen das besondere Augenmerk der Verfasserinnen gilt, formulieren keine „Entwicklungs- oder Wachstumsstrategien", sondern sie sorgen sich ums Überleben: „Das Tägliche und Nötige zu tun", „sein Auskommen haben". Die Sorge gilt nicht einem möglichst hohen Lebensstandard, sondern „dass alle versorgt sind", sie gilt der Gesundheit und dem Zusammenhalt der Familie. Wenn die Bäuerinnen Wünsche und Hoffnungen nach einem „Bessergehen" äußern, dann dachten sie an die Landwirtschaft im Allgemeinen.[8]

Die Verfasserinnen resümieren: die untersuchten Bauernhöfe haben sich in „den letzten 20 Jahren nicht entsprechend der viel zitierten Formel des ‚Wachsens oder Weichens' entwickelt, sondern es muss von einer Pluralität der Entwicklungspfade ausgegangen werden".[9] Eine schematische Übersicht dieser Wirtschaftstile geben wir im Anhang I.

Irrtümer über die landwirtschaftliche Arbeit: Produktive und reproduktive Arbeit

Eine verbreitete Vorstellung sieht in der Landwirtschaft den **„primären Sektor"**, dem die sekundären Sektoren der Verarbeitung durch Industrie und die tertiären, quartären usw. Sektoren (Dienstleistungen, Wissenschaft) folgen. Nach dieser Vorstellung verhält sich der Bauer zur Natur wie der Bergmann und der Fischer. Die Landwirtschaft gilt als eine „extraktive Industrie": wie der Bergbau dem Berg das Erz, so entnimmt der Bauer dem Boden die Frucht.[10]

Doch die Natur gewährt uns ihre Früchte nicht gratis (wie es das Bild von der „extraktiven Landwirtschaft" vorspiegelt), sondern viel Arbeit ist notwendig, um die Naturbedingungen so stabil zu halten, dass wir auf Dauer ernten können. Arbeit auf dem Lande heißt immer auch Arbeit zur Erhaltung der Produktionsbedingungen. Um vom Lande leben zu können, müssen die Früchte des Bodens geerntet, aber auch die Fruchtbarkeit des Bodens erhalten werden. Diese verschiedenen Seiten der landwirtschaftlichen Arbeit wurden zurecht als ***produktive und reproduktive Arbeit*** benannt.[11]

Landwirtschaftliche Arbeit besteht nicht nur aus den augenscheinlich produktiven Arbeiten, den bekannten Haupt- und Staatsaktionen wie Pflügen, Säen und Ernten, sondern auch aus:

1. Düngen, Wegebau, Sichern der Böschungen und Mauern, Bändigung des Baches, Unterhaltung der Gräben und Stauwerke für die Be- und Entwässerung, Tierzucht, Erzeugung von Saatgut, die abgeschwemmte Erde wieder auf den Berg tragen, Befestigung der Deiche, Schlagen der Hecke, Waldarbeit usw.
2. der Arbeit in der Hauswirtschaft (Kinder, Küche, Vorratshaltung, Garten, Feldgemüse, Federvieh usw.). Diese Arbeit nahm große Teile der Familienarbeitskraft in Anspruch. Bis in die

unmittelbare Gegenwart ist diese Arbeit, trotz ihrer grundlegenden Bedeutung für die bäuerliche Wirtschaft, kaum beachtet worden.[12]

Auch wenn die beiden Seiten der landwirtschaftlichen Arbeit miteinander verwoben, manchmal kaum unterscheidbar sind, so ist ihre Unterscheidung dennoch wichtig. Produktive und reproduktive Arbeit stehen in einem Spannungsverhältnis, das selten ausgeglichen ist. Der Bauer kann die Wiese mähen, das Heu ernten und dabei die Fruchtbarkeit der Wiese erhalten oder zerstören – je nachdem, wieviel Zeit er sich nimmt und wie er seine Maschinen einstellt. Aufs Engste verbunden sind in der landwirtschaftlichen Arbeit die Erzeugung und die Pflege. Die Bodenfruchtbarkeit zu erhalten ist eine Kunst, ebenso die Erhaltung einer artenreichen Wiese. Die langjährige Fruchtbarkeit des Haustieres erfordert sorgsamen Umgang und Zucht. Das ist mühsam und scheitert oft am Wetter, an Krankheiten, Unfällen.

Kurzfristig gesehen kann es sich für den Einzelnen lohnen den Ertrag zu steigern, auf Kosten der Gesundheit der Tiere, der Fruchtbarkeit des Bodens. Diesen allzeit möglichen Missbrauch bändigten bis in die Nachkriegszeit die Beschränktheit der Möglichkeiten und eine Vielzahl von Regeln, Sitten und Gebräuche, die dem Prinzip der Langfristigkeit auch gegen die Interessen der Einzelnen Geltung verschafften.

Der Missbrauch hatte in den lokal begrenzten Ressourcen seine Schranke. Wer mit dem Mist nicht sorgfältig umging, der erntete wenig; wenn die Kuh keinen „Familienanschluss“ hatte, dann gab sie nicht lange Milch; die Fruchtbarkeit der Wiesen und Äcker wurde vermindert, wenn der Bach nicht gebändigt, die Gräben nicht unterhalten wurden; wer die Kinder, das Gesinde, das auf gegenseitiger Abhängigkeit beruhende Verhältnis zu den „kleinen Leuten“ im Dorf missachtete, der gefährdete die Fortexistenz des Hofes. Fehler in der Bewirtschaftung konnten nicht durch Import von Ressourcen behoben werden.

Der Unterschied zwischen landwirtschaftlicher und industrieller Arbeit

Damit sind wir beim zweiten Missverständnis, das landwirtschaftliche Arbeit und industrielle Arbeit verwechselt. Ein einflussreicher Agrarwissenschaftler sprach mit den folgenden Sätzen für eine ganze Generation:

„Vielfach wird zum Beispiel behauptet, landwirtschaftliche Produktion und industrielle Produktion seien etwas grundsätzlich Verschiedenes. Die Landwirtschaft habe es mit der Natur und die Industrie mit künstlichen Dingen zu tun. Dem ist nicht so. [...] Es steht außer jedem Zweifel, dass man Getreide, Zuckerrüben, Eier, Masthähnchen, Schweinefleisch und Milch genauso nach industriellen Produktionsmethoden produzieren kann, wie Damenmäntel und Personenwagen.“[13]

In solchen Sichtweisen wird übersehen, dass die Natur durch die Landwirtschaft nicht nur bearbeitet, formiert und in einen Nutzgegenstand verwandelt wird. Sondern es muss zuerst einmal reproduktive Arbeit geleistet werden, damit produktive Arbeit überhaupt angewandt werden kann. Diese reproduktive Arbeit ist unsichtbar, meist nicht in eine Ware verwandelbar. Es gibt kein Kilo Bodenfruchtbarkeit auf dem Markt.

Die ökonomischen Theorien kennen dieses Problem nicht mehr, weil sie den Boden dem Kapital unterordnen und den Unterschied von Landwirtschaft und Industrie nicht mehr denken können. Das verleitet zu der Vorstellung, dass Natur im gleichen Ausmaß vermehrbar sei wie das übrige Kapital (Maschinen, Bauten und Ausrüstung).[14]

Die klassische Ökonomie dagegen hat diesen Unterschied unter dem heute kaum mehr verständlichen Begriff der „Grundrente“ diskutiert. Adam Smith und David Ricardo z.B. sehen in der Begrenztheit, Nichtvermehrbarkeit des Bodens den grundsätzlichen Unterschied zum Kapital. Boden ist im Unterschied zum Kapital durch Investitionen nicht vermehrbar. Bodenverbesserungen, Neulandgewinnung usw. können diese Grenze nur sehr beschränkt hinausschieben.

Der Besitzer des Bodens ist insofern Monopolist und kann der städtischen Kundschaft einen Preis abzwingen, der über seine Kosten hinausgeht.[15] Diese Abhängigkeit der Stadt vom Land ist bis auf den heutigen Tag ein Ärgernis für die Stadt geblieben. Übersehen wird dabei, dass nur dadurch die reproduktiven Anteile der landwirtschaftlichen Arbeit entlohnt werden können.[16] Nicht-marktgängige öffentliche Güter, z.B. Erhaltung der Landschaft, hat die Landwirtschaft traditionell als „Koppelprodukt“ erbracht. Der hohe Preis für Lebensmittel machte eine landwirtschaftliche Arbeit früher rentabel, die hauptsächlich auf der Nutzung und ständigen Reproduktion lokaler Ressourcen beruhte. Landwirtschaft hätte sonst niemals konkurrenzfähig mit industrieller Produktion sein können.

Wenn Landwirtschaft auf Dauer betrieben werden soll, dann ist reproduktive Arbeit notwendig. Die Notwendigkeit der reproduktiven Arbeit ist die Schranke für die Industrialisierung der landwirtschaftlichen Arbeit.

Landwirtschaft: „Überrest alter Zeiten" oder „gleichzeitig"?

Für Friedrich Engels galt: Der Kleinbauer ist „wie jeder Überrest einer vergangenen Produktionsweise unrettbar dem Untergang verfallen".[17] In dieser Einschätzung sind ihm bis heute viele gefolgt, von rechts oder links, Bewunderer oder Verächter der bäuerlichen Landwirtschaft. Dabei entstanden Deutungsmuster der Bauern, die heute vor allem in ihrer linken Version wirkungsmächtig sind. Ernst Blochs Begriff der „Ungleichzeitigkeit" entdeckte an den Bauern Eigenschaften, die „aus vorkapitalistischen Zeiten stammen",[18] und die er den Nazis nicht als Potential überlassen wollte. Für Adorno war da schon nichts mehr zu retten. Im „barbarischen Dorf" sah er eine Grundlage für die Greuel von Auschwitz.[19]

Dieses Deutungsmuster wirkt fort,[20] obwohl es von der neueren historischen Forschung ausreichend erschüttert wurde.[21] Die bäuerliche Landwirtschaft entstand in der sich entfaltenden Industriegesellschaft in der zweiten Hälfte des 19. Jahrhunderts. In lang sich hinziehenden Agrarreformen wurden die mittelalterlichen Abhängigkeitsverhältnisse abgelöst. Die bäuerliche Landwirtschaft ist Teil der Moderne, Produkt und Voraussetzung der Moderne, wie die Großstadt, die Elektrizität, der Verbrennungsmotor usw. Die bäuerliche Landwirtschaft ist modern und unterscheidet sich dennoch von der Industrie, weil Lebensmittel nicht herstellbar sind wie Knöpfe.

Diese Gleichzeitigkeit des Verschiedenen ist schwer vorstellbar. Wie sollen so unterschiedliche Zusammensetzungen von Kapital, Arbeit und Boden wie bei einem Kleinbauernhof und einer Stahlfabrik gleichzeitig nebeneinander bestehen können? So liegt es nahe, in dem einen die Zukunft, in dem anderen die Vergangenheit, das Überbleibsel zu sehen.

In vielen aktuellen gesellschaftlichen Kolossalgemälden ist dieses **Stufenmodell** zu entdecken. Mit genialischen Strichen wird die Geschichte in einer aufsteigenden Kurve an die Wand gemalt. Nach der Vorgeschichte, den Jägern und Sammlern, den Hirtengesellschaften, tritt die Agrargesellschaft auf, sie wird durch die Industriegesellschaft abgelöst und heute sehen wir die Entfaltung der postindustriellen Gesellschaft. Fein säuberlich zugeordnet sind die jeweiligen Schlüsselressourcen: Natur, Materie, Energie. Und heute sind das: Daten, Wissen, Information.

Überraschend ist die schlichte Zielgerichtetheit dieser Geschichtsbilder. Ein durchgängiges Merkmal dieser Stufenmodelle ist die **Abwertung der jeweils überwundenen Stufe**. Die Agrargesellschaften gelten als traditionell, lokal verfasst, und beruhen auf Gewalt, feudaler Herrschaft usw.[22]

Seit der Entstehung der bäuerlichen Landwirtschaft in der Moderne standen Politiker und Wissenschaftler kopfschüttelnd an ihrer Seite. Die kapitalistische Großproduktion wird über den „machtlosen veralteten Kleinbetrieb hinweggehen“, „wie ein Eisenbahnzug über eine Schubkarre“. So lautete eine populär gewordene Prognose von Engels.[23]

Doch nichts dergleichen ist geschehen. Bis in die unmittelbare Gegenwart erwies sich die bäuerliche Landwirtschaft als lebenskräftig. Zu veralten beginnt sie erst, seitdem sie sich mit Haut und Haaren der Industrialisierung verschrieb. Wir sehen heute, dass die dabei erreichte „Bodenlosigkeit“ in Tierhaltung und Ackerbau kein Zustand auf Dauer sein kann.

6. Die Bauern und die Landschaft

Die Bauern sollen Landschaftspfleger werden. Mit den Subventionen für die Erzeugung und anschließende Entsorgung überflüssiger Nahrungsmittel soll Schluss sein. Die Instrumente für diesen Zweck zeichnen sich ab: Marktpreise für Lebensmittel und Subventionen nur noch für nicht marktfähige Leistungen wie Kulturlandschaftspflege und für Natur-, Boden-, Gewässer- und Grundwasserschutz. Für dieses Konzept gibt es eine breite Übereinstimmung.

Die Bauern misstrauen ihrem neuen Berufsbild. Ihre Berufsehre ist seit alters mit der Erzeugung von Lebensmitteln verbunden. Nun sollen sie etwas produzieren, für das noch kein Markt erfunden wurde. Ihr neues „Produkt" sollen landschaftliche Reize, Artenvielfalt, blühende Randstreifen auf ihren Äckern und Gehölzanteile in der Landschaft sein.

In wessen Auftrag werden sie in Zukunft arbeiten, wer setzt die Regeln? Das ist schon schwierig bei den Naturschutzaufgaben mit ihren manchmal widersprüchlichen Vorgaben.

Doch richtige Schwierigkeiten bekommen die Bauern mit dem neuen Berufsbild, wenn es in der Landschaft nicht nur um die Biotop-Raritäten, sondern um die Äcker, Wiesen und Weiden geht. Dabei geht es um die Wirtschaftsweise insgesamt. Jetzt beginnen sich die Fronten zu verhärten. Aus der Sicht der Bauern reden Beamte nicht nur über Dinge mit, von denen sie keine Ahnung haben. Sie mischen sich in die Vermögensverhältnisse der Bauern ein. Denn mit den Nutzungsauflagen auf dem Land geht es auch um das Vermögen und die wichtigste Beleihungsgrundlage des landwirtschaftlichen Betriebs. Unklar ist, ob und welchen Kredit die Bank auf eine feuchte Wiese gibt, die nie mehr drainiert und in einen Acker verwandelt werden darf. Das alte böse Bild vom „Bauern als Landschaftspfleger mit Dienstmütze" bekommt neue Nahrung. Dann braucht nur noch auf Bauernversammlungen das Wort „Rot-Grüne Enteignung" zu fallen und die Wogen schlagen hoch.

Museumslandschaft, Museumslandwirtschaft und dazu mehr Kontrolle durch den Staat. Das sind die Stichworte, die auf den Bauernversammlungen zünden. Damit ist jede lebendige Auseinandersetzung beendet.

Blicken wir also noch einmal zurück hinter die Fassaden und Kulissen der Landschaftsbilder. Vielleicht sind ja deren treibende Kräfte uns heute weniger fremd als ihre untergehenden Formen.

Die traditionelle Landschaft war vielfältig, weil viele von ihr leben mussten

Die traditionelle Kulturlandschaft entstand durch menschliche Arbeit. Ohne diese Arbeit wäre unsere Landschaft meist Wald. Die traditionelle Kulturlandschaft war nicht bewusstes Pflegeziel, niemand hatte ein herzustellendes Bild vor Augen. Die Vielfalt und Schönheit der traditionellen Kulturlandschaft entstand hinter dem Rücken der arbeitenden Menschen. Kein gestalterischer Wille, sondern die widersprüchlichen Interessen der Landbewohner brachten die traditionelle Kulturlandschaft hervor. Die verschiedenen Schichten des Dorfes kontrollierten sich gegenseitig, wahrten argwöhnisch ihre Rechte. Kleine Leute und große Bauern, Dorfgemeinde, Grundherr und Staat, Besitzer und Landlose begrenzten sich in ihren Zugriffsmöglichkeiten. Die vielen, die vom Lande lebten, bildeten eine Machtbalance, die gewährleistete, dass das Land nicht von einzelnen ausgeplündert wurde, sondern auf Dauer fruchtbar blieb.

Zwei kleine Beispiele: der Feldrain konnte nicht weggepflügt werden, weil er eine Futtergrundlage für die Tiere der kleinen Leute war. Die Hecke war keine ästhetische oder ökologische Schöpfung. Sie hatte Bestand, weil sie z.B. in bestimmten Regionen Grundstücksgrenze und Zaun zwischen verschiedenen Nutzungen bildete (zwischen dem Acker und der Weide). Die heute untergehenden Heckenlandschaften Schleswig-Holsteins verdanken dieser Nutzung ihre Entstehung und ihre Dauer. Die heute im Vordergrund stehenden Funktionen stellten sich erst nachträglich ein: Windschutz, Verhinderung von Erosion, ökologische Vielfalt. Von den Dorfbewohnern begehrt war die Nutzung des Holzes für Bauholz, zum Heizen, für Werkzeuge und die Ernte der Beerenfrüchte.

Oft entsprach der Vielfalt der Nutzung auch eine Vielfalt rechtlicher Beziehungen. Um es wieder an der Hecke und dem Feldrain zu erläutern: Das Recht an der Parzelle, der Nutzung des Walls, des Stamm- und Reiserholzes war in der Bretagne in vier

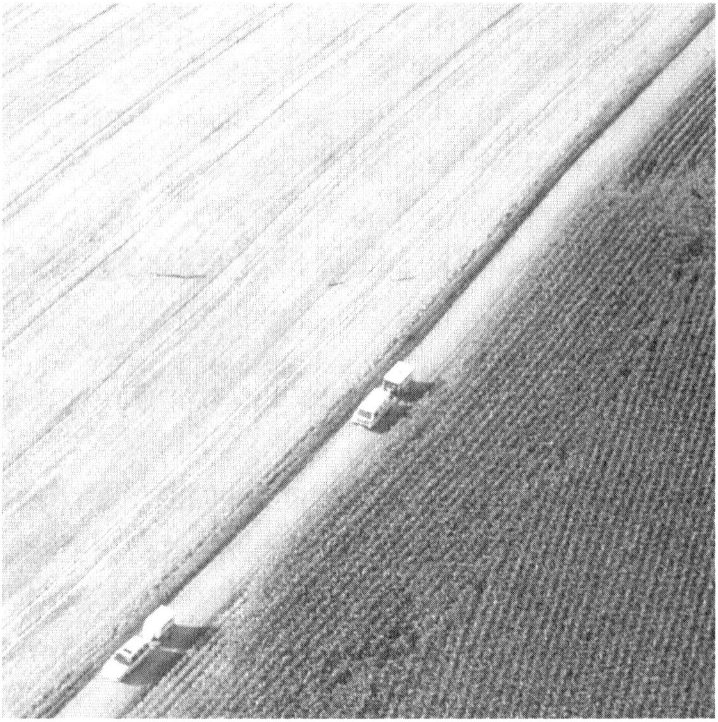

Scharfe Grenzen. Wo das Getreide aufhört, beginnt die Straße.

verschiedenen und widersprüchlichen Rechten gesichert.[1] Der Acker auf der Parzelle konnte also nicht vergrößert werden, weil damit die Rechte der anderen Nutzer verletzt worden wären. Der Feldrain gehörte der Gemeinde oder war gemeinschaftlicher Besitz der Realgemeinde, der Feldmark-Interessenten. Er konnte von dem einzelnen Anlieger nicht beseitigt werden, weil dem die Rechte aller Nutzer entgegenstanden.

Die Flurbereinigung hat jedesmal ihr Werk der Ausräumung der Landschaft nur vollbringen können, weil sie diese verschiedenen Rechte aufhob.[2] Mit dem stets angestimmten Lamento über die „leidigen Überfahrrechte", „unklaren Rechtszustände" usw. beseitigte sie gemeinschaftliche Rechte und Pflichten, hob die Wasserrechte auf, planierte gemeinschaftlich erhaltene Hohlwege, Stützmauern und schuf die rechtliche Voraussetzung für die

Scheidung in privaten Nutzen und öffentliche Last. Erst jetzt kann sich die Produktion verselbstständigen.

Die traditionelle Kulturlandschaft war vielfältig, weil viele Menschen auf die vielfältigste Weise vom Land lebten, weil sie mit verschiedenen Methoden, zu unterschiedlichen Zeiten für ihre unterschiedlichen Bedürfnisse das Land bestellten und die anderen am Missbrauch ihrer Rechte hinderten.

Denkmalschutz für traditionelle Kulturlandschaften?

In die alten Zeiten können wir heute nicht mehr zurück. Damit wird die traditionelle Landschaft ein Fall für den Denkmalschutz. Wenn wir diese Landschaft heute weiterhin erleben wollen, dann wird sie zu einem Pflegefall. Um es wieder an der Hecke zu erläutern: Die Gründe für die Entstehung und Erhaltung der Hecke (Funktion als Grenze und Zaun) gibt es heute nicht mehr. Die Grenze des Grundstücks steht bis auf den Zentimeter in der Katasterkarte. Der Elektro- oder Stacheldrahtzaun ist schnell aufzubauen und flexibel an neue Anforderungen anzupassen. Das alte arbeitsintensive System der Hecke hat dagegen keine Chance. Graben ausheben, die Hecke alle 12 Jahre schlagen, das Holz entsorgen. Wer soll das tun? An den traditionellen Nebennutzungen wie Hagebutten für den Tee, Schlehen für den Schnaps, Holz zum Heizen und für die Verfertigung landwirtschaftlicher Geräte, daran haben nicht mehr viele ein Interesse.

Die nicht regelmäßig geschlagene Hecke „wächst durch", d.h. aus Büschen werden Bäume. Die Bäume werfen Schatten. Die Hecke bekommt Lücken, durch die der Wind umso kräftiger pfeift. Nicht einmal ihre oft beschworene Windschutzfunktion erfüllt sie mehr. Die Schlehen breiten sich unterirdisch („Wurzelbrut") auf die Weide aus. Dann ist der Tag nicht mehr weit, an dem die Hecke brennt.

Ein ähnliches Schicksal haben all die schönen Überreste traditioneller Wirtschaftsweisen: die Magerrasen (Orchideenwiesen), die Terrassenäcker, die Trockensteinmauern, Bewässerungskanäle, Weidgassen für den Viehtrieb, die Hohlwege, Obstwiesen, Heuschuppen in der Landschaft (Stadl, Grangen), die schon fast unbekannten gewordenen Waldformen des Nieder- und Mittelwalds usw.

Der Denkmalschutz für traditionelle Kulturlandschaften steht vor unlösbaren Problemen. In der traditionellen Landschaft steckt nicht nur viel Arbeit, diese Arbeit muss auch permanent getan werden. Das ist das Besondere an der landwirtschaftlichen Arbeit: Sie ist nicht erledigt, wenn das Produkt fertig ist. Viel Arbeit ist nötig, damit überhaupt auf Dauer geerntet werden kann. Die Naturbedingungen müssen dazu stabil gehalten werden durch „reproduktive" Arbeit.[3]

Eine einmalige Rettungs- oder Pflanzaktion ist deshalb nicht mehr als ein Alibi. Erst nach der Einweihungsfeierlichkeit beginnt der Ernst des Landschaftsdenkmals. Ohne ständige Arbeit setzt der Verfall sofort ein. Viel schneller als bei unseren Baudenkmälern. Wenn diese Arbeit niemand mehr tun will, dann beginnt das Alte zu stören. Es wird abgerissen und macht neuen Nutzungen Platz.

Landschaft – fürs Auge und das Gemüt

Landschaft vor unserem inneren Auge ist ein Bild der Sehnsucht, Weite, Vielfalt. Kein Ort der alltäglichen Arbeit, sondern ein uns erhebender, freundlicher Ort der Erholung. Mit schöner Regelmäßigkeit ist das in Befragungen zu erfahren.[4] Die Landschaft ist etwas fürs Auge und das Gemüt.

Georg Simmel hat dafür die treffenden Worte gefunden, dass „Landschaft" entsteht, wenn ein auf dem Erdboden ausgebreitetes Nebeneinander natürlicher Erscheinungen (Bäume, Hügel, Gewässer, Steine usw.) von unserem Gefühl zu einer Einheit zusammengefasst wird.[5] Zur Landschaft geworden, hat die Natur eine Stimmung, die uns als heiter oder ernst, heroisch oder monoton, erregt oder melancholisch entgegenschlägt.

Man wünscht ein Maler zu sein oder wenigstens einen Fotoapparat dabei zu haben, um das Bild festzuhalten, das wir in unserem Kopf der Natur abgerungen haben. Nicht richtig Künstler sind wir dabei geworden. Aber doch so etwas wie ein Wunsch oder eine Ahnung von Schöpfertum befällt uns, wenn wir die Stimmung einer Landschaft genießen. Ein Schöpfertum, wozu nur wir als interesselose Betrachter fähig sind, nicht der am Nutzen orientierte Ackerbauer.

Simmel hat sich mit solchen Formulierungen in eine lange Tradition der Landschaftswahrnehmung gestellt. Für den Städter wird die Natur zur Landschaft, wenn er nach „draußen" vors Stadttor geht und sich der Natur „ohne praktischen Zweck in ‚freier' genießender Anschauung zuwendet, um als er selbst in der Natur zu sein". Natur wird zur „Landschaft" erst für den, der nicht von der Natur lebt. Mit solchen Formulierungen wurde die Naturwahrnehmung einer heute untergehenden Epoche charakterisiert.[6]

Galt noch im 18. Jahrhundert die Sichtbarkeit der menschlichen Arbeit in der Natur als Inbegriff des Schönen, so wird seit der Romantik die Natur als schön gelten, aus der die tätigen Menschen verschwinden. Im romantischen Landschaftsgemälde wird die Arbeit der Bauern oder Hirten unsichtbar. Sie werden zur Staffage: Der arbeitende Mensch verschwindet in der Landschaft. Wir sehen den Rücken des Hirten, wenn er das Weidegatter schließt oder sich auf den Stock stützt und unseren Blick ins Bild lenkt.

Moderner Ablasshandel mit Biotopen

Das romantische Bild der Landschaft mitsamt seiner Abwertung des tätigen Umgangs mit der Natur ist heute in den Verordnungen und Richtlinien der Naturschutzbürokratie angekommen. Ein drastisches Beispiel dafür ist das hessische „Biotopwertpunktverfahren". Es entstand aus der vom Naturschutzgesetz vorgeschriebenen Notwendigkeit, dass „Eingriffe" in die Natur, die unvermeidbar sind, ausgeglichen werden müssen.[7] Eine Straße wird gebaut, ein Wiesental durchschnitten. Flächen werden versiegelt, der Lebensraum eines Salamanders wird zerstört, eine Vogelart vertrieben. Das muss ausgeglichen werden, doch womit? Mit der ökologischen „Aufwertung" anderer Gebiete oder mit Geld.

Um auszugleichen muss es Vergleichbares geben, Äpfel und Birnen müssen verglichen, d.h. quantifiziert werden. Dem dient dieses „Punktwertverfahren", das jeden Lebensraum mit einer Zahl von Punkten bewertet.[8] Die meisten Punkte bekommt das Moor (80), die geringsten die Asphaltstraße (3). Interessant wird es dazwischen, wenn wir nach der Landwirtschaft suchen. Ein Acker bekommt 13 Punkte, eine „Rekultivierte Mülldeponie mit Gehölzaufwuchs, Vegetationsschicht auf abgedichtetem Deponiekörper" 31 Punkte. Der Acker, 40% unserer freien Landschaft, wesentlicher Teil unserer Ernährungsgrundlage, ist danach ökologisch nichts mehr wert.

Die Bewertungsmethoden anderer Bundesländer zeigen, dass wir es hier nicht mit der willkürlichen Erfindung einer Naturschutzbürokratie zu tun haben. In solchen Bewertungen drückt sich eine breite gesellschaftliche Missachtung des produktiven Umgangs mit der Natur aus.[9] Auf den bunten Karten der Planer ist jeder Acker eine weiße Fläche, die auf ihre „ökologische Aufwertung“ wartet.

Der Zwang zum Ausgleich war eigentlich als Anstoß zum sparsamen Umgang mit dem Boden gedacht. Die Praxis des Punktesystems hat diese gute Absicht verkehrt. Das neue Gewerbegebiet auf dem Acker lässt sich ausgleichen mit einem drei Meter breiten Randstreifen mit Gehölzen, das neue Haus mit dem begrünten Garagendach. Ein Biotop aus dem Katalog gilt als „Bereicherung“ des ökologisch „wertlosen“ Ackerlands. Ein Golfplatz ist ökologisch mehr wert als ein Acker. Hauptsache das Bild ist grün und vielfältig. Das Landschaftsbild wird so zum Schmiermittel der Bebauung und Versiegelung landwirtschaftlicher Flächen.

Auch heute ist der Boden knapp, wenn er nachhaltig bewirtschaftet wird

Der Boden wird heute scheinbar nicht mehr zur Erzeugung der Lebensmittel gebraucht. Der Kampf um seine Neuverteilung ist in vollem Gange. Siedlung, Verkehr, Tourismus, Deponie, Industrie, Freizeit- und Ausgleichsflächenbedarf melden ihre Interessen an. Ein ganzes System der vom Boden abhängigen Kultur löst sich heute rapide auf. Boden erscheint nicht mehr als produktive Grundlage des menschlichen Lebens. Boden wird Standort, Schmutz-Filter, ästhetisches Anschauungsobjekt.

In wenigen Jahrzehnten tritt an die Stelle der in Jahrhunderten entstandenen Kultur des Lebens vom Boden ein neues Muster. Trotz dieser Epochenscheide gibt es kaum einen öffentlichen Diskurs über einen neuen Umgang mit dem Boden. Die widerstreitenden Interessen wurden früher reguliert durch die Notwendigkeit des produktiven Umgangs. In einer Mangelwirtschaft waren vom ährenlesenden Dorfarmen bis zum Grundherren und den Städten alle abhängig von der intensiven und nachhaltigen Nutzung des Bodens. Welches Regulativ tritt heute an seine Stelle? Wie sollen die unterschiedlichen Interessen beschränkt und ausbalanciert werden? Die 70er Jahre nährten eine neue Hoffnung: Pläne sollten eine bewusste Übereinkunft bringen. Heute sehen wir, dass Landschaftspläne und Bebauungsgrenzen spätestens dann Makulatur sind, wenn ein Gewerbesteuer versprechender Investor auf den Plan tritt und der Gemeinde Arbeitsplätze verspricht. Es setzt sich durch, wer die besseren Machtmittel für den Zugriff mobilisieren kann.

Wie soll eine neue Machtbalance der verschiedenen Landnutzer zustande kommen? Sicher nicht durch die Beschwörung traditioneller Landschaftsbilder. Wahrscheinlicher ist, dass überfällige Verhaltensveränderungen in der Stadt und auf dem Lande etwas Handfesterem entspringen als der Trauer über die untergehende traditionelle Kulturlandschaft. Der Einsicht z.B., dass die Notwendigkeit fortbesteht, den Boden produktiv zu nutzen, wenn wir gesunde Lebensmittel essen wollen und uns nicht das Grauen packen soll über unseren Umgang mit den Tieren. Wenn wir die Tiere nicht bodenlos halten wollen, dann wird Boden gebraucht: zum Auslauf, Weidegang und für das Gras statt des Importfutters. Und wenn wir das Getreide nicht mit Stickstoff füttern und mit Pestiziden schützen wollen, dann brauchen wir fruchtbaren Boden und nicht nur ein bloßes Substrat, in dem sich die Wurzeln festhalten.

Erfolgversprechender als die Projektion und Herstellung einer Landschaftsgestalt ist deshalb eine Auseinandersetzung über die Prinzipien des produktiven Umgang mit dem Land. Prinzipien einer nachhaltigen Wirtschaftsweise könnten z.B. sein: Schonung der Ressourcen (unbelastetes Grundwasser, Erhaltung der Bodenfruchtbarkeit), Lebensmittelqualität, ethische Maßstäbe in der Tierhaltung (z.B. tiergerechte Haltungsformen), aber auch die Achtung der sozialen und kulturellen Interessen der das Land bewirtschaftenden Menschen.

III. Auf der Suche nach Auswegen

7. Oppositionsbewegungen der Bauern: Doppelter Bruch mit Tradition und Produktivismus

Die traditionelle Interessenvertretung der Bauern gerät in eine Sackgasse, wenn die Bauern für den Machterhalt der Regierung nicht mehr gebraucht werden. Das begann unter der CDU und ist heute unter der Sozialdemokratie offensichtlich geworden. Dann fällt plötzlich allen auf, wie wenig die Bauern noch sind, wie gering ihr Anteil an der Beschäftigung und Produktion ist. Und vor allem: wie viele Milliarden sie uns kosten. Eine ganze Berufsgruppe gerät dann ins politische Abseits, obwohl jeder weiß, dass sie gebraucht wird.

Die Bauern sind keine Piloten und Luftlotsen, die ihre Interessen ohne Rücksicht auf gesellschaftliche Zustimmung durchsetzen können. Sie müssen erklären können, warum sie etwas brauchen und warum sie etwas ablehnen. Als eine sprachlose pressure group werden sie nur noch Niederlagen einstecken. Die Rhetorik vom Bauern als Opfer macht die Bauern unglaubwürdig und ruft das Misstrauen der Gesellschaft hervor.

Deshalb ist es wichtig genauer hinzuhören. Die Bauern reden schon seit langem mit verschiedenen Stimmen. Bei den Landfrauen, der Landjugend, den Öko-Verbänden, oppositionellen Strömungen, Bauernbünden, Initiativen usw. gibt es unterschiedliche Töne. Am Beispiel des kaum bekannten Umbruchs in der Landjugend möchten wir daran erinnern, dass die Bauern eine Sprache sprechen können, die von der Gesellschaft verstanden wird.

Neuorientierung der Landjugendlichen in den 70er Jahren

Bauernkinder stehen nicht nur unter dem Druck der Erwartungen ihrer Eltern, sondern auch unter dem der Vorstellungen des Bauernverbands, der Genossenschaft, der Agrarverwaltung und dem, was wissenschaftlich begründet als der richtige Weg gilt. Über sich selbst nachzudenken ist nur möglich, wenn diese Last abgeworfen wird. Ein Rückblick heute zeigt, dass es in der Nachkriegszeit keinen Freiraum zum Nachdenken, zum Erproben neuer Dinge gab. Dieser Freiraum musste erst geschaffen werden.

Für den Verlauf der Geschichte war es von großer Bedeutung, dass sich Jugendliche quer zu dem oft lähmenden Bild des Bauern ein eignes Bild suchten. Dabei gab es verschiedene Wege.[1] Einen davon wollen wir am Beispiel der Westfälisch-Lippischen Landjugend[2] grob skizzieren. Die verschlungenen Pfade sind für uns hier am ehesten zu rekonstruieren.

Die Verbände der Landjugend hatten in der Nachkriegszeit eine fest zugeteilte Rolle. Die Landjugend diente zur Rekrutierung der Verbandsfunktionäre und war Objekt der „Brauchtumspflege" und der „staatspolitischen Bildung". Bis in die 60er Jahre durfte sie auf „Kundgebungen" den Resonanzboden für die politischen Absichtserklärungen des Bauernverbands abgeben. Dann applaudiert sie zu den Festvorträgen zum Thema: „Die Landjugend als Bollwerk gegen das Kollektiv" oder „ Jugend in Freiheit und Verantwortung".[3]

In den Umbrüchen der 60er Jahre begannen sich auch die Zeiten in der Landjugend zu ändern. Beim siebten Landeslandjugendtag 1977 gab es keine Festvorträge mehr. Staatsekretär Gallus und Bauernverbandspräsident Freiherr Heereman durften „Kurzreferate" halten. Im Zentrum der Veranstaltung standen Sketche der Landjugend selber. Dabei beschäftigten sich die Landjugendlichen mit ihrer Stellung als Bauern in der Gesellschaft: „Zwischen Umweltschutz und Wirtschaftlichkeit". Infostände, Volkstanzworkshops und ein Streitgespräch mit dem Bauernverband zeigten ein neues Verhältnis zwischen Bauernverband und seiner bisher so selbstverständlichen Rekrutierungsbasis. Die Landjugendvorsitzenden,[4] die auf diesem Landjugendtag das Heft in der Hand hielten, machten keine Verbands- und Politik-Karriere mehr.

Das Land der Landjugend war nicht mehr das alte. Die Bauern im Dorf wurden seit den 60er Jahren immer weniger. Die Jugendlichen fanden ihren Arbeitsplatz nicht mehr in der Landwirtschaft. Die Landjugend z.B. hatte noch bis in die 60er Jahre im kleinsten Dorf eine Ortsgruppe. In den folgenden Jahren bekam sie nicht mehr genügend Bauernkinder zusammen. Sie ging entweder unter oder sie musste sich regional organisieren. Immer größere Entfernungen wurden nötig, um Gleichgesinnte zu treffen. So entstanden „Ortsgruppen", die sich aus zehn und mehr Dörfern rekrutierten, deren Mitglieder lange Autofahrten in Kauf nahmen.

Sollte die Landjugend nur die Bauernkinder organisieren oder „Sammelboden für alle Dorforiginellen“ werden?[5] Überlebensfähig waren diese Verbände nur dann, wenn sie diese Situation des Landes zum Inhalt ihrer Arbeit machten und ein neues Verhältnis zur Stadt versuchten. Das war mühsam, aber auf Dauer erfolgreicher, als sich über den Nachbar zu erregen, der schon um 17 Uhr im Liegestuhl lag, weil er nicht mehr Bauer war.[6]

Die gesellschaftliche Stellung der Bauern war von Grund auf erschüttert. Die traditionelle Sozialisation der Bauernkinder verlor ihre Selbstverständlichkeit. Sie hatte ihr Zentrum in der Unterordnung des Einzelnen unter den Hof. Doch die Jugendlichen, die nicht mehr in der Landwirtschaft arbeiteten, brachten neue Lebensvorstellungen ins Dorf. Modern zu sein, einen Beruf und Freizeit zu haben wie jeder andere, das entfaltete bei den jungen Bauern einen unwiderstehlichen Reiz. Nicht zuletzt auch deshalb, weil die Frauen keine Bauern mehr heiraten wollten. In den beginnenden 70er Jahren waren in den Landjugendgruppen schon die Junggesellen zu bewundern, die auf die 40 zugingen und keine Chance mehr hatten, eine Frau abzubekommen.

Der Konflikt zwischen Modernisierern und Traditionalisten

Viele Bauern klammerten sich an die Nachkriegsgeschichte, an ihre Rolle, die sie in Zeiten des Mangels spielten. Sie sahen in der Industriegesellschaft die Ursache für ihre niedergehende gesellschaftliche Bedeutung. Der Bauernpräsident Rehwinkel hielt die Hoffnung aufrecht, dass sich die Politik wieder an den Bauern und nicht an der Industrie und dem Industrie-Export orientieren könnte. Auf Demonstrationen trugen sie das Schild „Bauern – Opfer auf dem Altar der Industriegesellschaft“ vor sich her. Auch dann noch, als sich längst ein anderes Entwicklungsmodell anbahnte und viele junge Bauern damit ihre Hoffnungen verbanden. Diese Jugendlichen setzten auf den neuen Bauernpräsidenten Freiherr von Heereman. Von ihm versprachen sie sich die modernen Zeiten: die Befreiung von ständischem Denken, vom Hofdenken, das den einzelnen Menschen den Zwängen der Erhaltung des Hofes unterordnete.[7]

Die Modernisierung, die mit Heereman zum Leitbild auch des Bauernverbandes wurde, hat diese Faszination bis auf den heutigen Tag behalten. Zugleich schuf sie die Enttäuschung. Dieser Zusammenhang von Faszination und Enttäuschung ist in der Landwirtschaft nicht zufällig. Die Ambivalenz ist darin begründet, dass von Anfang an die Versprechungen der Modernisierung nicht allen Bauern galten. Nach dem Krieg hatte als selbstverständlich gegolten, dass alle Bauern gebraucht werden. Es herrschte Mangel an Lebensmitteln. Die Erzeugnisse auf den schlechtesten Böden und der kleinsten Höfe fanden ihren Absatz. Diese Zeiten änderten sich. In den 50er Jahren gingen zuerst die Knechte und Mägde, die mithelfenden Familienmitglieder. Sie fanden besser bezahlte Arbeit in Fabriken und Büros. In den 60er Jahren gingen dann die Höfe. Wenn ein Betrieb sich modernisierte, die Tiere aufstockte, mehr Land bewirtschaftete, dann konnte er das nur auf Kosten anderer Betriebe. Die Kühe des Nachbarn standen nun in seinem Stall. Anders als im „Wirtschaftswunder", das den Lebensstandard des großen Teils der Bevölkerung anhob, galt das Wirtschaftswunder nicht allen Bauern. In dem Wort vom „Wachsen oder Weichen" fand dies seinen Ausdruck.

Widersprüche der Modernisierung

Das „Wachsen oder Weichen" war der erste Stich, der den Träumen von der Modernisierung zugefügt wurde. Seit Heeremans Zeiten hat niemand mehr mit dieser Strategie hinterm Berg gehalten. Staatssekretär Gallus bekannte sich öffentlich gern als „Freund der Zahl Fünf". Auf dem Westfälischen Landeslandjugendtag 1968 rechnete er vor, dass man 50 ha, 50 Milchkühe und 500 Mastschweine haben müsste, um zu überleben. Bei einer durchschnittlichen Größe von damals 12 Kühen konnte sich jeder ausrechnen, wie viele Betriebe gehen mussten, damit solch große Betriebe übrig blieben. Wie sollten die Bauern also sicher sein, dass gerade auch sie in Zukunft noch dazugehören?

Der Bauer sollte Unternehmer werden, den „Sprung ins unternehmerische Wagnis" tun, wie selbst die Kirche forderte. Diese Botschaft hatte für viele Jugendliche eine Faszination. Doch auch Spott über diesen merkwürdigen Unternehmer verbreitete sich. Weit und breit war kein Bauer zu finden, der sich modernisierte und dann Lohnarbeiter beschäftigte. Auch die modernsten Bauern gaben morgens im Bett die Befehle, die sie dann tagsüber selber ausführten.

Die Preisgestaltung trug wenig unternehmerische Merkmale. Auch der modernisierte Bauer schrieb keine Rechnungen. Das Getreide wurde abgeliefert, die Milch wurde abgeholt. Jedesmal war Raiffeisen der „Marktpartner". Die Preisverhandlungen beschränkten sich dabei höchstens auf die Frage, was es denn diesmal gibt. Genaueres war auf dem Kontoauszug zu erfahren.

In fast jedem Fall stand der Bauer nur einem Abnehmer gegenüber. Es waren zwar seine Genossenschaften, die gemäß ihres im § 1 der Satzung festgelegten „Förderauftrages" das Wohl ihrer Mitglieder zu mehren hatten. Doch auch hier begann das Wachstum, die Genossenschaften fusionierten. Anfangs begrüßten die Modernisierer unter den Landjugendlichen dies. Sie waren für große starke Genossenschaften. Sie hofften, dass die Bauern damit ihre Marktmacht gegen den Lebensmittelhandel und die Agrarindustrie stärken und somit bessere Preise erzielen könnten.

Große Genossenschaften mit in den 70er Jahren schon drei bis vier tausend Mitgliedern konnten zu den Hauptversammlungen nicht mehr alle Mitglieder einladen. Delegierte traten an die Stelle. Der Aufsichtsrat, aus Bauern zusammengesetzt, konnte die Geschäftstätigkeit der wachsenden Unternehmen nicht mehr kontrollieren. Geschäftsführer war bald nicht mehr der mit dem Dorf durch viele Beziehungen verbundene Bauernsohn aus dem Nachbardorf. Die neuen Geschäftsführer waren studierte Betriebswirte und ihre Provision orientiert sich am Umsatz. Ihren Erfolg maßen sie in Zukunft nicht mehr am Auszahlungspreis, d.h. dem Preis, den die Bauern für ihr Erzeugnis erhielten – sondern am wachsenden Umsatz und der Rendite.

Der Auszahlungspreis für die Genossen (d.h. der Erzeugerpreis für den Bauern) wurde jetzt zu einem Kostenfaktor für die Genossenschaft. Und Kosten mussten gesenkt werden. Der Geschäftsführer der Südmilch, der damals größten Molkerei in Deutschland, lieferte dafür den Beweis. Er begrüßte die 1977 schwächer ausfallenden EU-Milchpreise: „Damit wird Südmilch von der Rohstoffseite her entlastet, denn sie musste in den letzten Jahren ständig die Auszahlungspreise erhöhen."[8]

Damit gerieten die Träume von der Modernisierung mit sich selbst in Widerspruch. Auch diejenigen in der Landjugend, die sich für die Stärkung der Marktmacht der Genossenschaften ausgesprochen hatten, sahen, dass sie dabei selbst unter die Räder kamen.

Konfliktlinien zur Genossenschaft und dem Bauernverband

Die „großen Gebilde", wie die Bauern die fusionierten Genossenschaften nannten, entwickelten ihr Eigenleben. Die Unruhe unter den Bauern wuchs. Es bewährte sich die alte Weisheit: „Genossenschaften gehen immer unter. Entweder sie gehen Bankrott oder sie fusionieren." Zum Widerstand kam es jedoch nicht. Der Bauernverband verteidigte die bekannten Argumente, die von den Geschäftsführern auf den Versammlungen vorgetragen wurden: Die Fusion erlaube eine bessere Auslastung der teuren Produktionsanlagen. Nur so könnten die Existenzen der Bauern gesichert werden. Wenn wir nicht fusionieren, dann kommen die Holländer auf unseren Markt, denn die haben schon fusioniert usw.

Nur in der Landjugend begann eine jahrelang währende Auseinandersetzung um den Milchmarkt. Regionale Arbeitskreise wurden gegründet, Informationsveranstaltungen organisiert, Flugblätter auf der Grünen Woche, bei Genossenschaftsversammlungen verteilt.

Dazu musste meist nicht mehr getan werden als die eigenen Erfahrungen ernst zu nehmen und das unter Bauern öffentlich zu machen, was in den Zeitungen zu lesen oder in den Gremien des Bauernverbands und der Genossenschaften zu hören war. Sie mussten es sich nur zutrauen, das auch öffentlich auszusprechen.

Manchmal ist ein Betrug so plump, dass niemand dem glaubt, der ihn aufdeckt. So war es bei der so genannten. „Magermilchpulver-Kautionsregelung".[9] Um durch Verfütterung von Magermilchpulver die Milchpulver-Überschüsse abzubauen, erhob die EU auf importiertes Eiweiß (z.B. Soja) eine Kaution. Diese Kaution bekam zurückerstattet, wer Magermilchpulver bezog. So die Absicht. Doch der Handel steckte die Kaution stillschweigend ein und gab kein Magermilchpulver heraus. Die Landjugend verbreitete auf einer Veranstaltung, dass den Bauern das Magermilchpulver zusteht. Denn jeder, der Soja bezog, hatte die Kaution bezahlt.

Nun begann ein denkwürdiger Großversuch zum Thema Marktpartner der Landwirtschaft. Wer das Magermilchpulver ha-

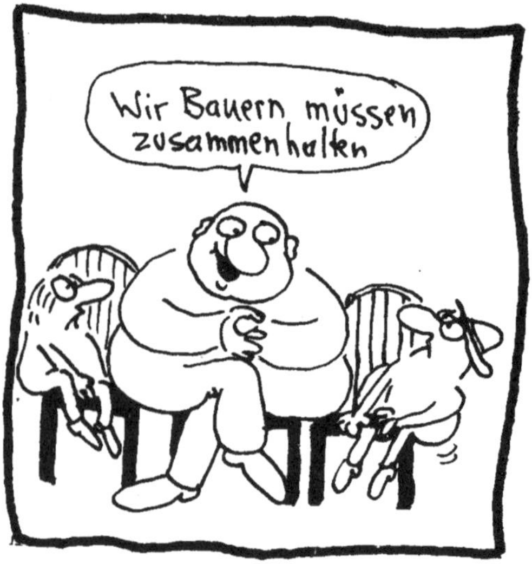

ben wollte, bekam zur Antwort: Die Kaution sei keine Kaution, sondern eine Preiserhöhung von Soja. Oder: Magermilchpulver sei „hygroskopisch“, könne nicht beigemischt werden, weil es die Maschinen verklebe. Die Phantasie bei den Ausreden blühte und der Landhandel steckte eine Milliarde ein. Schwunghaft beteiligt waren dabei die Genossenschaften der Bauern. Die Genossenschaften betrogen „ihre“ Bauern, sie handelten wie jedes andere Unternehmen.

Wenn die Landjugendlichen diese Einsicht über die Genossenschaften aussprachen, dann bekamen sie vom Bauernverband zu hören: „Ihr gefährdet die Einheit der Bauern“. Das war die gefährlichste aller Drohungen, die der Bauernverband aussprechen konnte. Denn hinter ihr stand die Möglichkeit, dass man zu der Einheit nicht mehr dazugehörte. Der Bauernverband verstand sich als „Einheitsverband“. Ob groß oder klein, Pächter, Großgrundbesitzer oder Nebenerwerbsbauer – alle sollten im Bauernverband ihre Interessen aufgehoben finden. Die unterschiedlichen Interessen mussten intern abgeklärt werden. Wer Differenzen nach außen trägt, der gefährdet die Schlagkraft des Verbandes.

Der Bauernverband steht im Zentrum eines Geflechts, das die Bauern ökonomisch und kulturell umschlingt: Kredit, Wareneinkauf und Absatz, Vergabe von Investitionsfördermitteln, politische Vertretung, öffentliche Meinung im Dorf. Überall saß der Bauernverband dabei und hatte ein Wort mitzureden. Dazu kamen in den 70er Jahren die Service-Leistungen, die der Bauernverband anbot: Steuer- und Rechtsberatung. Aus diesem Geflecht herauszufallen, galt als das Ende.

Bauernverband – modern, aber undemokratisch

Die Landjugend hatte mit dem ungeschriebenen Gesetz des Einheitsverbandes gebrochen, dass Widersprüche intern abgeklärt werden müssen. Die Arbeitskreise setzten alles daran, ihre neuen Einsichten zu veröffentlichen. Mit Leserbriefen, mit „Stellungnahmen" von Arbeitskreisen begannen sie. Sie stießen dabei auf die vollständige Ablehnung des vom Bauernverband dominierten „Wochenblatts", seither „Grüne Prawda" genannt. Die Landjugend organisierte eigene Informationsveranstaltungen. Dabei gaben die geladenen Vertreter des Bauernverbandes kein gutes Bild ab. Eigene Flugblätter bei Bauernverbandsdemonstrationen, Genossenschaftsversammlungen, der Grünen Woche usw. wurden verteilt, ohne dies vorher mit dem Bauernverband abzusprechen.

Der Bauernverband reagierte auf solche Enthüllungen blindwütig: Er untersagte nicht nur die Veröffentlichung von Leserbriefen oder gar einer Resolution des Landjugendverbandes. Er drohte mit der Sperrung der Finanzen für den Verband.[10] Er schreckte nicht davor zurück Gerüchte zu verbreiten, z.B. dass die Landjugend mit Bader-Meinhof sympathisiere usw.

„Ein Bauer, der denkt, ist kein Bauer mehr" – diesen denkwürdigen Satz sprach der Präsident des Rheinischen Bauernverbandes unvorsichtigerweise in Gegenwart von Landjugendmitgliedern aus. Er wurde dem SPIEGEL hinterbracht und führte zur faktischen Auflösung der rheinischen Landjugend für mehrere Jahre. Der Bauernverband, aufs äußerste gereizt durch diese Indiskretion, zwang den Vorstand zum Rücktritt und zur Entlassung des hauptamtlichen Pädagogen.

Damit brachte der Bauernverband alle gegen sich auf. Auch diejenigen, die sich von Heereman eine moderne Landwirtschaft versprachen. In der evangelischen Kirche mehrten sich die nachdenklichen Stimmen. Die Landjugend bekam vielfältige Unterstützung durch kirchliche Mitarbeiter. Kirchliche Räume wurden zu wichtigen, „neutralen“ Orten, in denen „offen gesprochen“ werden konnte.

Die Auseinandersetzung mit dem Bauernverband und den Genossenschaften wurde zum Experimentierfeld für eine ganze Generation von jungen Bauern. Sie eigneten sich Fachkenntnisse und einen geschärften Blick auf politische und ökonomische Zusammenhänge an, ihre öffentlichen Auftritte wurden routinierter.

Neue Aktionsformen, neue Bündnispartner

Die traditionellen Demonstrationen der Bauern hatten immer das gleiche Muster. In grünes Loden gekleidet, sammelten sich die Bauern auf dem Marktplatz, hörten eine Ansprache, hielten Transparente in die Höhe, auf denen sie sich als Opfer darstellten. Dann verschwanden sie ebenso schnell, wie sie gekommen waren. Kontakt zur städtischen Bevölkerung wurde vermieden. Dem Vorgang war anzusehen, dass er dem Luftablassen diente.

Die Landjugend suchte in ihren Demonstrationsformen den Kontakt zu den Städtern. Sie kombinierte in phantasievollen Aktionen die Aufklärung über den Milchmarkt und die Direktvermarktung von Milch. Die Medien waren ganz versessen auf die neue Jugend. Das trug wesentlich dazu bei, dass sich Jugendliche etwas zutrauten, das bisher unerhört war. Neue Kooperationsformen entwickelten sich gerade mit denen, die bisher als die eingeschworenen Gegner der Bauern galten: Umwelt- und Naturschutzverbänden.

In solchen Auseinandersetzungen bildete sich eine breite Schicht von jungen Bauern. Wir treffen sie heute an in der Vielzahl von Initiativen, die das Land verändert haben. Romantische Vorstellungen vom Landleben gab es dabei nicht. Dazu kannten sie das Landleben zu gut. Sie wollten nicht zurück hinter die Modernisierung. Dass es dazu Alternativen gab, das war an Heereman zu lernen. Heereman war zwar modern, aber undemokratisch. Das war es nicht, was sich die Landjugendlichen von der Modernisierung versprochen hatten. So wurde es zur Erfahrung dieser Jugendlichen, dass zur Moderne auf dem Land mehr gehört als nur große Maschinen und mehr Tiere im Stall. Statt Politik zu machen mit dem Sonderfall Landwirtschaft, mit dem ewig anklagenden Opfer, war mehr Demokratie nötig in der Landwirtschaft, auch auf den Höfen selbst.

Bauern und Politik

Noch in den 70er Jahren herrschten bei den Nachdenklicheren unter den Bauern zwei Positionen zur Politik.

Die *älteren Bauern* sahen ihre Zeit untergehen. Sie zogen ihre Lehren aus der Geschichte in dem typischen Ausspruch: „Wir Bauern müssen immer stillhalten. Wenn wir laut schreien, dann merken die doch, wie wenig wir noch sind". Diese Bauern folgten dem Bauernverband. Nicht weil sie ihm in allem zustimmten, sondern weil er ihre Heimat verkörperte. Sie sahen niemand sonst, der sie verteidigen könnte.

Die *jungen Modernisierer* misstrauten jeder politischen Regung der Bauern. An dem Misserfolg des alten Bauernpräsidenten Rehwinkel lasen sie ab, dass Bauern immer reaktionär werden, wenn sie politisch werden.[11] Deshalb setzten sie auf Kamingespräche bei Heereman, Gremienarbeit in den landwirtschaftlichen Institutionen – die Aufklärung der Fürsten oder die Übernahme ihrer Posten. Der ehemalige westfälische Landjugend-Vorsitzende und spätere Landwirtschaftsminister Jochen Borchert ist dafür ein Beispiel. In Frankreich entwickelte sich aus den jungen Modernisierern in der christlichen Landjugend (CAJ) der Kern des neuen Bauernverbands (CNJA), der später Landwirtschaftsminister stellte und bis heute die entscheidende Modernisierungsagentur ist.[12]

Aus diesem Strom der Modernisierer spalteten sich die jungen Bauern ab, die in der Verselbstständigung der Produktion (Produktivismus)[13] eine Sackgasse sahen. Sie gründeten *Bauerngewerkschaften, Arbeitsgemeinschaften, Bauernbünde.* Der Umbruch in den 70er Jahren, den wir an der Westfälischen Landjugend kurz beschrieben haben, geschah in vergleichbarer Form in Frankreich und Österreich.[14] Die Geschichte dieses Umbruchs ist noch nicht geschrieben.[15] Die Positionen, die dabei gefunden wurden, beeinflussen bis heute die Auseinandersetzungen innerhalb der Landwirtschaft. Mit ihren Vorstellungen hatten die Oppositionellen bisher keinen durchschlagenden Erfolg. Ein zweiter Bauernverband wurde nicht gegründet. Anders in Frankreich: Einen Höhepunkt des Einflusses gewann die französische Bauerngewerkschaft „Confederation Paysanne“, als sie 1995 bei den Wahlen zur Landwirtschaftskammer 20% der Stimmen erzielte.[16]

Die Bauern wurden zu einem wichtigen Teil der demokratischen Erneuerung der Bundesrepublik. Die AKW-Bewegung (Wyhl, Brokdorf, Gorleben u. a.), der Widerstand gegen die Flurbereinigung in Westfalen und Bayern, Initiativen gegen Flugplätze, Teststrecken, Sondermülldeponien usw. wären nicht so erfolgreich gewesen ohne die Bauern, die in diesen Aktionen das Hauptrisiko eingingen.

Die Bauern sprechen seither endlich mit verschiedenen Stimmen. Ihre unterschiedlichen Interessen kommen zur Sprache. Eine wichtige Voraussetzung, damit den Bauern in gesellschaftlichen Auseinandersetzungen wieder zugehört wird.

8. Der ökologische Landbau

Die ökologische Landwirtschaft ist der lebendige Beweis dafür, dass es anders geht. Hätten Bauern und Bäuerinnen ihn in der Praxis nicht entwickelt, wäre die Suche nach Lösungen für unsere heutigen Probleme ungleich schwerer, wären die Lösungsansätze weit weniger überzeugend. Dem ökologischen Landbau gebührt eine hohe Beachtung, auch wenn erst rund drei Prozent aller landwirtschaftlichen Betriebe auf rund 3,2 % der landwirtschaftlichen Nutzfläche danach wirtschaften.[1] Er ist zu einem Leitbild für die Agrarpolitik geworden[2] und erhält damit die lange verwehrte Anerkennung.

Nicht nur eine andere Produktionstechnik

Für die Pioniere des ökologischen Landbaus war es ein unbekanntes Feld, das sie aus unterschiedlichen Gründen betraten. Bei einigen gaben Krankheiten in der Familie den Anstoß, über die Zusammenhänge von Gesundheit, Ernährung und Landwirtschaft nachzudenken. Bei anderen war es die Suche nach einem Ausweg aus den wachsenden Problemen mit Krankheiten im Stall, die mit den von Wissenschaft und Beratung empfohlenen Methoden, wie Einsatz von Medikamenten und Futterzusätzen, nicht mehr in den Griff zu bekommen waren, wie etwa auf dem Hof von Rudolf Schilling in Franken:

„Ausschlaggebend für die Umstellung waren gesundheitliche Probleme in der eigenen Familie, immer stärker werdende Schwierigkeiten mit Eutererkrankungen und der Fruchtbarkeit bei den Kühen sowie ernste Zweifel, ob das alles noch vertretbar ist, was die Chemie in der Landwirtschaft macht."[3]

Andere rechneten ihre betriebswirtschaftlichen Ergebnisse durch und wurden stutzig, wie z. B. Siegfried Kuhlendahl aus Westfalen:

„Wir hatten den Kraftfuttereinsatz bei den Kühen verdoppelt, ohne den doppelten Ertrag zu bekommen, wenn man es ins Verhältnis setzt. Die Ertragssteigerung wurde beeinträchtigt durch erhöhte Kosten für Tierarzt und Medikamente zur Stabilisierung der Gesundheit. (...) Wir hatten den Kunstdüngeraufwand ebenfalls verdoppelt, beim Stickstoff sogar verdreifacht, ohne die gleiche, anhaltende Ertragssteigerung zu bekommen, und wir konnten ablesen, dass zur Sicherung dieser Erträge immer mehr sogenannte Pflanzenschutzmittel nötig wurden."[4]

Nicht zuletzt war es auch das Bestreben der Bauern, sich aus den wachsenden Abhängigkeiten von der chemischen Industrie und Futtermittelwirtschaft zu befreien:

„Landwirtschaftliche Betriebe werden immer mehr zur Durchlaufstation. Der steigende „Output" muss mit hohem Aufwand an Dünger, Pflanzenbehandlung, Zukauffutter, Fremdenergie und Fremdkapital erkauft werden. Der Anteil, der als Einkommen am Hof verbleibt, nimmt ständig ab: Allmählich wird der Bauernhof zur Agrarfabrik",

begründete Hans Urbauer aus Bayern pointiert seine Umstellung.[5]

Unabhängigkeit von der Agrarindustrie

Die Eigenständigkeit des Betriebes, die Unabhängigkeit von der Chemie- und Futtermittelwirtschaft sowie das Bemühen, sich eine wirtschaftliche Perspektive fernab von den Zwängen der allgemeinen Entwicklungslogik in der Landwirtschaft aufzubauen, das waren und sind noch heute wichtige Gründe für eine Umstellung. Landwirtschaft ohne die mittlerweile üblich gewordenen chemischen Hilfsmittel zu betreiben und stattdessen ganz auf die eigenen Fähigkeiten und Kenntnissen zu vertrauen, ist das Selbstverständnis der Ökobauern. Und nicht zuletzt spielte eine enge Verbundenheit zur natürlichen Umwelt eine wichtige Rolle. Zu beobachten, dass verschollene Pflanzen- und Tierarten auf den eigenen Flächen wiederkehren und dass der Boden lebendiger und stabiler wird, das ist im Nachhinein eine Bestätigung für die ökologische Wirtschaftsweise.

Doch gerade weil die Biobauern das gängige Entwicklungsmodell in der Landwirtschaft ablehnten, brachte ihnen die Umstellung oft eine Außenseiterposition im Dorf, in der Nachbarschaft und manchmal auch in der Verwandtschaft ein. Hier verfing die von Bauernverband und Agrarindustrie wie auf der anderen Seite von Umweltschützern betriebene Instrumentalisierung des Gegensatzes von ökologischer und konventioneller Wirtschaftsweise. In den Augen der einen waren die Biobauern Abtrünnige oder Spinner, für die anderen waren sie die Lösung aller Probleme. Die soziale Isolation, die sich daraus im Alltag ergab, war für viele das entscheidende Hindernis zur Umstellung, auch wenn für ihre Betriebsstruktur die ökologische Landwirtschaft nahe gelegen hätte.

Der Betrieb als Organismus

Ökologische Landwirtschaft ist weit mehr als das Weglassen von „Spritzmitteln“ und „Kunstdüngern“. Die Lehre der Begründer begreift den landwirtschaftlichen **Betrieb als** einen lebendigen **Organismus**, in dem alles miteinander verbunden ist: Boden, Pflanze, Tier, Mensch. Dem **Boden** kommt dabei eine besondere Bedeutung zu, weil er die Basis ist, aus der alles andere erwächst. Er ist weit mehr als das Substrat der Hydrokultur, in dem sich die Pflanzen mit ihren Wurzeln nur noch festhalten, um nicht umzufallen, und dem die Nährstoffe über die Bewässerung zugeführt werden. Vielmehr zielt alles darauf ab, den Boden bzw. das vielfältige Bodenlebewesen so sehr zu aktivieren, dass der Boden selbst die Pflanzenernährung sichert. Die Pflanzen werden nicht über schnell wirksame Düngemittel aus dem Düngerstreuer oder dem Güllefass gedüngt, sondern indem dem Boden Kompost (verrotteter Mist) zugeführt wird. So durchlaufen die Nährstoffe einen **Betriebskreislauf**. Der Stickstoff, der durch den Verkauf der Erzeugnisse den Hof verlässt, wird über den Anbau spezieller Pflanzenarten (**Leguminosen** wie Lupinen, Klee, Ackerbohnen) wieder „zurückgeholt“, denn diese Pflanzen können mit Hilfe spezieller Bodenbakterien Luftstickstoff binden. Um diese Nährstoffzufuhr optimal zu nutzen, wechselt der Anbau dieser Pflanzen im Laufe der Jahre von Feld zu Feld und begründet damit die berühmte vielgliedrige Fruchtfolge im ökologischen Landbau. Die eingesetzten Leguminosenmischungen bringen keine verkaufsfähigen Früchte hervor, sondern können nur über die Verwertung als Rinderfutter in den Betriebskreislauf eingebracht werden. Deshalb und wegen der hervorragenden Bedeutung des Mistes für die Bodengesundung war ein ökologischer Landbau ohne Tierhaltung lange Zeit stark umstritten. **Das Rind** als Wiederkäuer ist wie keine andere Tierart in der Lage, das Gras der Weiden und die Leguminosenmischungen in für den Menschen zugängliches tierisches Eiweiß zu verwandeln. Die Kuh steht damit nicht in Nahrungskonkurrenz zum Menschen, anders als Schweine oder Hühner, die ohne Getreide als Futter nicht satt werden. Das erklärt auch, warum auf Ökobetrieben die Milcherzeugung so bedeutend und die Schweinehaltung (noch) so unbedeutend ist.

Ein gesunder Boden und die Auswahl geeigneter Sorten sind die Grundlage **gesunder Pflanzen**. Statt Krankheiten und Schädlinge zu bekämpfen, wenn sie aufgetreten sind, versucht der ökologische Landbau, sie durch vorbeugende Maßnahmen im Zaum zu halten. Das Auftreten bestimmter Unkräuter wird als Hinweis auf Fehler in der Bodenbearbeitung angesehen, worauf entsprechend reagiert wird. Darüber hinaus werden Unkräuter nicht chemisch bekämpft, sondern mechanisch reguliert.

Alles in allem soll der Betriebsorganismus **möglichst eigenständig** sein und unabhängig von hoffremden Hilfsmitteln.

Umso wichtiger war für die, die den Schritt wagten, der Austausch und oftmals auch die praktische Zusammenarbeit mit anderen Ökobetrieben. Ebenso wichtig war der Kontakt zu anderen gesellschaftlichen Gruppen wie der Anti-Atomkraft- und Ökologiebewegung. Der Rückhalt und die Anerkennung, die das Dorf verweigerte, kam nun aus der Stadt. Das eröffnete ein ganz neues Verhältnis von Stadt und Land. Die Biobauern fühlten sich nicht mehr wie abgeschrieben, sondern als Teil einer ökologischen und auch sozialen Erneuerung. Nicht mehr von gestern, sondern als ein Teil der Zukunft.

In der Praxis von Bauern entwickelt

Den eigenen Zielen des ökologischen Landbaus in der Praxis gerecht zu werden ist nicht einfach, denn es handelt sich um ein anderes Konzept, das auf eigenen Grundsätzen fußt (siehe Kasten S. 113). Einzelne Probleme werden – zumindest in der Lehre – nicht isoliert betrachtet, um zu Einzellösungen zu greifen. Vielmehr wird der Betrieb als Ganzes, als „Organismus" angesehen. Probleme an einer Stelle sind ein Hinweis auf Fehler im System. Die Lösung für Krankheiten im Stall kann durchaus in der Kräuter- und Gräserzusammensetzung auf der Weide gefunden werden. Anstatt dem Futter synthetische Vitamine zuzusetzen wird versucht, die Pflanzenvielfalt im Futterbau zu erhöhen.

Das theoretische Gerüst wurde mit zum Teil philosophisch abgeleiteten Grundsätzen von Philosophen und Wissenschaftlern entwickelt. Doch was das konkret bedeutet, wie danach zu verfahren ist, das mussten die Praktiker auf den Höfen selbst herausfinden: „Obwohl Wissenschaftler und Philosophen wie Rudolf Steiner, Hans Müller, Hanspeter Rusch, Lady Eve Balfour und Sir Albert Howard die Konzepte und Grundideen biologischer Produktion vorlegten, waren es vor allem erfahrene Landwirte und Gärtner, welche die Methoden der biologischen Landwirtschaft entwickelten und voranbrachten."[6]

Wie also Getreide ohne chemisch-synthetisch hergestellte Düngemittel ausreichend ernährt werden kann, damit es Korn von guter Qualität hervorbringt; wie Kartoffeln ohne chemische Hilfsmittel gegen Unkraut, Krautfäule und Kartoffelkäfer gesund gehalten werden können, damit der Kartoffelroder genügend

Knollen aus der Erde holt; welche Pflanzensorten sich für den ökologischen Landbau eignen und welche Hühnerrassen noch nicht so überzüchtet sind, dass sie auch ohne den vorbeugenden Einsatz von Medikamenten vital bleiben; all das mussten die Biobauern selbst herausfinden.

Dabei haben sie vor allem durch gegenseitigen Erfahrungsaustausch gelernt. Biobauern schlossen sich zu Regionalgruppen zusammen, besichtigten reihum die einzelnen Betriebe und erörterten die Probleme im Ackerbau, im Stall und in der Vermarktung. Später wurden sie unterstützt von Beratern ihrer Verbände. Auf eine staatlich finanzierte Beratung konnten sie lange nicht zurückgreifen.

Auch die Entwicklung einer angepasste Technik nahm dem Ökolandbau niemand ab. Ob Striegel für den Getreidebau, Abflammgeräte für den Gemüsebau oder mechanische Kartoffelkäfer-Sammler, die großen Landtechnikhersteller hielten sich vornehm zurück. Und die Wissenschaft entwächst erst heute langsam der Rolle, die Praxis auf den Höfen lediglich zu beschreiben und Ergebnisse wissenschaftlich zu erklären.

Die Biobauern in ihren Verbänden gaben sich eigene Richtlinien, um sich vor der Konkurrenz von „Pseudo-Ökoprodukten" zu wehren. Aus den Richtlinien der einzelnen Verbände wurden verbandsübergreifende Rahmenrichtlinien formuliert, die wiederum wesentliche Grundlage der heutigen staatlichen Verordnungen für den ökologischen Landbau sind.

All das zeigt, dass der ökologische Landbau ein umfassendes Konzept ist, das aus der Praxis, vor allem von Bauern und Bäuerinnen entwickelt worden ist. Das trifft auch für die Vermarktung zu.

Der Aufbau eines eigenständigen Marktes

Der bewusste und gewollte Verzicht auf ertragsteigernde Stoffe wie chemisch-synthetische Dünge- und Pflanzenbehandlungsmittel und die Einschränkung für den Futterzukauf führen dazu, dass von einem Hektar Ackerland weniger Getreide geerntet wird als im konventionellen Anbau und die so gefütterte Milchkuh weniger Milch gibt als im Stall nebenan. Gleichzeitig steigt im Pflanzenbau durch die mechanische statt chemische Unkrautregulierung und im Stall durch die Aufstallung auf Stroh (Mist) statt auf Spaltenboden (Gülle) der Arbeitsaufwand. Dazu kommt, dass die Leguminosenbrache, die sich durch die Fruchtfolge zieht, keine Marktfrüchte hervorbringt. All das wird durch den Wegfall der Kosten für Zukaufmittel nicht aufgehoben. Also müssen die Produkte teurer sein, um den Ökolandbau ökonomisch tragfähig zu halten.

Doch der klassische Agrarhandel zahlte diese höheren Preise nicht. Die Bauern mussten andere Wege finden, um die Bioprodukte getrennt vom allgemeinen Absatzmarkt höherpreisig verkaufen zu können. Diese getrennten Absatzwege gab es nicht, die Betriebe mussten sich ihren Markt selbst aufbauen. Das war eine mindestens ebenso große Herausforderung wie die Umstellung der Erzeugung.

Die Betriebe eröffneten Läden auf ihren Höfen oder Stände auf den Wochenmärkten. Andere gründeten gemeinsam mit Kollegen eigene Naturkostläden in den Städten, um für die Kunden kontinuierlich erreichbar zu sein. Die meisten Direktvermarkter begnügten sich nicht damit, Rohwaren anzubieten, sondern arbeiteten sich in die handwerkliche Verarbeitung ihrer Erzeugnisse ein. So entstanden Käsereien, Backstuben und selbst kleine Schlachtstätten auf den Höfen.

Später entstanden die Naturkostläden, oftmals geführt von Engagierten aus der Ökologiebewegung, die zu Unternehmern wurden. Erst verkauften sie, was die Höfe in der näheren Umgebung ihnen anbieten konnten. Mit den Ansprüchen der Ökokunden an das Sortiment wuchsen die ersten Großhändler für Naturkost heran, teilweise als Unternehmen von Einzelpersonen, teilweise als Genossenschaften von Ladenbesitzern und Bauern. Aus dem Bioladen mit ein paar Kisten Gemüse wurden Einzelhändler mit Vollsortiment.

Eine bunte Vielfalt an Vermarktungswegen ist durch all diese Aktivitäten entstanden,[7] zum großen Teil in ganz neuen Strukturen, die es im konventionellen Bereich nicht (mehr) gibt, wie etwa den ausgeprägten Fachhandel in Form der Naturkostläden. Die Hofläden und andere Formen der Direktvermarktung dienten konventionellen Kollegen als Beispiele. Selbstverständlich war all das nur möglich, weil Menschen bereit waren, für die besondere Qualität auch höhere Preise zu zahlen.

Trotz allem beschränkt sich der Anteil der Biowaren am gesamten Umsatz des Lebensmittelhandels in Deutschland auf rund 2%, mit eingerechnet ist dabei, was über den allgemeinen bzw. konventionellen Lebensmitteleinzelhandel (LEH) an Waren aus ökologischer Landwirtschaft verkauft wird. Vor dem ersten BSE-Fall in Deutschland am 24. November 2000 gab es keine Anzeichen dafür, dass sich dieser Anteil schnell erhöhen, verdoppeln oder gar verdreifachen würde. Vielmehr war davon die Rede, dass Deutschland den Anschluss an die Entwicklung im übrigen Europa zu verlieren drohe.[8] Doch die BSE-Krise verhalf dem Ökolandbau in Deutschland zu einer neuen Bedeutung. Der Absatz machte ungekannte Sprünge[9] und die Politik würdigte seine Vorreiterfunktion.[10]

9. Experimentierfeld Landwirtschaft

Die Agrarwende hat auf vielen Höfen schon längst begonnen. Neben dem scheinbar ausweglosen „Wachsen oder Weichen“ gehen Bauern und Bäuerinnen andere Wege: einzeln, in Kooperation mit Kollegen oder in Gemeinschaft mit Menschen außerhalb der Landwirtschaft. Die Vielfalt ist kaum überschaubar.

Verarbeitung und Vermarktung in eigener Hand

Die älteste Einkommenskombination in der Landwirtschaft ist die Direktvermarktung. Nicht mehr nur Rohstoffe für andere erzeugen, sondern möglichst viel an Wertschöpfung auf dem Hof belassen, das ist die Devise. Dazu zählt der alteingesessene Verkauf per Eierwagen oder Erdbeerstand an der Straße ebenso wie der moderne Hofladen, in dem die Kunden den Einkaufswagen durch die Gänge schieben und ein Vollsortiment vorfinden. Der Stand auf dem Wochenmarkt gehört hierher, die Abokiste, die der Bauer wöchentlich direkt an die Haustür bringt, oder das Bauernhof-Café im alten Kuhstall. In den meisten Fällen ist die eigene Vermarktung auch mit einer hofeigenen Weiterverarbeitung der Erzeugnisse verbunden. Das reicht von der Marmeladen-Herstellung und dem Brotbacken bis zur Hofkäserei und Fleischverarbeitung.[1]

Einer Erhebung in Niedersachsen zufolge trägt die Direktvermarktung, die in der Regel von der Bäuerin aufgebaut und getragen wird, bei knapp einem Drittel der direktvermarktenden Betriebe mehr zum Einkommen des Betriebes bei als die reine landwirtschaftliche Erzeugung.[2] Für die einzelnen Betriebe ist sie alles andere als eine Nische. Insgesamt werden über die Direktvermarktung geschätzte 7–9 % der gesamten landwirtschaftlichen Erlöse in Deutschland erzielt.[3]

Neben den rein ökonomischen Überlegung haben viele Direktvermarkter den Wunsch, mehr Kontakt zu Menschen zu haben und mehr Anerkennung für die eigene Arbeit zu finden, als das heute in der Landwirtschaft üblich ist.

Der Hof als Anbieter neuer Dienstleistungen

Liegt die Nähe der Direktvermarktung zur Landwirtschaft noch auf der Hand, so überraschen andere Erwerbskombinationen. Der Betrieb wird nicht mehr auf die Funktion als Stätte der landwirtschaftlichen Urproduktion beschränkt. Die eigenen Fähigkeiten und Neigungen, die vorhandenen Gebäude und Flächen und die Umgebung werden viel breiter genutzt.[4] Die Scheune wird zum Seminarhaus mit Vollverpflegung ausgebaut. Wenn die Gästegruppen wollen, wird ihnen unter Anleitung durch die Bäuerin oder den Bauern ein praktischer Einblick in Ackerbau und Viehzucht gegeben. Das Heuen, Kälber-Füttern oder Kartoffelernten wird zum bleibenden Erlebnis. Auf einem anderen Hof wird das alte leer stehende Wohnhaus zu einem Altenheim umgebaut, in dem der Jungbauer als gelernter Altenpfleger die Pflege übernimmt. Die Nachbarin übernimmt die Küche, in der Waren beider Betriebe zum Einsatz kommen. Wieder andere eröffnen auf ihrem Hof ein Tierheim im Auftrag der Stadt oder bieten Plätze für Pferde in Pension an. Kommunale Aufgaben werden übernommen, indem mit der Stadt oder der Gemeinde ein langfristiger Vertrag über den Betrieb einer Kompostierungsanlage auf dem Hof geschlossen wird. Landwirtschaftliche Maschinen kommen beim Umsetzen und Ausbringen des Kompostes zum Einsatz usw.

Der Landwirt als Energiewirt

Die Erzeugung von Energie aus Wind und Biomasse ist derzeit ein Feld, auf dem die Bauern besonders umtriebig sind. Interessant ist die Nutzung der regenerativen Energiequellen vor allem durch das „Erneuerbare Energien Gesetz" (EEG) der Bundesregierung aus dem Jahre 2000 geworden. Es verpflichtet die Energiekonzerne dazu, den regenerativ erzeugten Strom zu vorgegebenen Mindestpreisen in ihr Netz einzuspeisen.

Die Windräder sind nach einer langen Entwicklungsphase heute technisch auf einem Stand, der es erlaubt, sie auch im Binnenland wirtschaftlich einzusetzen. So ermöglichen sie Bauern ein Zusatzeinkommen. Als beschränkender Faktor der weiteren Ausdehnung dieser Energiegewinnung wirkt der planungspolitische Ge-

genwind in Kommunen und Landkreisen, wo über die Errichtung neuer Anlagen heftig gestritten wird.

Davon unberührt ist bislang die Erschließung einer anderen Energiequelle: die Vergärung von Biomasse in Biogasanlagen, die Strom und Wärme gleichzeitig erzeugen. Die rund 800 Bauern, die vor allem in Süddeutschland heute Biogasanlagen betreiben, leisten noch immer echte Pionierarbeit – sowohl in der Konstruktion der Anlagen als auch in der Frage, welche Arten von Biomasse in welcher Kombination eine optimale Energieausbeute bringen. Gülle, Maissilage, Mist zählen ebenso zu den eingesetzten Substraten wie Nebenprodukte aus der Obst- und Kartoffelverarbeitung.

Andere Bereiche der Energiegewinnung in der Landwirtschaft sind die Gewinnung von Öl vor allem aus Raps, das als Öl oder verestert als Biodiesel Motoren antreibt, oder auch die Nutzung von Abfallholz in Holzöfen neuer Bauart. Ob als Holzhäcksel oder als große Holzscheite, mit den Öfen der neuen Generation wird die Nutzung von minderwertigem Holz aus dem Forst wieder interessant.

Überbetriebliche Zusammenarbeit

Neben den einzelbetrieblichen Wegen gibt es die gemeinschaftlichen. Viele Bauern sehen den fatalen Kreislauf von Fortschritt, Wachstum, mehr statt weniger Arbeit und obendrein Schulden, die durch weiteres Wachstum wieder reingeholt werden sollen usw. Um diesem zermürbenden Kreislauf zu entgehen, schließen sie sich zusammen, um Maschinen gemeinsam zu kaufen und zu benutzen (Maschinengemeinschaft) oder um Arbeiten mit ihren Maschinen bei anderen auszuführen (Maschinenring). So muss nicht jeder alle Maschinen anschaffen und viel Geld ausgeben für eine Maschine, die nur selten gebraucht wird, z. B. zum Kartoffelroden. Andere Kooperationen gehen weit darüber hinaus:

- Zwei Bauern teilen sich die Arbeit auf: der eine macht den Acker- und Futterbau, der andere die Tierhaltung.
- Oder sie bauen gemeinsam einen Stall. Am Wochenende können sie sich abwechseln mit dem Melken.
- Auf dem Papier wird ein gemeinsames Unternehmen gegründet zwischen einem, der schon zu viele Schweine für seine Flächen

hat und einem anderen, der nur wenige Schweine hat. So kann der erste weiter wachsen – er wird seine Gülle los und braucht nicht gewerblich zu werden.

Kooperationen der unterschiedlichsten Formen sind weit verbreitet. Die ökonomischen Vorteile solcher Kooperationen liegen auf der Hand. Die Betriebe können mit geringerem Investitionsvolumen wachsen und die Kostenvorteile größerer Erzeugungseinheiten nutzen. Die nicht ökonomischen Gründe spielen ebenso eine wichtige Rolle. Kooperationen ermöglichen mehr Freizeit, abwechselnd freie Wochenenden, ja sogar Urlaub. Auch kann jetzt den individuellen Neigungen stärker nachgegangen werden. Ein guter Sauenzüchter muss nicht gleichzeitig ein guter Ackerbauer sein. Ein begeisterter Ackerbauer muss nicht auch ein guter Rinderhalter sein, der morgens und abends gerne Kühe melkt. Und nicht zuletzt: In der Erntezeit bieten die Kooperationen die Möglichkeit, einmal im Jahr für ein paar Tage nicht einsam wie sonst, sondern in der Gemeinschaft mit anderen arbeiten zu können. Betriebsgesellschaften können aber auch clevere Tarnfirmen sein, um Subventionen zu erzielen für sonst nicht förderbare große Kuhställe.[5]

Kooperationen sind stark abhängig von den persönlichen Beziehung, dem gegenseitigen Nutzen, der Gleichberechtigung der Partner. Die Probleme wachsen, wenn mehr als nur die Maschinen geteilt werden. Dann werden Kooperationen oft nicht alt, zerbrechen an den Konflikten, die z.B. aus den unterschiedlichen Kapitalanteilen entstehen.

Gemeinschaftsprojekte in Verarbeitung und Vermarktung

Eine besondere Herausforderung stellen die Projekte dar, mit denen Bauern sich gemeinsam in die Bereiche der Verarbeitung und Vermarktung ihrer Erzeugnisse wagen. Ein Teil dieser Gemeinschaftsaktivitäten bezieht dazu noch Menschen außerhalb der Landwirtschaft mit ein. Auch hierzu nur ein kleiner Ausschnitt.[6]

„Märkischer Landmarkt"
Im märkischen Kreis, südöstlich des Ruhgebietes, haben Bauern mit Naturschützern zusammen ein Projekt gestartet, das sich unter

dem Namen „Märkischer Landmarkt“ der regionalen Verarbeitung und Vermarktung ökologisch erzeugter landwirtschaftlicher Produkte widmet. In der klassischen Grünlandregion (Mittelgebirge mit hohen Niederschlagsmengen) ist die Milch- und Rindfleischerzeugung das Rückrad der Landwirtschaft. Wer hier die ökologische Landwirtschaft stärken will, muss folglich bei Milch und Rindfleisch ansetzen. Die beteiligten Biobauern überlegten lange, wie sie ihre Biomilch zu einem vernünftigen Preis vermarkten könnten. Die nächstgelegene, große Genossenschaftsmolkerei hätte die geringe Menge der „paar“ Betriebe in ihren Großanlagen nicht wieder gefunden. Zudem wollten sie unabhängig bleiben und möglichst viel Einfluss auf die Verarbeitung, Vermarktung und Bezahlung ihrer Milch behalten.

Ergebnis der Überlegungen und mehrerer Informationsfahrten nach Süddeutschland zu bäuerlich getragenen Käsereien war dann der Entschluss, auf einem der Betriebe eine eigene kleine Käserei zu bauen. Darin verarbeitet nun der angestellte Käser die Biomilch zu verschiedenen Käsen, Quark, Joghurt und Trinksauermilch, darunter auch alte, regionaltypische Produkte. Vermarktet werden sie unter dem gemeinsamen Markennamen „Märkischer Landmarkt“ an Bioläden und Hofläden im Kreis.[7]

„Upländer Bauernmolkerei“

Außergewöhnlicher war der Weg im nordhessischen Mittelgebirge. Hier haben Biobauern 1996 eine alte stillgelegte Molkerei wieder in Betrieb genommen. Unterstützt wurden sie bei ihrem einmaligen Projekt von der Gemeinde, dem Landkreis und dem Land Hessen sowie vom Bund für Umwelt- und Naturschutz, der einen Beteiligungsfonds für ökologisch motivierte Kapitalanleger auflegte. Vorher gab es hier keine Biomolkerei, die die Biomilch getrennt erfasste. Was nicht über die Direktvermarktung abgesetzt werden konnte, floss in die Tanks der konventionellen Molkereien, ohne Bioaufpreis. Mittlerweile ist die Verarbeitungsmenge von anfangs 1,5 Mio. Litern Biomilch auf 15 Mio. Liter gewachsen und führt nun dazu, dass die technischen Kapazitäten der Molkerei wirtschaftlich ausgelastet werden können. Vermarktet werden die Produkte sowohl an den Naturkostgroßhandel als auch an eine Kette des Lebensmittelhandels.[8]

„Brucker Land"
Noch breiter ist der Ansatz eines Projektes westlich von München, im Landkreis Fürstenfeldbruck. Das betrifft nicht nur die Produktpalette, die in der Region erzeugt, verarbeitet und vermarktet wird, sondern auch die Menschen, die sich hier zur BRUCKER LAND-Solidargemeinschaft zusammengeschlossen haben. Engagierte aus Kirche, Landwirtschaft, Bäcker-Handwerk, Verbraucherschutz und Naturschutz arbeiten seit 1993 daran, die Wertschöpfung in Landwirtschaft und Handwerk in ihrem Landkreis gezielt zu erhöhen und den Umweltschutz ernst zu nehmen. Gemeinsam wurden eigene Richtlinien für die landwirtschaftliche Erzeugung und die handwerkliche Verarbeitung entwickelt und nach und nach Vermarktungswege für die einzelnen Produkte aufgebaut, nachdem der Start mit dem speziellen BRUCKER LAND-Brot ein voller Erfolg war. Mittlerweile umfasst das Sortiment alle wesentlichen Erzeugnisse, die die heimische Landwirtschaft hervorbringt. Dabei werden – wo es geht – die vorhandenen Strukturen in der Region genutzt: Bäcker, Metzger, Imker, Getränkehandel, Großküchen, Gastronomie und die Supermärkte. Wo Strukturen fehlten, wurden neue aufgebaut: Lagerstätten und ein eigenes Logistikzentrum auf einem Hof sowie ein neuer Schlachthof, der im Verbund mit Metzgern und Direktvermarktern betrieben wird.

Das Projekt und ihre tragenden Persönlichkeiten strahlten auch in die Nachbarkreise aus, so dass rund um die Stadt München ein Ring mit dem Namen „UNSER LAND" geschlossen wurde, der zu einer neuen Stadt-Land-Partnerschaft beitragen soll.[9]

Die Aufzählung vermittelt – nicht ungewollt – ein positives Bild auf die Gemeinschaftsprojekte. Dabei gibt es selbstverständlich auch etliche Beispiele, die gescheitert sind, in unüberwindbar scheinenden Schwierigkeiten stecken oder über die langjährige Planungsphase nie hinausgekommen sind.

Bauern organisieren eine eigene Interessensvertretung

Nicht nur in der landwirtschaftlichen Erzeugung und regionalen Vermarktung, sondern auch in der Vertretung ihrer Interessen schließen sich Bauern zusammen. Was eigentlich der Bauernverband leisten sollte, nehmen sie selbst in die Hand, oftmals sogar gegen den eigenen Verband.

Interessengemeinschaft gegen Nachbau-Gebühren

Zum Beispiel bei den „Nachbaugebühren". Nachbau betreibt ein Bauer, wenn er einen Teil seiner eigenen Ernte wieder aussät (z.B. Getreide) oder auspflanzt (z.B. Kartoffeln), anstatt jedes Jahr neues Saat- und Pflanzgut vom Pflanzenzüchter zu kaufen. Nachbau gibt es, seit es Bauern gibt, und ohne ihn hätte es über Jahrtausende keinen Züchtungsfortschritt gegeben. Doch mittlerweile ist die Pflanzenzüchtung von den Bauern in die Hände der spezialisierten Zuchtunternehmen übergegangen. Neue Sorten zu züchten, die nur dann amtlich zugelassen werden, wenn sie einen Fortschritt im Ertrag und anderen Eigenschaften bringen, ist eine aufwendige Angelegenheit. Bis 1994 haben die Züchter die Kosten dieser Arbeit allein durch eine Gebühr ausgeglichen, die beim Verkauf des Saatgutes fällig ist. Doch den Saatzuchtunternehmen reichen diese Gebühren nicht mehr. Auf der Suche nach Lösungen für ihr Problem haben sie sich den Nachbau vorgenommen, der ohne Gebühren vonstatten ging. Durch langjährige Lobbyarbeit setzten sie durch, dass seit 1994 in der Europäischen Union der Nachbau verboten ist, es sei denn, die Bauern zahlen für ihren Nachbau eine gewisse Gebühr, die Nachbaugebühr. Die rechtliche Vorgabe der EU hatten die Mitgliedstaaten umzusetzen.

Noch bevor in Deutschland der Gesetzgeber ein entsprechendes Gesetz erließ, handelten der Bund der Deutschen Pflanzenzüchter und der Deutsche Bauernverband in einem Kooperationsabkommen aus, wie hoch die Nachbaugebühren sein sollten. Ebenso wurde vereinbart, wie die Pflanzenzüchter an die Information darüber kommen sollten, wie viel Nachbau der einzelne Bauern betreibt. An diesem Abkommen entzündete sich ein langjähriger Widerstand der Bauern, die sich in einer bundesweiten Interessengemeinschaft zusammengeschlossen hatten. Sie zogen gegen die Auskunftsansprüche und die Gebührenvorstellungen von Züchtern und Bauernverband vor Gericht und erzielten dabei vor einigen Landgerichten und Oberlandesgerichten Erfolge. Einzelne Gerichte wiesen die kooperierenden Verbände in deutliche Schranken und sprachen ihnen das Recht ab, alle Bauern unabhängig davon, ob sie überhaupt Ackerbau oder gar Nachbau betreiben, gerichtlich zwingen zu können, genaue Auskunft über ihre Flächennutzung zu geben. Andere Gerichte reichten die Rechtstreitigkeiten weiter an den Bundesgerichtshof und den Europäischen Gerichtshof.

Durch die beharrliche und kostspielige Arbeit der Bauern, ihres Geschäftsführers und ihrer Anwälte haben sie ihre Anliegen nicht nur vor die höchsten Gerichte gebracht, sondern auch im Bauernverband große Unruhe ausgelöst. Ganze Orts- und Kreisverbände des Bauernverbandes drohten dem Verband mit Austritt und hielten Beiträge zurück. Auf diesen außer- und innerverbandlichen Druck hin wurden wenigstens leichte Korrekturen am Kooperationsabkommen mit den Züchtern vorgenommen. Dabei wird es nicht bleiben, wenn die obersten Gerichte den Anliegen der Bauern Recht geben.[10]

Eine Genossenschaft gegen die Genossenschaft

„Erzeugergemeinschaft Sauerland und Umgebung“

Bei einer anderen Initiative der eigenständigen Interessensvertretung geht es um die Milch. Seit November 1999 zahlt die Genossenschaftsmolkerei „Milchwerke Köln-Wuppertal eG“ (Marke „Tuffi“) ihren Milchbauern nicht mehr gleich viel für einen Liter Milch. Wer viel Milch liefert, bekommt einen höheren Preis gezahlt als die Genossen mit geringeren Liefermengen. Der „Staffelpreis“ bringt einem Betrieb mit 90 Kühen pro Liter Milch zwei Pfennig mehr ein als einem Betrieb mit 30 oder weniger Kühen. Da das Geld, das den Großen mehr gegeben wird, nicht durch höhere Einnahmen gedeckt wird, kann es nicht anders hereinkommen, als dadurch dass insgesamt der Auszahlungspreis für die Bauern gesenkt wird. Auf diese Weise bezahlen die Kleinen den Aufpreis für die Großen.

Gegen diese Umverteilung gab es heftigen Widerstand von einigen Bauern. Sie wollten sich nicht damit abfinden, dass der Gleichheitsgedanke der Genossenschaften auf den Kopf gestellt wurde. Doch die Molkereispitze blieb bei ihrem neuen Preissystem. Es rächte sich, dass die Bauern in aller Regel Bauern mit größeren Betrieben in die Gremien der Genossenschaften wählen, auch wenn diese nur einen kleinen Teil der Mitglieder repräsentieren. Die Mehrheit der Bauern in den entscheidenden Gremien der

Köln-Wuppertaler Molkerei profitierte von der neuen Regelung und segnete den Beschluss des Vorstandes ab.

Die „Widerständigen" suchten nach Auswegen. Als Ergebnis etlicher Beratungen, auch mit anderen Bauerngruppen, gründeten sie im Sommer 2000 die „Erzeugergemeinschaft Sauerland und Umgebung" mit dem Ziel, ihre Milch gemeinsam verschiedenen Molkereien anzubieten und dabei die für sie besten Konditionen auszuhandeln. Anstatt sich einzeln der eignen Genossenschaft zu ergeben, nahmen sie ihre Sache wieder selbst in die Hand und kündigten ihre Verträge mit dem alten „Marktpartner". Sie erhielten Angebote von mehreren Molkereien, die mehr zu zahlen bereit waren, und suchten sich das beste Angebot heraus. Und so kommt nun der Milchwagen einer besser zahlenden Molkerei auf die Höfe dieser Bauern vorgefahren.[11]

„Wir lassen die Sau raus!"
Das NEULAND-Programm für artgerechte und umweltschonende Tierhaltung

Für eine von der Praxis ausgehende Initiative steht das Beispiel „NEULAND", das besonders dokumentiert werden soll. Es wird beschrieben von Hogo Gödde, Mitbegründer und heute Geschäftsführer eines NEULAND-Vermarktungsbetriebes in Westfalen.

Für pflanzliche Produkte gab es den Bioanbau. Aber für Fleisch gab es eigentlich nichts,[12] das wollten wir schaffen. Das einmalige bestand – und besteht noch heute – darin, dass wir es zusammen angingen, Tier- und Verbraucherschützer mit Bauern, Naturschützer mit Engagierten aus der Entwicklungspolitik. So betraten Verbände aus fünf gesellschaftlichen Bereichen gemeinsam Neuland. Ihr Programm wurde auch Markenname. Heute würde man sagen, das „magische Fünfeck" entstand. Je ein Verband vertrat einen Interessenbereich:

- Deutscher Tierschutzbund,
- Bund für Umwelt und Naturschutz Deutschland (BUND),
- Arbeitsgemeinschaft bäuerliche Landwirtschaft (AbL),
- VerbraucherInitiative (VI),
- Bundeskongress entwicklungspolitischer Aktionsgruppen (BUKO).

Zu anderen Bereichen wie Handwerk, Handel, Futtermittelindustrie, Schlachthöfen usw. gab es zwar Kontakte, aber als Trägerorganisation kamen sie nicht infrage.

Das besonders Spannende war der kontroverse, aber konstruktive Diskurs. Die Richtlinien für die Tierhaltung mussten erst erarbeitet werden. Vorlagen dafür gab es nicht und alle sollten sich darin wiederfinden. So manche Vorurteile galt es da zu überwinden. Aber das gemeinsame Ziel hatten wir immer im Auge.

Um die Festigkeit des Zusammenschlusses und gleichzeitig die Selbstständigkeit des einzelnen Verbandes zu dokumentieren, wurde das Konsensprinzip satzungsmäßig beschlossen. Eine Richtlinienänderung kann nicht gegen einen Verband durchgesetzt werden. Das erschwert naturgemäß die Flexibilität, erhöht aber die Stabilität und den Einigungsdruck des Bündnisses, was sich bei der Heterogenität bereits als nützlich erwiesen hat.

Neudefinition artgerechter Tierhaltung

Als Ergebnis der Beratungen wurde „artgerechte Tierhaltung" neu definiert. Rechtlich gibt es nur den Begriff der artgemäßen Tierhaltung im Tierschutzgesetz. Zwar wird im Gesetz aus dem Jahre 1986 und in der Novellierung von 1993 das Tier als Mitgeschöpf bezeichnet, aber um die Intensivtierhaltung nicht zu beeinträchtigen, bleiben ethologische Aspekte sehr allgemein und unverbindlich. Artgemäße Tierhaltung betreibt der, der dem Tier keine „Schmerzen oder vermeidbare Leiden oder Schäden zufügt".[13] Juristisch gesehen betreibt daher jeder, der nicht als Tierquäler verurteilt ist, artgemäße Tierhaltung.

Der Bauernverband sprach vom fortschrittlichsten Tierschutzgesetz der Welt. Der Tierschutzbund nannte es schlicht einen Skandal und einen Freibrief zur Tierquälerei. Demgegenüber verbanden die „Neuländer" erstmals Kenntnisse der Tierverhaltensforschung, der Ökologie mit Erfahrungen der Landwirtschaft und der Agrarökonomie.

Als wichtigste Eckpunkte tiergerechter Haltung gelten:
- Strohhaltung und Verbot von Spaltenböden und Güllewirtschaft,
- Freilauf nach draußen,
- viel Platz und Bewegungsmöglichkeiten, saubere Luft, Tageslicht,

- keine Anbindehaltung,
- Fütterung aus einheimischer Erzeugung (Eiweißergänzung bei Schweinen bis 1.7.97 erlaubt), Verbot von gentechnisch veränderten Futtermitteln,
- Verbot von Leistungsförderern, Tiermehlen usw.,
- Qualitätserzeugung durch verhaltene Mast, stressresistente Rassen,
- Tierzahlbegrenzung pro Fläche (1,5–2 Dungvieheinheiten/ha) und je Betrieb (z. B. 400 Mastschweine).

Die unterschiedlichen Interessen der Verbände drücken sich in den jeweiligen Schwerpunkten aus. So stehen für den BUND selbstverständlich ökologische Aspekte im Vordergrund, für die Bauern strukturpolitische, ökonomische und arbeitswirtschaftliche Konsequenzen. Die Entwicklungspolitiker brachten ihre handelspolitischen Argumente ein und die Verbraucherschützer kämpften für eine strenge Lebensmittelqualität.

Unstrittig aber war bei allen Vorstellungen, dass bei einem Programm für tierische Produkte selbstverständlich das Tier im Mittelpunkt stehen musste, also Tierhaltung und Tierschutz. Kein anderes Fleischprogramm, das in den letzten Jahren von Lebensmittel- oder Futtermittelkonzernen, von Schlachthöfen oder Erzeugergruppen entwickelt wurde, geht vom Tier aus. Technisch-hygienische Qualitätsparameter, besondere Futtermittel bzw. Fütterungsverbote, ausgewählte Rassen oder freiwillige Selektionskriterien nach der Schlachtung gelten als ausschlaggebend für eine Vielzahl von Markenprogrammen.

Der Stall muss dem Tier angepasst werden, nicht umgekehrt

„Vom Tier ausgehen heißt den Tierschutz und das Tierverhalten zum Leitgedanken der Tierhaltung zu machen." Friedrich Ostendorff, NEULAND-Bauer der ersten Stunde, hält diesen Gedanken auch heute noch für revolutionär. „Tierschutz und Tiernutz sind gleichwertig und befördern sich positiv. Das Tierverhalten zu studieren, hab' ich in der Landwirtschaftsschule nie gelernt."

Die Grundlagen der artgerechten oder, wie die Tierschützer korrekter sagen, der tiergerechten Tierhaltung beruhen auf ethologischen Gedanken, die erst einen besonderen Zugang zur Bewertung und Entwicklung von Haltungssystemen von Schweinen,

Rindern oder Geflügel eröffnen. Erst damit wird es möglich, den Stall den Tieren anzupassen, statt Umgekehrtes zu versuchen. Wilhelm Eckei, erster anerkannter NEULAND-Bauer aus Westfalen, hält diese Grundidee der Tierschützer noch heute für begeisternd. „Erst hielt ich diese Ideen für ein bisschen übertrieben. Wir haben Schweine immer auf Stroh gehalten. Das war schon ziemlich artgerecht. Aber durch NEULAND haben wir noch einiges dazu gelernt und entsprechend umgebaut. Das gefällt mir besser und den Tieren wohl auch."

Besonders in der Schweinehaltung wurden durch die gemeinsamen Richtlinien Zeichen gesetzt. Dazu einige Beispiele.

Strohhaltung und Auslaufmöglichkeiten für Schweine

Einigkeit herrschte bei Bauern, Tier- und Naturschützern von Anfang an, dass die Strohhaltung die bestmögliche Haltungsform ist. Stroh bzw. Festmist ist als Dünger besser zu dosieren, verrottet langsam und schließt bei typischer bäuerlicher Nutzung eine Überdüngung aus. Strohhaltung war – und ist zum Teil noch heute – die verbreitete Form der Stallhaltung in kleineren und mittleren Betrieben, da sie arbeitsintensiver, aber kapitalsparender ist. „In der Schule lernten wir, dass Strohhaltung das Letzte ist. Eine Quälerei, rückschrittlich und stinkend, genau was wir nicht sein wollten. Wer modern war, ging weg vom Stroh," resümiert Friedrich Ostendorff. „Irgendwie war ich der Meinung, dass Stroh für die Tiere und den Acker gut ist, aber weniger für den Bauern."

Ethologische Überlegungen stützen die Forderung nach Strohhaltung bei Schweinen. Dabei ist gerade bei Schweinen von differenzierten Verhaltensmerkmalen auszugehen. Der Agrarwissenschaftler Hörning unterscheidet die Funktionskreise

- Sozialverhältnis,
- Ausruhen,
- Nahrungsaufnahme,
- Ausscheidung,
- Erkundung und Komfort,
- Fortpflanzung und Geburt.

Stroh bietet dabei viele positive Eigenschaften. Das Schwein bevorzugt einen zugfreien, trockenen und bei nicht zu hohen Temperaturen warmen Liegeplatz. All das bietet Stroh. Diesen Platz hält das Schwein selbst sauber – ist also kein „altes Schwein". Ferner benötigt es als Allesfresser eine vielseitige Futterration mit Grundfutter. Stroh erhöht den Ballastanteil im Futter und vor allem beschäftigt sich das Tier damit über weite Teile des Tages. Wenn man bedenkt, dass das Wildschwein ca. 10–12 Stunden am Tag gewühlt und Nahrung gesucht hat und das Hausschwein heute dafür vielleicht 20 Minuten benötigt, kann man sich vorstellen, wie wichtig Beschäftigungsmaterial ist. Da das Schwein beim Ausscheidungsverhalten auf strikte Trennung von sauberem Liege- und „dreckigem" Kotbereich achtet, muss die Stallhaltung dieses Verhalten unterstützen und gleichzeitig der Kotbereich einfach mechanisch zu entmisten sein.

Als typischer NEULAND-Maststall hat sich so der Liegebereich im Stall und der Kotbereich draußen im Auslauf herausgebildet, der durch Schwenktüren von den anderen Buchten getrennt ist und leicht mit einem Hoftraktor abgeschoben werden kann.

NEULAND-Bauern waren am Anfang sehr skeptisch, ob sich die Schweine auch daran halten – und nachher von den Tieren beeindruckt. „Funktioniert exzellent," fassen auch die Mitarbeiter der Lehr- und Versuchsanstalt Haus Düsse in Nordrhein-Westfalen ihre eigenen Erfahrungen mit einem NEULAND-Stall nach einem Jahr zusammen.

Die neuen Möglichkeiten der Mechanisierung haben die Stroh- bzw. Festmisthaltung arbeitswirtschaftlich erheblich erleichtert und ihr damit das Image des völlig Überholten genommen. Erst dadurch waren auch die Bauern für die artgerechte Tierhaltung zu gewinnen. Dennoch bleibt ein Mehr an Arbeitszeit von ca. 50–70 % gegenüber der konventionellen Spaltenboden- und Güllehaltung, das ausgeglichen werden muss durch einen höheren Erzeugerpreis und durch staatliche Förderung.

Im Mittel liegt der NEULAND-Preis für die Bauern, Metzger und Verbraucher um 20–25 % über dem allgemeinen Niveau. Eine Besonderheit liegt darin, dass NEULAND den Bauern einen stabilen Preis zahlt, der von den Produktionskosten der Bauern aus „vorwärts" kalkuliert und nicht von undurchschaubaren internationalen Märkten mit ihren stark schwankenden Preisen bestimmt wird.

„Schwanz ab – nein danke"
Manche Verhaltensstörungen von Mastschweinen sind erst durch die moderne Haltung aufgekommen, so auch das als Kannibalismus bekannte Schwanzbeißen. Es trat mit dem Übergang zur strohlosen Haltung seit ca. 1960 verstärkt auf. Der Göttinger Agrarwissenschaftler Alois Fenneker sieht die Ursachen in zu großen Tiergruppen, zu hoher Besatzdichte, erhöhtem Lärmpegel, mangelhafter Wasser- oder Futterversorgung, schlechter Stallluft oder fehlenden Beschäftigungsmöglichkeiten. Dieses führe zu erhöhten Aggressionen, die in der Regel auf rangniedere Buchtengenossen gerichtet werden. Zunächst wird nur die Schwanzspitze bekaut. Da dort keine Nerven liegen, wehrt sich das gebissene Tier anfangs nur wenig. Sind dann Nerven getroffen und tritt Blut aus, löst es Kannibalismus mit schwersten Verletzungen aus.

Die konventionelle Haltung entgeht dem durch vorbeugendes Kupieren der Schwänze, damit der „Restschwanz" schmerzempfindlicher ist und sich dem Beißen rechtzeitig entzieht. Alois Fenneker: „Die ursächlichen Mängel in den Haltungsbedingungen werden dadurch nicht behoben."

Außerdem ist das routinemäßige Kupieren der Schwänze laut EU-Richtlinie über Mindestanforderungen für den Schutz von Schweinen bereits verboten. In der bundesdeutschen Landwirtschaft aber werden schätzungsweise 95–98 % der Schweineschwänze kupiert, ein Zeichen für die offenkundigen Mängel der Schweinehaltung. In den letzten Jahren ist das Reststück immer kürzer geworden.

Nur in der ökologischen und der artgerechten Haltung ist das Kupieren verboten. Kannibalismus stellt hier aber auch kein Problem dar. „Das zeigt, wo die Mängel der Tierhaltung liegen", so durchgängig die Auskunft der NEULAND oder Bio-Erzeuger. Für sie ist das Ringelschwänzchen geradezu zu einem Markenzeichen geworden.

Keine Gentechnik ins Futter
Was heute im Bereich der Futtermittel im Zeichen der Agrarwende endlich möglich erscheint, war für die NEULAND-Bauern von Anfang an selbstverständlich: Verbot der Wachstums- und Leistungsförderer, wie die systematisch eingemischten Antibiotika verharmlosend genannt wurden. Ebenso wurden gleich zu Beginn

Tiermehle verboten, weil man Kadaver(mehl) nicht verfüttern wollte. Außerdem hatte man schon 1988 von Fällen aus England gehört, wo Tiermehle zu Rindersterben geführt haben sollten.

Schwieriger war es, die Vorstellungen der entwicklungspolitischen Aktionsgruppen umzusetzen: Vorrang für einheimische Futtermittel war für die Träger des Projektes erste Priorität. Die Bauern sollten ganz auf Tapioka, Soja und andere Erzeugnisse der Entwicklungsländer verzichten. Ihre Parolen wie „Unsere Kühe weiden am Rio de la Plata“ oder „Die Schweine der Reichen fressen die Nahrung der Armen“ kennzeichneten die Handelsproblematik und die internationale Verstrickung unserer Landwirtschaft.

Zunächst konnten sich die Landwirte durchsetzen, die zwar das einheimische Getreide, Ackerbohnen oder Erbsen bevorzugten, aber eine Eiweißergänzung mit Soja befürworteten. Viele Bauern konnten sich nicht vorstellen, dass man ohne ein hochwertiges Eiweiß wie Soja ein marktgerechtes mageres Schwein erzeugen könnte. Und ohne wirtschaftliche Vermarktung wäre das Programm gestorben. Gleichzeitig aber wurden in Eigenregie Versuche gefahren mit Ackerbohnen, Erbsen, Lupinen und Mischungen, die aber eher die Vorbehalte bestätigten.

Erst als Mitte der neunziger Jahre immer klarer erkennbar wurde, dass Soja in den USA in steigendem Maße aus gentechnisch verändertem Saatgut hergestellt wurde und die deutsche Politik nicht willens oder in der Lage war, dies eindeutig zu kennzeichnen, wurde Soja aus der Futtermischung einstimmig verbannt.

Die eigenen bäuerlichen Versuche – nicht aus der Industrie oder der Wissenschaft – waren inzwischen zu dem Ergebnis gekommen, dass eine Eiweißergänzung mit Kartoffeleiweiß (einem Nebenprodukt der Stärkeherstellung) gut geeignet war, den Bedarf des Tieres zu decken – allerdings bei höheren Futterkosten von ca. 5–8 DM pro Schwein, die im wesentlichen die Bauern zu tragen hatten und die nur sehr mühsam an die Verbraucher weitergegeben werden konnten.

Das Beispiel Soja zeigt, dass das Projekt nie abgeschlossen ist, sondern sich immer wieder Herausforderungen zu stellen hat, deren Lösungen erst ausgetüftelt, erprobt und verbessert werden müssen. Durch das breite Fundament an Trägerorganisationen und gesellschaftlicher Anerkennung ist das jedoch keine bedrängende Last, sondern eine belebende Chance und ermöglicht eine besonders starke Anbindung des Projektes an die sich wandelnden Erwartungen der Gesellschaft an die Landwirtschaft.

Trauma Familienbetrieb und der Traum von der Hofgemeinschaft

Viele der oben beschriebenen Neuerungen auf den Höfen erhöhen die Arbeitsbelastung.[14] Direktvermarktung, Weiterverarbeitung, Pensionsbetrieb usw. kann bei den Bäuerinnen zu extremen Belastungen führen. Deshalb gibt es auf Bauernhöfen Experimente mit einer sozialen Neuerung: der Hofgemeinschaft. Die Ziele sind: endlich ein gleichberechtigtes Zusammenleben auf dem Bauernhof statt des Patriarchats oder Matriarchats des Familienbetriebs, durch Arbeitsteilung Zeit haben am Wochenende, in den Urlaub fahren können. Die Menschen sollen im Vordergrund stehen und nicht mehr nur das Wohl und Wehe des Hofes.

In der Landjugend wurden Hofgemeinschaften seit den 60er Jahren diskutiert, aber selten praktisch erprobt. Besonders intensiv ist dieser Traum heute bei den Studierenden der Landwirtschaft. Ein Teil von ihnen kommt vom Bauernhof. Sie sind zukünftige Hoferben oder – besonders bei Studentinnen – für die Hofnachfolge nicht vorgesehene „weichende Erben".[15] Ihre Kinder- und Jugend-Erinnerungen sind voll mit den Geschichten über die Enge des Familienbetriebs. In Witzenhausen haben sich seit Jahren Studierende zusammengefunden, um die als traumatisch erlebte Zeit aufzuarbeiten.[16]

Ein anderer Teil der Studierenden kommt nicht vom Bauernhof. Sie wollen nach dem Studium Landwirtschaft betreiben. Nicht im Büro, Labor oder der Verwaltung, sondern praktisch. Sie wollen praktische Landwirtschaft kombinieren mit den vielen Möglichkeiten, die heute wieder ein Bauernhof eröffnet: Erzeugung gesunder Lebensmittel, soziale Projekte mit Städtern, Direktvermarktung, die Milch nicht nur abliefern, sondern selber daraus Käse machen, menschlicher Umgang mit den Nutztieren, tiergerechte Ställe entwickeln, Forschung und Praxis, Kunst und Landwirtschaft verbinden usw. Doch sie werden keinen Hof und kein Land erben und die Million zum Kaufen haben sie nicht.

In einer Hofgemeinschaft versprechen sich beide Gruppen von Studierenden eine Zukunft. Sie erhoffen sich freiere Lebensformen und die Möglichkeit zur Bewirtschaftung von Land, die Neutralisierung der gesellschaftlichen Macht des Grundbesitz. Und nicht zuletzt: die Fremde im Dorf zu überstehen, vor der sich jeder fürchtet, der etwas Neues beginnt.[17]

Doch ebenso alt wie der Traum von der Hofgemeinschaft ist die Ernüchterung, die sich oft einstellt. Ein genauerer Blick auf ökologisch wirtschaftende Hofgemeinschaften zeigt, dass sich viele Gebrechen des Familienbetriebs auch hier wiederholen können.[18] Bei der Altersvorsorge, dem Ausscheiden von Mitgliedern der Gemeinschaft steht auch hier der Hof im Vordergrund. Das Geld ist so knapp, dass keine getrennten Wohnungen für die Alten gebaut, geschweige das Wegziehen oder gar der Neubau eines Hauses finanziert werden können. Die Rollen von Mann und Frau verändern sich nur langsam, obwohl die Frauen oft eine direkt sichtbare ökonomische Funktion bekommen. In ihrer Domäne, der Direktvermarktung und Weiterverarbeitung, wird meist mehr Geld verdient als von den Männern in der landwirtschaftlichen Urproduktion.

Die Aufnahme von neuen Mitgliedern in die Gemeinschaft kann sich über Jahre hinziehen. Ebenso quälend ungewiss wie beim Hoferben des Familienbetriebs. Unter der Decke der formalen Gleichheit entwickeln sich Abhängigkeitsverhältnisse und einseitige Entscheidungsbefugnisse. Auch hier sind die privaten und ökonomischen Verhältnisse ungeschieden und werden zusätzlich verschärft durch beengte Wohnverhältnisse. Die Möglichkeiten der Konfliktbewältigung aus dem bürgerlichen Leben fehlen (z.B. Gewerkschaft). Das erschwert oder nimmt Rückzugs- und Verteidigungsmöglichkeiten des Einzelnen vor den Ansprüchen des Hofes. Viele Verhältnisse bleiben ungeregelt, werden in die Zukunft verschoben. Gemeinschaften, die keine Formen zur Auseinandersetzung der widersprüchlichen Interessen finden, fallen hinter die Familienbetriebe zurück.[19]

Aus diesen Gründen werden Neugründungen von Hofgemeinschaften immer seltener. Statt dessen werden auch auf Ökohöfen polnische Saisonarbeiter angeworben oder Landarbeiter eingestellt, wenn der Hof das abwirft. Dann sind die Verhältnisse eindeutig. Es ist klar, wer der Chef ist. Mehr Freizeit und Arbeitsentlastung sind damit einfacher zu haben als mit den Hofgemeinschaften.

Neue Herausforderungen, weit über Produktionstechnik hinaus

Die Vielfalt der Beispiele lässt die tatsächliche Vielfalt in der Landwirtschaft erahnen. Die Interessenslagen innerhalb der Landwirtschaft sind verschieden und in vieler Hinsicht widersprüchlich. Es gibt nicht „die" Bauern, „die" Bäuerinnen und nicht den einen Weg für alle.

Wir vermuten, dass der Erfolg der verschiedenen Versuche zu einem Großteil in der Nähe zu den Verbrauchern begründet ist. Wer das Fleisch seiner Tiere direkt an die Endverbraucher vermarkten will, der muss sich mit den Bildern auseinander setzen, die die Menschen von der Tierhaltung haben, und mit den Wünschen nach einer artgerechten Tierhaltung. Im direkten Kontakt, im persönlichen Gespräch mit den Verbrauchern werden die eigenen Wirtschaftsweisen ebenso hinterfragt wie die Vorstellungen der Verbraucher von den Bedingungen, unter denen Bauern wirtschaften.

Doch ein Garant für den Erfolg ist das nicht. Für die Erschließung neuer Einkommensquellen sind Fähigkeiten und Kenntnisse nötig, die in der landwirtschaftlichen Berufsausbildung und in den Agrarfakultäten bisher nicht vermittelt werden. Nicht die Frage, wie viel Zehntel Gramm ein Schwein mit einer neuen Mischfuttervariante mehr ansetzt als mit einer anderen Variante, ist hier entscheidend. Sondern die Frage, wie die Zusammenarbeit mit einem Schlachter und Metzger über die schwierigen rechtlichen Klippen gehoben wird; wie Entscheidungsprozesse organisiert werden; welche rechtlichen und steuerlichen Vorgaben beim Aufbau einer Käserei zu beachten sind; welche Formen der Vergütung unterschiedlicher Kapitaleinlagen es gibt; wie mit Kunden und Mitarbeitern umgegangen werden sollte usw. Ein weites Feld, in dem Ausbildung, Beratung, Wissenschaft und Politik unterstützen können – ohne Subventionen.

IV. Reformkonzepte in der Diskussion

10. Reformkonzept Multifunktionalität

Die „öffentlichen Güter" der Landwirtschaft

Die Bauern leisten Dienste für die Gesellschaft, für die sie nicht bezahlt werden. Kein Spaziergänger oder Jogger zahlt Eintritt für die Landschaft. Für die Durchlüftung der Stadt mit der frischen Luft, die vor der Stadt auf den Wiesen der Bauern entsteht, hat der Bauer bisher noch keine Gebühr erheben können. Unsere vielgestaltige Landschaft entstand durch die Arbeit der Bauern, sie wäre sonst meistens Wald. Mit seiner Arbeit erzeugt der Bauer Nahrungsmittel und, unsichtbar verkoppelt damit, ein Gut, das uns allen nützt. Die Ökonomen nennen dieses Gut ein „öffentliches Gut". Denn verkauft werden kann dieses Gut nicht, obwohl viel Arbeit in ihm steckt. Es wird keine Ware auf dem Markt und nützt doch allen.

Das „öffentliche Gut" der Landwirtschaft wurde entdeckt, seit es nicht mehr wie selbstverständlich erbracht wird. Der Bauer konzentriert seine Arbeit auf die möglichst rationelle Erzeugung von Nahrungsmitteln. Er sucht Kosten zu senken, Arbeitskraft einzusparen. Die Pflege von Terrassen, Trockenmauern, Obstbäumen, Hohlwegen usw. wird aufgegeben. Schlechte Wiesen und Äcker werden aufgeforstet. Hecken werden nicht mehr geschlagen. Dass in der Landschaft Arbeit steckt, entdecken wir, seitdem diese Arbeit liegen bleibt, weil sie nicht mehr bezahlt wird.

Die landwirtschaftliche Arbeit kann negative und positive Auswirkungen haben. Sie kann die Landschaft „ausräumen" oder ihre Vielfalt hervorbringen. Sie kann das Grundwasser belasten oder zu seiner Neubildung beitragen. Sie kann Hochwasser verursachen oder verhindern, fossile Energie verzehren oder erneuerbare Energie nachhaltig erzeugen.

In neueren Konzepten zur Landwirtschaft werden diese vielfältigen Funktionen der Landwirtschaft mit dem Begriff „Multifunktionalität" ausgedrückt.[1] Neben der primären Aufgabe der Versorgung mit Nahrungsmitteln hat die Landwirtschaft eine Vielzahl von Funktionen, die „eng verwoben sind mit dem Leben der Menschen".[2]

Dabei gibt es zwei Diskussionsstränge, die eng miteinander verbunden sind.

- Nutzungsunabhängige Werte einer Landschaft; natürliche Habitate; Biodiversität
- Hochwasserschutz und Nutzwerte von Landschaften
- Ernährungssicherheit
- Grundwasseranreicherung und Nutzwerte natürlicher Habitate und Biodiversität
- Erhaltung alter Bausubstanz
- Beitrag zur sozioökonomischen Lebensfähigkeit vieler ländlicher Regionen; Erhaltung ländlicher Beschäftigung
- Nachhaltige Bewirtschaftung erneuerbarer natürlicher Ressourcen

Quelle: OECD (2001) verändert.

Multifunktionalität hat Eingang gefunden in die Strategie der Europäischen Union, um in der 1999 begonnenen derzeitigen Welthandelsrunde die eigene Agrarpolitik zu schützen. Zahlungen an die Bauern sollen damit gegen die Angriffe von Konkurrenten auf den Weltagrarmärkten verteidigt werden. Damit diese Strategie aufgeht, wird so getan, als sei die Multifunktionalität eine Besonderheit, die Europa von den überseeischen Agrarexportländern unterscheidet.[3]

Neben der außen- und handelspolitischen Relevanz spielt die Multifunktionalität auch in aktuellen Reformkonzepten in Deutschland eine zentrale Rolle, allerdings mit einer anderen Zielsetzung. Darin werden zwei Grundsätze genannt:

Die *Landwirtschaft* muss in Zukunft akzeptieren, dass ihr oberstes Ziel nicht mehr die betriebswirtschaftlich kostengünstigste Massenproduktion ist. Die *Gesellschaft* akzeptiert, dass die gesellschaftlichen Leistungen der Landwirtschaft honoriert werden müssen.[4]

Die Gesellschaft schließt mit den Bauern einen Vertrag über Leistungen, die auf dem Markt nicht als Ware gehandelt werden können. Der Bauer bekommt kein Almosen, keine Subvention, sondern wird für eine Leistung entlohnt.[5]

Die Beachtung dieser Grundsätze wäre eine einschneidende Änderung der Agrarpolitik. Kernpunkt der bisherigen Agrarpolitik war tatsächlich die Förderung der wachsenden Betriebe und die soziale Abfederung der Ausscheidenden. Leitbild der Agrarstruktur ist seit den 60er Jahren des 20. Jahrhunderts der „Vollerwerbsbetrieb", der „monofunktional" Nahrungsmittel produziert und nichts sonst. Eine solche Agrarstruktur hat es in der Geschichte nur sehr selten und nur regional begrenzt gegeben.[6] Trotzdem haben wir uns schon daran gewöhnt, dass allen Bauern der Abgang geraten wird, die keine Chance haben, dieses Ziel zu erreichen.

Multifunktionalität als neues Leitbild wendet sich endlich der großen Masse der Landwirtschaft zu. Gesucht wird nach einer Perspektive jenseits von „Wachsen oder Weichen". Dafür sollen möglichst viele gewonnen oder bestärkt werden. Hier beginnen endlich die Auseinandersetzungen, die zu einem neuen Umgang von Gesellschaft und Landwirtschaft führen können.

Das Konzept enthält dennoch einen Schwachpunkt, der seinen erklärten Absichten entgegenwirkt: er liegt in der Rolle, die dem Staat dabei zugedacht wird.

Soll der Staat die Wirtschaftsweise bestimmen?

Das Problem beginnt, wenn die zukünftig zu honorierenden gesellschaftlichen Leistungen formuliert werden müssen. Ganz selbstverständlich soll dies der Staat tun. In einem Reformkonzept erfahren wir schon die Prozentsätze für die Hecken und Feldgehölze. Mindestfruchtfolgen werden vorgeschrieben, die Größe der Äcker wird begrenzt usw.[7] Der Staat weiß erstens, was sein soll. Er kennt die Ansprüche der Gesellschaft an die Landwirtschaft. Der Staat gibt zweitens das Geld dafür, damit das von ihm formulierte Ziel hergestellt wird.

Diese Häufung von Kompetenzen erinnert fatal an die alte Förderpolitik. Dabei gab der Staat das Geld für den neuen Stall und entschied zugleich, wer das Geld bekommt. Im landwirtschaftlichen Berater waren beide Funktionen aufs innigste vermischt: die Hoheitsfunktion (wer bekommt das Geld) und die Beratung (was muss dafür getan werden).[8] Mit dieser Strategie wurde einer Form der Modernisierung zum Durchbruch verholfen, die wir heute mühsam umbauen müssen. Das wichtigste Charakteristikum dieser Strategie war ihre Alternativlosigkeit. Wer seinen Stall umbauen wollte, um sich die Arbeit zu erleichtern, der hatte nur die Wahl: entweder kein Geld zu bekommen (dann bekam es der Nachbar) oder den Viehbestand aufzustocken, einen größeren

Stall genau nach den Vorstellungen zu bauen, die im jeweiligen Zeitpunkt auf dem Amt oder der Landwirtschaftskammer als zukunftsfähig galten. Pech hatte der Bauer, der an einen Berater geriet, über dessen Stallkonzepte schon nach einigen Jahren alle lachten. Der Bauer hatte investiert in dessen Marotte und durfte damit weiter wirtschaften, während sich der Berater anderen Ufern zuwandte. „Beratungsopfer" nannte man das.

Auch in dem Vorschlag aus dem Bundeskanzleramt ist Agrarpolitik zuerst einmal „Förderpolitik". Der Staat gibt den Bauern Geld, damit sie tun, was der Staat für richtig hält. Die Probleme beginnen schon mit der notwendigen Quantifizierung dieser neuen Leistung. Bei einer Hecke mag sie noch erkennbar sein. Eine dornige Hecke auf den Stock zu setzen ist schwere Arbeit und man kann ausrechnen, was dafür gezahlt werden muss. Doch was ist die Berechnungsgrundlage für die Zahlung bei einer Fruchtfolge, Feldgröße usw.? Der landschaftliche Reiz, der entgangene Gewinn durch einen rationeller zu bewirtschaftenden größeren Schlag? Über beides läßt sich streiten. Spätestens bei der nächsten Überprüfung des Haushaltsdefizits werden sich begehrliche Blicke auf diesen Haushaltsansatz richten. Programme werden gekürzt, gestrichen oder die Vergaberichtlinien werden verändert. Jeder Bauer hat einen reichen Erfahrungsschatz angehäuft über das Auf und Ab der staatlichen Naturschutz- und Landschaftspflegeprogramme. Natürlich werden diese Programme von den Bauern „mitgenommen", wenn sie in den Betriebsablauf passen. Doch um darauf eine neue Agrarpolitik zu bauen, braucht es eine größere gesellschaftliche Zustimmung zu den Zielen und Formen dieses neuen Gesellschaftsvertrags.

In Frankreich gibt es seit einigen Jahren Erfahrungen mit der staatlichen Förderung der Multifunktionalität. Die Kritik der französischen Bauern ist deshalb für unsere Diskussion von Interesse. Nicht dass der Bauer eine Nebenbeschäftigung findet oder erfindet ist ihr Problem. Das wird begrüßt und in großem Umfang praktiziert. Sie sehen die Gefahr, dass Mehrfachbeschäftigung funktionalisiert wird, „um die Löcher zu stopfen, welche die Agroindustrie in die ländliche Gesellschaft gerissen hat".[9] Die Bauern machen die Pflegearbeiten billiger als das Dienstleistungsunternehmen oder der Forst.[10] Der Bauer schiebt Kulissen, inszeniert eine Landschaft, statt seiner Hauptaufgabe, der Erzeugung von Lebensmitteln nachzukommen.

Es spricht für das Selbstbewusstsein, die anerkannte Stellung der Bauern in der französischen Gesellschaft, dass sie sich dieser Funktionalisierung widersetzen. Statt Multifunktionalität sprechen sie lieber von „Diversifizierung" ihrer Einkommensmöglichkeiten. Ein kleiner, aber entscheidender Unterschied. Sie denken dabei von ihren Höfen und Familien aus.

Eine solche Haltung spricht nicht gegen die „gesellschaftlichen Leistungen" der Landwirtschaft, sondern gegen die Form, in der sie abverlangt werden. Die französischen Bauern misstrauen einem Staat, der gesellschaftliche Leistungen festsetzt. Sie bezweifeln, dass er wissen kann, was noch in Zukunft Geltung in der Gesellschaft hat.

Ebenso wie die Moden beim Stallbau vergehen die Landschaftsmoden. Das Biotop des Jahres ist vielleicht schon übermorgen eine landschaftliche Investitionsruine, wie der Trimm-dich-Pfad und die Kneipp-Tretbecken. Die Obstwiese ist das jedem Bauern bekannte Beispiel. Eben noch von Landrat und dörflichen Honoratioren eingeweiht, ist schon morgen unklar, wer die Bäume pflegt oder die Äpfel ernten soll. Der Maschinenring schlegelt das Gras und lässt es ungenutzt liegen. Die Bauern machen die Arbeit, weil sie bezahlt wird. Doch jeder weiß, dass die Herstellung einer solchen Landschaftskulisse keine Zukunft hat. Solche Landschaften haben keinen Sinn. Keiner gebraucht sie, keiner will sie, nicht einmal der örtliche Naturschutzverband.

Eine Landschaft kann man nicht in Auftrag geben

Die staatliche Definition und Finanzierung gesellschaftlicher Leistungen kann richtig sein beim Schneeräumen, dem Mähen der Böschung, dem Ausheben von Gräben oder Reinigen von Straßenpfosten. Dabei lasten die Bauern ihre Maschinen aus. Wenn jedoch die eigentümlichen Leistungen der Landwirtschaft gefragt sind, dann ist es damit nicht mehr getan. Dafür drei Beispiele:

– *Ausbringung von Klärschlamm* auf dem Acker wäre die einfachste Möglichkeit, den Nährstoffkreislauf zwischen Stadt und Land zu schließen und Entsorgungskosten und Kunstdünger einzusparen. Aber wer haftet, wenn der Acker mit Schwermetallen aus der städtischen Kanalisation belastet wird? Komplizierte Kontrollverfahren und Vereinbarungen zur Übernahme und der Zeitdauer der Haftung werden notwendig.[11] Akzeptieren die Nahrungsmittelindustrie und die Verbraucher die Erzeugnisse von solchen Äckern? Alle Bemühungen sind umsonst, wenn sich eine Molkerei oder ein Knäckebrothersteller in ihrer Reklame damit profilieren, dass ihre Produkte von Äckern ohne Klärschlamm stammen.

- *Landschaftspflegeverbände* sind seit einigen Jahren tätig im „Vertragsnaturschutz". Bauern pflegen in Kooperation mit Gemeinden und Naturschutzverbänden aufgegebene Wiesen, setzen Hecken auf den Stock usw. Sie tun diese Arbeit entweder achselzuckend, weil es Geld gibt, oder sie machen sie zu ihrer eigenen Sache. Statt den Grasschnitt teuer zu entsorgen, suchen sie nach Nutzungsmöglichkeiten (z.B. Verkauf als Pferdeheu). Mit dem Holz der Hecken kann eine Hackschnitzelanlage gefeuert und die Schule und der Kindergarten geheizt werden. Blickt man genauer hin, so stellt man fest, dass sich Bauern und Naturschützer fest in Vereinsstrukturen organisieren, sie beziehen die Familien ein und beginnen ihre Tätigkeiten selber zu erfinden. Naturschützer arbeiten praktisch mit, geben nicht nur Anweisungen.
- *Wasserkooperationen* nahmen ihren Ausgang u.a. von steigenden Nitratwerten in den städtischen Trinkwasserbrunnen. Statt die Stickstoffdüngung zu verbieten und hohe Entschädigungen zahlen zu müssen, wird nach freiwilligen Übereinkünften gesucht. Die Durchlässigkeit der Böden wird detailliert untersucht, Fruchtfolgen werden geändert, die Düngung dem Bedarf angepasst. Wasserwerk, Bauern, Ingenieur-Büro, Landwirtschaftsamt kooperieren: Nur dadurch kommt es zu tragfähigen freiwilligen Vereinbarungen. Dem städtischen Publikum wird das aufwendige Unternehmen bei einer Radtour erklärt, die mit einem Imbiss in der Scheune eines Bauern endet.

Jedesmal erfüllen die Bauern eine Funktion für die Gesellschaft. Doch das Verhältnis von Bauern und Gesellschaft ist dabei keine Einbahnstraße. Wenn die Gesellschaft mehr haben will von den Bauern als deren Maschinen für bestimmte Dienstleistungen, dann muss sie deren Bedingungen berücksichtigen. Das wird deutlich an der Haftungsfrage. Der Boden ist ein eigentümliches Produktionsmittel, keine Deponie. Boden ist ein begrenztes, nicht vermehrbares Gut. Er kann nur einmal vergiftet werden. Die gesellschaftliche Funktion der Landwirtschaft kann hier nur erfüllt werden, wenn der Auftraggeber, die Gesellschaft, ihre Abwässer nicht vergiftet und Sondermüll nicht über die Kanalisation entsorgt.

Eine ähnlich komplizierte Verwicklung zwischen Gesellschaft und Bauern zeigen die beiden anderen Beispiele: Eine Landschaft kann man nicht einfach in Auftrag geben, sauberes Trinkwasser hat etwas mit den Produktionsweisen bei der Erzeugung unserer Nahrungsmittel zu tun. Der Auftraggeber ist selber Teil des Problems, auch er selbst erzeugt Schäden, die nur behoben werden können, wenn er sich selbst, z.B. seine Lebens- und Verzehrgewohnheiten ändert. Anhand der komplizierten Verfahren unserer drei Beispiele wird klar, dass es deshalb ganz anderer Verkehrsformen als der zwischen Auftraggeber und Dienstleister bedarf.

Das Problem am Konzept der Multifunktionalität ist deshalb nicht nur „der etwas technische Ausdruck", wie in einem Konzept selbstkritisch bemerkt wird.[12] Als allgemeines Konzept zum Umbau der Landwirtschaft taugt es nicht, weil es die Rolle der beiden Vertragsparteien missversteht. Zum einen blendet es den gesellschaftlichen Beitrag der Stadt aus. Es formuliert das Verhältnis Gesellschaft – Landwirtschaft als Einbahnstraße. Zum anderen übersieht es den eigentümlichen Charakter der Landwirtschaft. Gesellschaftliche Leistungen wurden von den Bauern indirekt erbracht. Die Schönheit der traditionellen Landschaft war nicht ein herzustellendes Ziel – sie entstand hinter dem Rücken der arbeitenden Menschen: in einer komplizierten Auseinandersetzung zwischen den verschiedenen Interessenten an der Landnutzung. Viel spricht dafür, dass daran wieder angeknüpft werden sollte. Statt uns zu streiten, ob heute 5 und morgen 15 % Hecken und Gehölze in die Landschaft gehören, sollten wir über intelligentere und demokratische Formen der Auseinandersetzung zwischen Landwirtschaft und Gesellschaft nachdenken.

Unser Vorschlag geht deshalb davon aus, dass gesellschaftliche Leistungen der Landwirtschaft *indirekt* definiert und honoriert werden sollten. Nicht durch Definition und Bezahlung durch den Staat, sondern durch eine gesellschaftliche Auseinandersetzung um die Qualität von Lebensmitteln, die Belastung von Boden, Wasser, Luft und den ethischen Umgang mit dem Tier.

11. Sichere Lebensmittel durch die „gläserne Kette"?

Die Skandale der letzten Jahre haben tiefe Spuren hinterlassen. Das Vertrauen in die Lebensmittelsicherheit ist stark getrübt. Sind die Beteuerungen der Fleischwirtschaft noch glaubhaft? Die Verbraucher wollen möglichst weit nachvollziehen können, woher das Fleisch stammt und wie die Tiere gehalten werden. Transparenz und Nachvollziehbarkeit sind deshalb die Schlüsselwörter in der Diskussion um die Lebensmittelsicherheit. Die Fleischwirtschaft will das Vertrauen mit ihrem Modell der „gläsernen Kette" zurück gewinnen.

In der Krise zählen persönliches Vertrauen und kurze Wege

In den Krisen, die die Fleischwirtschaft in den letzten Jahren erlebt bzw. hervorgebracht hat, zeigte das Verbraucherverhalten jeweils ähnliche Tendenzen. Zu Beginn einer Krise wird insgesamt weniger Fleisch gekauft, wenn auch zwischen den verschiedenen Vertriebswegen sehr stark unterschieden wird. Von den anonymen Fleischtheken der großen Supermärkte wenden sich die Konsumenten weit stärker ab als vom Metzger um die Ecke. Steigt der Fleischverzehr nach einer Weile wieder an, dann zieht der Absatz bei den Metzgern schneller an als bei den Supermärkten. In der BSE-Krise zur Jahreswende 2000/2001 konnten die Fleischerfachgeschäfte nach einem Vierteljahr sogar ein Plus im Fleischverkauf (nicht beim Rindfleisch, sondern insgesamt) gegenüber dem Vorjahr vermelden, während die Supermärkte das Vorjahresniveau nicht wieder erreichten.[1]

Noch deutlicher unterscheiden die Verbraucher zwischen Supermarkt und Hofladen. Die Bauern, die das Fleisch ihrer eigenen Tiere direkt anbieten, besonders wenn es sich um Biobauern handelt, erlebten ihren größten Zulauf am Beginn der Krise. In vielen Hofläden war das Biofleisch schnell ausverkauft. Die neuen Kunden, die das Geschäft der Hofläden nicht kannten, blickten verwundert drein, als zu Weihnachten ihr Wunsch nach einem Schweinebraten oder einer Biogans unerfüllbar blieb.

Dass der Hofladen Zulauf bekommt, leuchtet unmittelbar ein. Wer direkt auf dem Hof kauft, kann sich einen eigenen Eindruck von den Haltungs- und Fütterungsbedingungen der Tiere verschaffen. Das ist die größtmögliche Nachvollziehbarkeit, die der Kunde überhaupt erreichen kann.

Aber auf dem Wochenmarkt und beim Metzger nebenan stehen keine Tiere. Warum aber haben auch sie Zulauf, während der Supermarkt noch Einbußen verzeichnet? Es muss vor allem an den Menschen liegen, die in der Metzgerei oder auf dem Marktstand hinter der Theke stehen. Hier kann man den Menschen in die Augen und auf die Finger schauen, die vermeintlich auch mit der Be- und Verarbeitung der Waren direkt zu tun haben.

Die handelnden Menschen zu kennen scheint Sicherheit zu vermitteln. Der Metzger nebenan, den man direkt ansprechen kann, wirkt um einiges vertrauenswürdiger als die Kühltheke im Supermarkt, auch wenn sie mit noch so vielen Qualitätssiegeln und Prüfzertifikaten gespickt ist. Ihn können wir persönlich verantwortlich machen, wenn das Produkt nicht einwandfrei ist. Wenn er uns schlechte Ware verkauft, kaufen wir nicht mehr bei ihm. Er bekommt die Qualität seiner Arbeit und seiner Waren direkt zu spüren. Bei anonymen Systemen aber stehen wir Konzernen gegenüber, von denen wir noch nicht einmal wissen, wo sie ihren Sitz haben.

Kontrolle und Dokumentation sollen Vertrauen zurückholen

Die Wege, die das Fleisch vom Landwirt bis zur Theke im Supermarkt zurücklegt, sind lang und meist zu verschlungen, als dass die Verkäufer aus eigener Anschauung Auskunft darüber geben und persönlich für die Sicherheit bürgen könnten. Produktionsprozesse sind bewusst in hohem Maße arbeitsteilig organisiert, um auf jeder Stufe so effizient wie möglich wirtschaften zu können. Jeder Arbeitsschritt wird von einem anderen Menschen ausgeführt. Das Schlachttier durchläuft den Schlachthof am Fließband-Haken und wird in Hälften, Viertel oder Einzelstücke zerlegt. Von dort geht es weiter zur Fleisch- und Wurstfabrik, wo das Fließband weiter rollt und am Ende ein Produkt hervorbringt, das durch viele Hände, Maschinen und Kühltransporter gegangen ist, ehe es hinter der Theke landet.

Eine solche Arbeitsteilung bedeutet immer auch Verantwortungsteilung. Je kleiner der Arbeitsschritt, den der einzelne Betrieb und dort wiederum der einzelne Mitarbeiter übernimmt, umso geringer ist der Verantwortungsbereich des Einzelnen. Die Verantwortung ist in diesen Produktionsprozessen längst vom einzelnen Menschen auf die ganze Kette übergegangen. Wer letztlich für einen Mangel verantwortlich ist, lässt sich nicht mehr sicher sagen. Das soll sich ändern, zumindest vom Anspruch her. Qualitätsmanagement-Systeme sollen die Sicherheitslücken schließen oder zumindest die Frage der Haftung im Schadensfall klären helfen.

Auf der Suche nach kritischen Punkten

Qualitätsmanagement-Systeme basieren darauf, denkbare kritische Punkte bzw. Schwachstellen entlang der Erzeugungs- und Verarbeitungsprozesse ausfindig zu machen, um dort Eigenkontrollen der Unternehmen einzurichten und die Ergebnisse aufzuzeichnen. Das erste Konzept nach diesem Muster im Bereich der Lebensmittelerzeugung wurde 1959 in den USA von einem Unternehmen entwickelt, das von der Raumfahrtbehörde NASA damit beauftragt war, absolut sichere Lebensmittel für die Weltraumpiloten herzustellen. Grundlage war dabei eine Fehlervermeidungsstrategie *(zero-defects programm)* der NASA. Nach der Weiterentwicklung in Zusammenarbeit mit der NASA wurde das Konzept dann 1971 als HACCP-Konzept („Hazard Analysis (and) Critical Control Points") in den USA veröffentlicht. Mittlerweile gibt es weitere Modelle und Konzepte, wie die Produktsicherheit gewährleistet werden soll (z.B. nach DIN EN ISO 9000ff., eingeschränkt auf den Umweltaspekt auch nach der Öko-Audit-Verordnung).

Doch diese Regelungen legen nicht automatisch Qualitätsstandards über den gesetzlich vorgeschriebenen Anforderungen fest. Sie geben lediglich vor, dass sich ein Betrieb eigene Qualitätsziele setzen und aufzeigen muss, durch welche Maßnahmen er diese Ziele erreichen will. Wenn es etwa für die Fleischqualität wichtig ist, bei der Lagerung eine bestimmte Temperatur einzuhalten, dann ist festzulegen, in welchen Abständen und mit welchen Mitteln die Temperatur im Lager gemessen und dokumentiert wird und welche Mitarbeiter das alles zu bewerkstelligen haben. Selbst der Putzplan im Schlachthof ist festzulegen.

Unabhängig (von außen) kontrolliert wird dann „nur" noch der reibungslose Ablauf der Eigenkontrolle des Unternehmens und gegebenenfalls die erfolgte Selbststeuerung bei aufgetretenen Problemen. Bei entsprechendem Ergebnis wird ein Zertifikat vergeben, mit dem das Unternehmen dann werben darf.

Im Prinzip schreibt die deutsche Lebensmittelhygiene-Verordnung[2] seit 1998 ein solches Eigenkontrollsystem allen Betrieben vor, die Lebensmittel herstellen,[3] be- oder verarbeiten oder verkaufen. Der Unterschied zu dem, was heute unter Qualitätsmanagement-Systemen und der „gläsernen Kette" in der Diskussion ist, macht sich vor allem an der Pflicht zur Dokumentation fest. Die Lebensmittelhygiene-Verordnung schreibt die Aufzeichnung nicht vor. Hiernach können die Betriebe noch selbst entscheiden, welche Prüfschritte und -ergebnisse aufgeschrieben werden. Das reicht den Unternehmen der nachgelagerten Stufe inklusive dem Handel nicht mehr, sie wollen auf umfangreiche Daten zurückgreifen können, wenn etwas schief geht, um die Haftungsfrage eindeutig klären zu können.

Wieder übernimmt die Agrarwirtschaft die Regie

Seit den 80er Jahren halten die Qualitätsmanagement-Systeme Einzug in der Ernährungswirtschaft und nach der Vorstellung einiger sollen sie nun auch in der Landwirtschaft breite Anwendung finden.[4] Mit Eifer wird an der „gläsernen Kette" gearbeitet. Die Qualitätssicherung soll nun entlang der gesamten Produktskette Fleisch eingeführt und aufeinander abgestimmt werden. Über die vertragliche Bindung aller Stufen miteinander wird eine „vertikale Integration" aufgebaut: Alle an der Herstellung und Verarbeitung eines Lebensmittels beteiligten Bereiche, von der Futtermittelwirtschaft über die Landwirtschaft bis zur Ernährungswirtschaft oder gar bis zum Handel, schließen Verträge miteinander ab, in denen festgelegt ist, welche Kriterien wie nachgeprüft und dokumentiert werden.

Das wird nicht ohne Auswirkungen für die Arbeit auf den landwirtschaftlichen Betrieben bleiben. Einheitliche Kontroll- und Dokumentationssysteme erfordern einheitliche Erzeugungsweisen und Waren. Das Schlacht- und Verarbeitungsunternehmen Westfleisch etwa schreibt den Rinderzüchtern in einem neuen

Programm vor, dass sie die Kälber für die Bullenmast von einem Westfleisch-Tochterunternehmen beziehen müssen sowie das Kraftfutter nur von vorgegebenen Firmen kaufen dürfen. Im Übrigen darf nur mitmachen, wer Mitglied der Westfleisch-Genossenschaft ist oder wird.[5]

Die Bauern haben es bislang weitgehend versäumt, eigene und unabhängige Qualitätssicherungs- und Kontrollkonzepte zu entwickeln. Jetzt wird über die Verpflichtung, nach einem vorgegebenen Schema die Arbeit zu erledigen und zu dokumentieren, ihre Arbeit zunehmend von außen bestimmt. Ganz unverblümt formuliert das die Deutsche Landwirtschafts-Gesellschaft (DLG): „Die Produktion wird sich mehr standardisieren, um qualitätsgesicherte nachvollziehbare Produktionsketten zu entwickeln und dauerhaft einzuführen. (...) Die Standardisierung der Systeme in den vor- und nachgelagerten Stufen wird zum Maßstab für die Produktion in der landwirtschaftlichen Erzeugerstufe werden."[6]

Doch wie soll eine Bauernfamilie, die noch Kühe melkt, Schweine mästet, ein paar Hühner hält und womöglich noch in der Direktvermarktung aktiv ist, jeden einzelnen Handschlag aufschreiben? Die Qualitätssicherungs-Systeme sind entwickelt worden für arbeitsteilige Produktionsprozesse, wo sie den Verlust an Verantwortlichkeiten ausgleichen sollen. Wenn sie aber eins zu eins übertragen werden auf kleinere oder mittlere landwirtschaftlichen Betriebe, wo ein oder zwei Menschen für alles zuständig und verantwortlich sind, dann wird die Sache schwierig.

Wir sprechen nicht gegen die Kontrolle der landwirtschaftlichen Betriebe. Die Kontrolle z.B. des Futtermitteleinsatzes oder der Anwendung von Tiermedikamenten ist notwendig, ebenso wie die Kontrolle, ob die Tiere den gesetzlichen Tierschutzvorgaben entsprechend gehalten werden. Die Frage jedoch ist, ob die Kompetenz, über Inhalt und Form der Kontrolle zu bestimmen, in der Hand der Fleischwirtschaft richtig aufgehoben ist. Wie schwer es der Fleischwirtschaft beispielsweise selbst fällt, die gesetzliche Vorgabe einzuhalten, bei der Schlachtung z.B. die so genannten Risikomaterialien zu entfernen, zeigen die mehrmaligen Funde ebendieser Materialien in nach Großbritannien exportierten Fleischwaren, woraufhin die EU-Kommission sogar Exportverbote für deutsches Rindfleisch androhte.[7]

Sicherheit und Qualität sind zwei Dinge

Und so bleibt die Frage, ob die „gläserne Kette" mehr Qualität bringt. Im Verständnis der Lebensmittelwirtschaft wird Qualität vor allem im Sinne von Lebensmittelsicherheit und Lebensmittelhygiene definiert. Um es überspritzt zu formulieren: Ein Lebensmittel gilt als sicher, wenn der Konsument nach Genuss keine Beschwerden hat. Im Mittelpunkt der Betrachtung stehen dabei die Belastungen mit gesundheitsgefährdenden Bestandteilen sowie mit Krankheitskeimen.

Besonders was die mikrobiologische Kontamination der Lebensmittel angeht, hat die Lebensmittelindustrie dabei nicht nur die Gesundheit der Verbraucher im Blick, sondern auch ureigene Interessen. Lebensmittel, besonders Milch und Fleisch, sind verderblich. Dabei spielt sowohl die Ausgangsbelastung mit Keimen eine Rolle als auch die Dauer, bis ein Lebensmittel auf dem Teller landet. Zieht sich der Prozess der Verarbeitung, des Transports und des Verkaufs zeitlich in die Länge, dann leidet die Qualität.

Nun hat sich in den letzten Jahrzehnten die Zahl der Molkereien und Schlachthöfe in Deutschland erheblich reduziert. Diese Ausdünnung führt dazu, dass die Wege zwischen landwirtschaftlichen Erzeugern und Verarbeitungsstätten immer länger werden. Gleichzeitig hat der Lebensmittelhandel die Erfassung bzw. die Belieferung seiner Ketten konzentriert. Die Milch wird schon lange nicht mehr von der Molkerei direkt zum Supermarkt gefahren, sondern zuerst zum Zentrallager der entsprechenden Handelskette, um von dort in einem anderen LKW zu Regionallagern oder direkt zu den einzelnen Läden gefahren zu werden. Die Anforderung an die Haltbarkeit der Produkte ist erheblich gestiegen.

Für die Bauern bedeutete das, dass sie immer sterilere Milch abzuliefern haben. Die zulässigen Keimzahlen wurden mehrmals herabgesetzt.[8] Dabei handelt es sich bei den Keimen in der Milch überwiegend um unschädliche Bakterien. Die wärmeliebenden Milchsäurebakterien etwa, die die Kuh mit der Milch gleich mitliefert, wirken gar als natürlicher Schutz vor der Ausbreitung von Schaderregern. Ohne sie gäbe es keine Dickmilch. Aber bei der Ermittlung der Keimzahl wird nicht unterschieden zwischen gefährlichen und nützlichen Keimen, entscheidend ist nur die Zahl.

So wurde die Sterilität zum Wert an sich. Das Natürliche wird zur Gefahrenquelle, das künstlich Sterile zur Norm.

Deshalb wird Vollmilch heute nicht mehr Dickmilch, wenn sie ungekühlt stehen bleibt, sondern faul. Mit Milchqualität hat das wenig zu tun. Das Lebensmittel Milch wurde den veränderten Strukturen in Verarbeitung und Handel angepasst.

Differenzierte Lösungen für unterschiedliche Strukturen

Was die heutigen Molkerei- und Schlachthofstrukturen im Großen erfordern, muss jedoch für andere Strukturen nicht automatisch sinnvoll sein. Gleichwohl werden die für die Lebensmittelindustrie entwickelten Standards nicht nur für ihre Ausgangswaren zum Maßstab gemacht, sondern auch auf die handwerkliche Verarbeitung übertragen. Damit wird denjenigen Betrieben das Wirtschaften erschwert, die sich mit Frische, Naturbelassenheit und einem Höchstmaß an Nachvollziehbarkeit regionale Märkte erschließen und im kleinen Rahmen Käse herstellen oder ihre Tiere schlachten und zerlegen wollen.

Seit 1993 schreibt die EU-Frischfleisch-Richtlinie vor, dass für die Schlachtung ein eigener Raum zur Verfügung stehen muss und für die Zerlegung und Verarbeitung der Schlachtkörper ein zusätzlicher Raum. Das gilt für den großen Schlachthof genauso wie für den selbst schlachtenden Hof oder Metzger. Mit der Vorschrift sollte erreicht werden, dass in einem Raum nie gleichzeitig geschlachtet und verarbeitet wird, was aus hygienischen Gründen auch Sinn macht. Das Ziel ist im großen Schlachthof, der täglich schlachtet, nur durch die räumliche Trennung zu erreichen. Auf dem direktvermarktenden Hof aber, wo nur ein Tier in der Woche geschlachtet wird, laufen die unverträglichen Arbeitsschritte nie gleichzeitig ab, sondern immer nacheinander. Die Richtlinie differenziert jedoch nicht zwischen Schlachthof und Bauernhof. Während der Schlachthof die getrennten Bereiche gleichzeitig nutzt und auslastet, bleiben beim Direktvermarkter die Räume die meiste Zeit ungenutzt, entsprechend unterschiedlich ist die Kostenbelastung pro Kilogramm Fleisch.

Dieses Beispiel lässt sich durch viele andere Vorschriften aus dem Lebensmittel- und dem Handwerksrecht ergänzen. Für industrielle Strukturen gedachte und dort sinnvolle Vorschriften werden in anderen Strukturen sinnlos und erschweren das Wirtschaften. Solche Regelungen behindern die Bemühungen um regionale Vielfalt der Lebensmittel, um kurze Wege und eine höhere Wertschöpfung durch Weiterverarbeitung und Direktvermarktung. Hier sollte es zu differenzierteren Lösungen kommen.

12. Staatliche Förderung des Ökolandbaus – das Ziel „20 Prozent“

Die Agrarwende wird aus Krisen in der konventionellen Landwirtschaft hergeleitet. Das legt den Schluss nahe, dass die Lösung im Ökolandbau liegt. In ihrer ersten Regierungserklärung kündigte die neue Ministerin Renate Künast an, den ökologischen Landbau „in zehn Jahren auf 20 Prozent Marktanteil bringen“ zu wollen.[1] Das war endlich ein klares Bekenntnis zu den Leistungen des Ökolandbaus und die Rückendeckung aus der Politik, die sich der Ökolandbau seit Jahren vergeblich erhofft hatte. Wurde die ökologische Landwirtschaft von der Agrarpolitik lange Zeit als nebensächliche Nische abgetan, ist nun ihre deutliche Ausbreitung zum Kern der Agrarwende geworden.

Ende der 80er Jahre sah die Agrarpolitik im Ökolandbau ein Mittel unter mehreren, um die Überschüsse abzubauen: Marktentlastung war das Hauptziel des ersten Förderprogramms. Die Vorteile der ökologischen Wirtschaftsweise für die Umwelt wurden lange abgestritten – zu groß war die Angst, damit Umweltprobleme der allgemeinen Landwirtschaft anzuerkennen. Mühsam war daher der Bedeutungswandel von der Marktentlastung zum Leitbild der Landwirtschaft. Möglich war das erst nach der BSE-Krise.

Bisher haben die Biobauern über Jahrzehnte den ökologischen Landbau fortentwickelt, auch gegen den Widerstand der Politik. Nun soll die Politik zum Hauptakteur bei der Ausdehnung des ökologischen Landbaus werden. Bei den Biobauern ruft das Hoffnungen und ebenso viele Befürchtungen hervor.

Flächenprämien als Anreiz zur Umstellung

Bislang bevorzugt die Politik Prämien, um Betriebe zur Umstellung zum Ökolandbau zu bewegen.[2] Die Sonderprämie wird den ökologisch wirtschaftenden Betrieben pro Hektar Fläche gezahlt und variiert in der Höhe von Bundesland zu Bundesland und je nach Art der Flächennutzung (Grünland, Ackerbau, Sonderkulturen wie Erdbeeren oder Spargel).[3]

Den entsprechenden europäischen Verordnung zufolge soll die Prämie die Einkommensverluste durch den geringeren Ertrag im

Ökolandbau sowie die durch die andere Wirtschaftsweise bedingten höheren Kosten (z.B. Arbeitskosten) ausgleichen und zudem einen Anreiz zur Umstellung geben.[4]

Damit nimmt die Politik dem Preis für die Ökowaren einen Teil seiner Funktion, nämlich die Kosten zu decken. Der Anreiz, den die höheren Produktpreise auf Betriebe ausübt, auf Ökolandbau umzustellen, ist der Politik zu gering. Sie will den Umstellungsprozess durch Prämien beschleunigen, um die positiven gesamtgesellschaftlichen Wirkungen des Ökolandbaus zu stärken. Anders ausgedrückt: Wenn zu wenige Verbraucher nach Biowaren greifen und somit über den Markt einen Anreiz für die Betriebe auslösen, tritt der Staat an ihre Stelle.

Im ökologischen Landbau selbst war die Einführung dieser Prämien in den Jahren 1988/89 bzw. 1992/93 sehr umstritten. Die Biobauern fürchteten damit einen Teil ihrer Unabhängigkeit zu verlieren. „Wir sind nun vom guten Willen der Agrarpolitiker abhängig und von der finanziellen Situation des Staates", warnte etwa 1993 der Geschäftsführer eines Bioverbandes.[5] Diese Diskussion ist heute beendet, die Prämien sind zu einem festen Bestandteil des Ökolandbaus geworden.

Doch die Strategie, mit Hilfe der Prämien die Anbauflächen auszuweiten, ist auch heute nicht unproblematisch. Denn eine verstärkte Förderung der Umstellung erhöht mit der Anzahl der Biobetriebe und der Flächen das Angebot. Wächst der Absatzmarkt nicht parallel mit, drückt das Überangebot auf die Preise.

Die Problematik der Flächenprämien am Beispiel Österreich

Österreich weist heute von allen europäischen Ländern den höchsten Ökolandbau-Anteil an Betrieben und Fläche auf. Dort hat die Einführung der allgemeinen Bioprämien Anfang der 90er Jahre einen Umstellungsschub ausgelöst, der dann später auch noch durch andere Faktoren verstärkt wurde.[6] In einigen Produktbereichen, besonders bei der Biomilch, konnte jedoch bis heute nur ein Teil der Biowaren auch als solche mit entsprechendem Biozuschlag abgesetzt werden. Bei der Milch, die in Österreich aufgrund der natürlichen Gegebenheiten (Berggebiete, Grünlandregionen) eine große Rolle spielt, landet bis heute rund die Hälfte der Biomilch in den Tanks für konventionell erzeugte

Milch und wird dann auch nur zu den konventionellen Preisen vermarktet. Bei den Rindern konnte 1998 sogar weniger als ein Viertel als Biorinder vermarktet werden. Zumindest in den Bergregionen versprechen Preise und Prämien in der Summe den Betrieben im Ökolandbau nicht mehr als in anderen Wirtschaftsweisen. Preise und Prämien haben damit ihren Reiz für Betriebe verloren, weiterhin ökologisch zu wirtschaften oder umzustellen. In der Folge haben in Österreich vom Jahr 1999 auf 2000 rund 8 % der Biobetriebe den Ökolandbau verlassen; die Zahl der Biobetriebe hat um 1000 abgenommen.[7]

Das Beispiel zeigt, dass die Möglichkeiten der Politik begrenzt sind, den Ökolandbau dauerhaft über Flächenprämien zu stabilisieren und dass die Prämien immer nur eine Ergänzung zu dem über den Preis bzw. den Produktverkauf erzielten Einkommen sein können. Entscheidend bleibt, den Absatz der Biowaren als Biowaren zu organisieren.

Wenn der Absatz stockt, fallen auch im Ökolandbau die Preise

Bleibt der Bioabsatz dauerhaft hinter dem Angebot an Biowaren zurück, dann sinken die Preise. In Deutschland war das im Biogetreidemarkt Mitte bis Ende der 90er Jahre zu beobachten. Die Preise, die Biobetriebe im Schnitt für ihr Getreide erzielten, sanken um 40 % innerhalb eines Jahrzehnts (siehe Abbildung S. 156).[8]

Betriebsumstellungen, besonders auch großer Ackerbaubetriebe in den neuen Bundesländern, führten zur Ausdehnung der Anbaufläche und Getreideernten, ohne dass der Absatz wuchs. Zudem machten Meldungen von preisgünstigen Biogetreide-Importen aus Osteuropa (vor allem Ungarn) die Runde und erzeugten – ob rein psychologisch oder über tatsächliche Angebote – Druck auf die Preise.[9]

Vergleicht man den Preis für Bioweizen des Jahres 1999/2000 mit dem des Jahres 1992/93, als in der EU allgemeine Flächenprämien für Getreide und Zusatzprämien für ökologisch bewirtschaftete Flächen eingeführt wurden, dann ergibt sich eine Differenz von rund 26,00 DM pro 100 kg Weizen. Bezogen auf einen Hektar Anbaufläche ergibt sich eine Differenz von knapp 950,00 DM.[10] Diese Rechnung wird besonders interessant, wenn

Entwicklung des Erzeugerpreises für Bioweizen in Deutschland 1986–2000

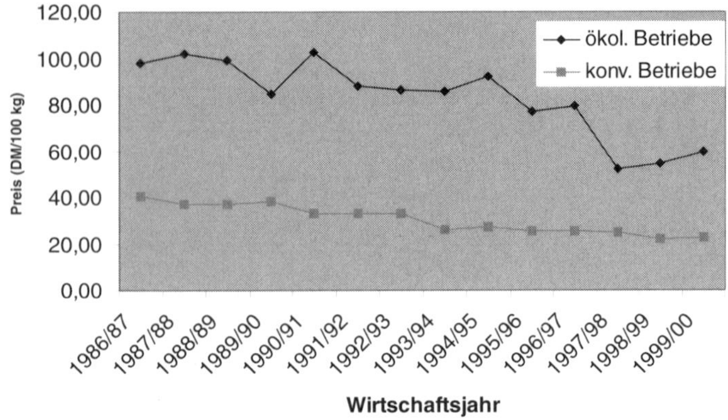

Durchschnittswerte. Quelle: Agrarbericht der Bundesregierung, Jahrgänge 1988–2001.

dieser Differenz die Prämie gegenüber gestellt wird, die für einen Hektar ökologisch bewirtschafteter Ackerfläche gezahlt wird. Bei einer allgemeinen Flächenprämie, die EU-weit für die von der EU vorgegebenen Preissenkungen für Getreide gezahlt wird, von im Bundesdurchschnitt rund 640 DM pro Hektar und einer Ökoprämie von im Schnitt rund 250 DM[11] ergibt sich eine Prämiensumme von 890 DM pro Hektar. Wenn man so will, ist diese Prämie voll und ganz in der Preissenkung aufgegangen.[12]

Das legt den Schluss nahe, dass Prämien auf Dauer nicht in der Lage sind, gegen den Markt wirksame Anreize zu bilden. Wer den ökologischen Landbau ausbauen will, kommt demnach um den Ausbau des Absatzes nicht herum.

Der Supermarkt soll den Absatz steigern

Eine der ersten Maßnahmen, die Ministerin Künast durchsetzte, war die Einführung eines einheitlichen, staatlichen Prüfzeichens für Waren aus ökologischer Landwirtschaft, das das Vertrauen der Verbraucher in die Wahrhaftigkeit und Rechtmäßigkeit von Bezeichnungen wie „öko“ oder „bio“ stärken soll. Denn die Skepsis ihnen gegenüber führt nach Aussagen von Wissenschaftlern bei vielen potenziellen Kunden die Skepsis, dass dem nicht immer so ist, bislang zur Kaufenthaltung bei Biowaren. Bevor man sich täuschen lässt, greift man lieber zum billigeren Produkt. Ein Prüfsiegel, das der Staat vergibt, soll hier Abhilfe schaffen.

Wie sich schon beim Prüfzeichen abzeichnet, ist es ein wesentlicher Ansatzpunkt zur Steigerung des Absatzes, die Erreichbarkeit der Biowaren zu verbessern. Wenn die Menschen, die die Biowaren kaufen sollen, nicht dahin gehen, wo es diese Waren bisher gibt, dann müssen die Waren zu ihnen kommen. „Ökologische Produkte müssen raus aus der Nische",[13] hieß es in Künasts Regierungserklärung. Und auf der Jahrestagung einer großen Handelskette führte sie aus: „Entscheidend bei alledem ist, dass Bioprodukte mehr Akzeptanz beim Handel finden. Sie müssen dahin, wo die Masse unserer Verbraucher einkauft: in die Regale der Supermärkte."[14]

Vorbild ist hierbei wiederum Österreich. Auch in Österreich waren Direktvermarktung und vereinzelte Naturkostläden anfangs die einzigen Absatzwege für Ökowaren, bis im Herbst 1994 zuerst die Supermarktkette Billa-Merkur (mittlerweile Tochter der Kölner Rewe-Gruppe) und wenig später mit Spar auch die zweite große Kette des Landes offensiv in den Biomarkt eingestiegen sind.[15] Nach der bundesweiten Einführung der staatlichen Prämien für Biobetriebe im Jahr 1991/92 gab dieser Einstieg der Handelsketten in den Biomarkt der Umstellungswelle einen weiteren Schub.

Ein solches Engagement großer Handelsketten fehlt bislang in Deutschland. Zwar führten Anfang 2001 hier fast alle großen Handelsketten Biowaren in ihrem Sortiment. Selbst die Discount-Kette Aldi kündigte an, in das Biogeschäft einzusteigen.[16] Doch blieb bis dato der große Run aus. Angesichts der dürftigen Präsentation der Biowaren in den meisten Supermärkten verwundert das nicht: Wer die Waren finden will, muss genau wissen, wie sie aussehen und an welcher Stelle im Regal sie für gewöhnlich stehen. Besondere Hinweise fehlen in der Regel. Dass das auch anders geht, zeigen vor allem kleinere Handelsunternehmen und die Ketten in den Nachbarländern Österreich und Schweiz. Sie erkennen den Biomarkt als einen Wachstumsmarkt an und investieren entsprechend in den Aufbau dieses Marktes, in Warenbeschaffung, Logistik, Präsentation, Werbung und Schulung des Ver-

Absatzwege ökologisch erzeugter Waren in Deutschland (2000)

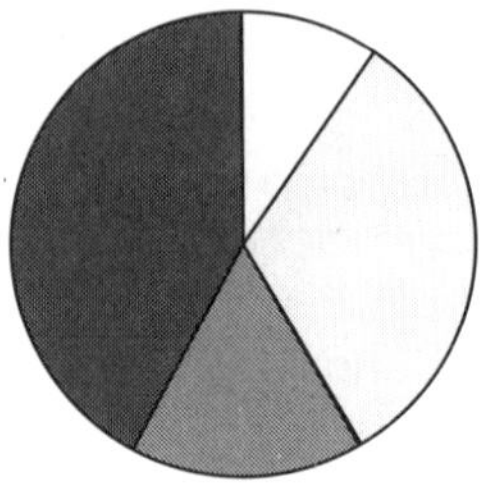

Quelle: Bundesverband Naturkost Naturwaren: BNN-Nachrichten Juni 2001, S. 8, verändert.

kaufspersonals. Auf diese Weise hat auch das regional tätige Handelsunternehmen „tegut" mit Sitz im hessischen Fulda einen Umsatzanteil mit Biowaren am gesamten Lebensmittelumsatz von 7,7 % erarbeitet und ist damit Spitzenreiter in Europa.[17]

Ungeachtet dieser erfolgreichen Strategie von Unternehmen nennen viele als wichtigsten Ansatz zur Erhöhung des Bioabsatzes über den Lebensmittelhandel den Preis. Wissenschaftler stützen sich dabei auf Verbraucherumfragen, nach denen die überwiegende Mehrheit der potentiellen Biokunden in Supermärkten nicht bereit sind, Aufpreise für Biowaren von mehr als 30 % zu zahlen. Daraus wird die Forderung abgeleitet, die Verkaufspreise zu senken.

Die Frage des Preises im Ökolandbau

Wie aber sollen Biowaren billiger werden? Möglichkeiten zur Kosteneinsparung werden vor allem in der Erfassung von Biowaren gesehen. Solange es wenige Biobetriebe gibt, die auch noch weit verstreut liegen, kostet die Erfassung etwa der Biomilch rund 10 Pfennig mehr als bei der konventionellen Milch. Erhöht sich die Zahl und die „Dichte" der Betriebe, können Erfassungskosten gesenkt werden. Ein Extrem bildet die Milcherfassung der Thüringer Biomolkerei „Rhöngold". Der Molkerei gegenüber liegt auf der anderen Straßenseite eine ökologisch wirtschaftende Agrargenossenschaft, die Agrarhöfe Kaltensundheim. Hier werden rund 1000 Biokühe an einem Ort gemolken. Die Milch fließt über eine Standleitung direkt in die Molkerei, ohne Tankwagen. Die Molkerei bezieht die Hälfte ihrer Biomilch von diesem Betrieb.[18] Mit solchen Erfassungskosten kann keine andere Molkerei mithalten.[19]

Derartige Unterschiede in den Produktionskosten der Betriebe in Landwirtschaft und Verarbeitung erlangen umso größere Bedeutung, je stärker der Handel mit den Biowaren regionale, nationale oder gar kontinentale Grenzen überschreitet. Milchprodukte werden bereits international gehandelt. Biobutter aus Österreich wird von der Handelskette Rewe unter ihrer Biomarke „Füllhorn" verkauft; Käse aus Dänemark, den Niederlanden oder aus Österreich ist ein fester Bestandteil in Kühltheken des deutschen Naturkosthandels. Wenn es sich dabei nicht um Spezialitäten, sondern um austauschbare Produkte handelt, werden durch diesen Handel über weite Strecken die Biobauern einem Wettbewerb um den billigsten Erzeugerpreis ausgesetzt – obwohl sie in unterschiedlichen Regionen Europas mit unterschiedlichen Produktionsbedingungen wirtschaften.

Die Wiederkehr der Hochleistungskuh

Aus Sicht der Ökonomen ist diese Entwicklung zu begrüßen. Prof. Stephan Dabbert vom Institut für landwirtschaftliche Betriebslehre der Universität Hohenheim begrüßte auf einer Tagung Anfang 2000 die Internationalisierung der Märkte für Bioprodukte. Mit der Liberalisierung komme der Kostendruck für die Landwirte „natürlich auch im biologischen Landbau", was die Produktion effizienter werde lasse. Als Beispiel nannte der Wissenschaftler den Vergleich der Milchleistung von dänischen und baden-württembergischen Milchkühen: Eine dänische Biokuh gebe im Durchschnitt 7000 kg im Jahr, eine baden-württembergische dagegen nur 5000. Wachsen nun der dänische und der baden-württembergische Biomilchmarkt zusammen, „muss die Bioproduktion rationeller werden", so der Wissenschaftler.[20]

„Rationeller" heißt bezogen auf die Milchviehbetriebe, dass sie die Kühe dann statt mit konventionellem Futter mit ökologisch angebautem auf Höchstleistungen bringen müssen. Aus einer Kuh mit Biofutter 7000 Liter Milch und mehr im Jahr zu melken ist produktionstechnisch kein Problem. Mit steigenden Gaben Bio-Kraftfutter (Getreide) wird das praktiziert. Doch mit dem Ziel der Höchstleistungen und der Verfütterung von Getreide an Wiederkäuer wird von einigen Grundsätzen der Anfangszeiten des Ökolandbaus Abschied genommen. Die Kuh als Verwerter anders nicht nutzbaren Gras- und Leguminosenaufwuchses wird zum Getreidefresser und damit zum Nahrungskonkurrenten des Menschen.

Sonderangebote, Aktionswochen, Dauerniedrigpreise

Der Ökolandbau ist keine Insel. Er kann aus den wirtschaftlichen Rahmenbedingungen nicht herausspringen. Je etablierter und breiter der Markt wird, umso mehr ähneln sich die Entwicklungen denen im konventionellen Bereich. Eine Vermarktung der Produkte über bundesweit tätige Handelsketten, die zentral einkaufen, macht bestimmte Strukturen notwendig. Die verlangten Mengen bedingen, dass die Waren einheitlichen Standards entsprechen müssen und damit austauschbar werden. Wer die Butter herstellt ist dann gleichgültig, Hauptsache, sie ist aus Biomilch hergestellt. Mit der zunehmenden Austauschbarkeit der Bioprodukte wird der Preis zum bedeutenden Vergleichskriterium.

Dieser Trend vollzieht sich nicht nur im Vermarktungsweg des konventionellen Lebensmittelhandels, sondern auch im Naturkosthandel. Hier sind es die Großhändler, die überregionale und bundesweite Markennamen etablieren und die Produkte dafür dort einkaufen, wo sie am günstigsten zu beziehen sind. Vorreiter war der größte unter den Großhändlern für Naturkostläden, das Unternehmen „dennree", doch andere ziehen nach, wie die beiden Regionalgroßhändler Elkershausen und Naturkost West, die im Mai 2001 eine gemeinsame eigene Handelsmarke vorgestellt haben.[21] Preislich sind die Waren dieser Marken im jeweils unteren Bereich angesiedelt, 20 % billiger sollen sie sein. Die Tendenz der Billigangebote und Dauerniedrigpreise greift auch im Naturkostbereich um sich: „Im Naturkosthandel finden sich genügend Beispiele dafür, dass der Preiskampf in die Vermarktung von Ökoprodukten eingezogen ist. Dies bezieht sich insbesondere auf die deutliche Zunahme von Sonderangeboten, Aktionswochen, Dauerniedrigpreisversprechen etc., die man in Naturkostfachgeschäften seit geraumer Zeit beobachten kann."[22]

Die Konzentration auf das Ziel „20 Prozent" ist zu wenig

Wird der Preis zum wichtigsten Maßstab, übt das einen Druck auf die Erzeuger aus, die Richtlinien so weit wie möglich auszureizen. Ein Ziel vieler Biobauern in der Pionier-Phase war es, vom Zukauf ertragsteigernde Hilfsmittel unabhängig zu werden. Diese Unabhängigkeit macht den Biolandbau immer noch aus. Darüber können auch die zunehmenden Bemühungen von Hilfsmittel-Anbietern, im ökologischen Landbau Kunden zu finden, nicht hinwegtäuschen. Da werben Firmen in Biofachzeitschriften für organische Volldünger als „Bodenverbesserer mit Langzeitwirkung" und sogar alte Bekannte, von denen sich die Bauern mit der Umstellung entgültig verabschiedet zu haben glaubten, tauchen in Anzeigen wieder auf und bieten an: „FZB 24 (Bacillus subtilis) Der biologische Starkmacher. Natürlich von Bayer" zur Beizung von Pflanzkartoffeln.[23]

All diese Mittel sind organisch gewonnen und ihr Einsatz im Biolandbau in der EU-Ökolandbau-Verordnung ausdrücklich zugelassen. Die Aufmerksamkeit verdienen sie nur deshalb, weil mit ihrem Einsatz der Grundgedanke der betrieblichen Kreisläufe ein Stück in Frage gestellt wird. Aus der Situation einzelner Betriebe heraus, etwa bei viehlosen Gemüsebaubetrieben, ist der Zukauf von Hilfsmitteln jeweils durchaus zu erklären. In der überbetrieblichen ökonomischen Betrachtung wirkt der Einsatz ertragssteigernder organischer Mittel nicht anders als im konventionellen Landbau, nämlich kostensenkend. Wer die erlaubten Möglichkeiten ausschöpft, kann die Erzeugnisse zu niedrigeren Preisen anbieten als Kollegen, die aus welchen Gründen auch immer darauf verzichten.[24] Aus Sicht eines Verbrauchers ist gegen all das wenig zu sagen. An die landwirtschaftlichen Betriebe den Absolutheitsanspruch zu stellen und zwingende Grundsatztreue einzufordern erscheint uns unangebracht vor dem Hintergrund, dass niemand wagt, von Verbrauchern oder anderen Wirtschaftsbereichen Ähnliches zu verlangen. Schon gar nicht wollen wir mit der Erwähnung kritischer Entwicklungen die Leistungen der Betriebe im ökologischen Landbau schmälern. Wir bewerten die Entwicklung nicht aus moralischer Sicht, sondern möchten lediglich auf die ökonomischen Konsequenzen hinweisen.

Wenn eine neue Agrarpolitik sich die weitere Ausbreitung des ökologischen Landbaus zum Ziel setzt, dann dürfen die genannten Widersprüche nicht verschwiegen werden. Sonst besteht die Gefahr, dass sich im Ökolandbau die alten Probleme der Landwirtschaft wiederholen.

V. Eine neue Agrarpolitik: Die Landwirtschaft muss zurück in die Gesellschaft geholt werden

13. Prinzipien einer neuen Agrarpolitik

13.1. Lebewesen Tier

Der Stall muss dem Tier angepasst werden, nicht umgekehrt

Die „Verfahren der tierischen Produktion“ versuchten seit den 60er Jahren aus dem Lebewesen Tier ein „Produktionsmittel“ zu machen. Mit immer größerem wissenschaftlich-technischem Aufwand musste dabei ersetzt werden, was dem Lebewesen Tier an natürlichen Lebensregungen versagt wurde.[1] Statt Stallformen, Zucht und Fütterung endlich zu revidieren, wird die nächste Stufe der Verfahrenskontrolle vorbereitet. Der technische und medizinische Aufwand steigt. Wettbewerbsfähig sind solche Verfahren nur, weil wesentliche Vorleistungen durch den Steuerzahler erbracht werden.[2] In dieser typischen Situation einer Sackgasse ist es Zeit, an einfache Wahrheiten zu erinnern: Der Stall muss dem Tier angepasst werden, nicht umgekehrt.

Es braucht neue Stallkonzeptionen, um das arteigene Tierverhalten zu ermöglichen. Die alten Ställe taugen dazu ebenso wenig wie die neumodernen. Das macht den Umbau so schwierig. Die Beratungsinstitutionen sind damit vollends überfordert, nicht personell oder finanziell, sondern fachlich. Ebenso die Wissenschaft, die vier Jahrzehnte in ihrer großen Mehrheit das Tier als Lebewesen nicht beachtete. Auch die Ministerien sind mit der Aufgabe überfordert, wollten sie vorgeben, wodurch ein Stall tiergerecht wird. Das Stroh ist dafür ein Beispiel. Die Rationalisierung im Stall hat das Stroh abgeschafft.[3] Das Stroh nun einfach wieder einzustreuen, die Haltung auf Stroh zu fördern, das ist nicht genug.

Stroh als Einstreu kann im falschen Stall zum stinkenden Sumpf werden. Erst im richtig konzipierten Stall erfüllt es seine positiven Funktionen. Es geht nicht um ein Zurück, sondern um etwas Neues. Die Erfahrungen des Ökolandbaus sind im Pflanzenbau weit entwickelt. Im Tierbereich wird nach wie vor viel probiert, verworfen, verändert, verbessert.[4] Das ist mühsam und teuer. Rezepte gibt es nicht. Vieles wissen wir noch nicht. Es muss erforscht und ausprobiert werden.

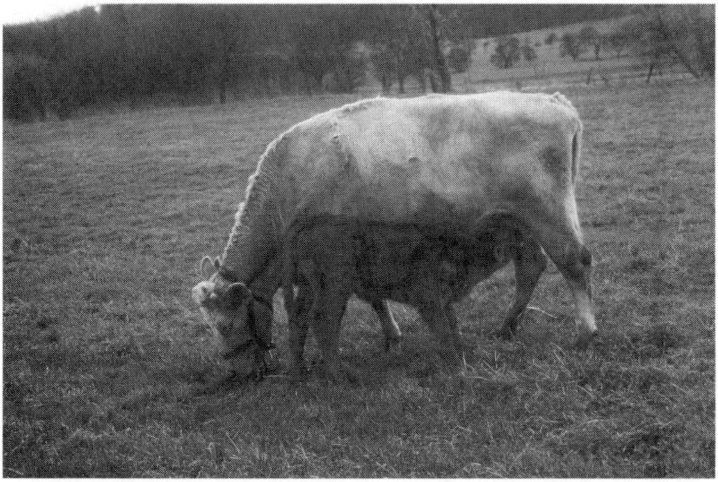

Mutterkuhhaltung. Das Kalb darf wieder am Euter saufen.

Tierethologie – fast ein Neubeginn

Schon in den 70er Jahren begannen Wissenschaftler den wissenschaftlich geleiteten Tierproduktionsverfahren zu misstrauen.[5] Sie fingen an, das Einfachste zu untersuchen: das Verhalten der Tiere. Nicht den Stoffwechsel in der siebten Darmzotte, sondern wie das Kalb an der Mutter säuft. Die Disziplin der Tierethologie tat dabei beides: Tiere beobachten und ihre Kritik an der Intensivhaltung der Tiere formulieren.[6]

Welche Laute geben die Hühner von sich und welche Bedeutung haben sie? Was kann man aus dem Zustand des Federkleides des Huhnes ablesen? Wie leben Schweine und Rinder unter halbwilden Verhältnissen? Beobachten, beschreiben, die Sprache der Tiere verstehen lernen[7] war dabei das Thema.

So entstanden Bilder uns völlig fremder Lebewesen. Die Ethologie entdeckte an den Nutztieren die ganze Ausstattung der angeborenen Triebe. Durch jahrtausende lange Zucht und Gewöhnung an den Menschen hat sich daran nichts geändert.[8] Durch die Domestikation ist keine Verhaltensweise verloren gegangen, ihre Intensität wird in den reizarmen Ställen nur gedämpft. Unter vielfältigeren Umweltreizen wird das gesamte Verhaltensrepertoire wieder ausgelöst.[9] Es gibt beim Nutztier keinerlei Anlass für

Sentimentalität. Es ist auch nach 9000 Jahren Domestikation kein Kuscheltier.

Es ist rührend, wie die Wissenschaft sich das Einfachste wieder aneignen und in ihren Begriffsapparat übersetzen muss. Wie nähert sich das Kalb der Mutter? Wie erkennt die Mutter das eigene Kalb? Das musste neu untersucht und beschrieben werden.[10] Bei der Beobachtung halbwild lebender Schweine werden unbekannte Züge des Tiers entdeckt, aber auch altbekannte Dinge, die in der traditionellen Haltung und in den alten Lehrbüchern zum Teil selbstverständlich waren.[11]

Daraus und aus vielen anderen Beobachtungen werden Hinweise für tiergerechte Stallformen, Fütterung und Zucht erarbeitet. Im Dialog mit „Praxisbetrieben" entwickeln sich daraus praktische Lösungen, die auch wirtschaftlich tragfähig sind. Eine bedeutende Rolle haben dabei in der Schweiz der Tierschutz und wissenschaftliche Einrichtungen gespielt.[12] In Deutschland wurden wissenschaftliche Arbeiten zu tiergerechten Haltungsformen vor allem an der Uni Kassel/Witzenhausen gefördert.[13]

Der Stall als öffentliche Angelegenheit

Für den Stall gibt es keine einfachen Rezepte. Die Ansprüche des Tiers und die des Menschen sind widersprüchlich. Eine artgerechte Haltung des Tieres, Arbeitserleichterung und Rentabilität der Tierhaltung bilden keine spontane Harmonie. Der Widerspruch muss immer neu ausbalanciert werden. Für den Stall gibt es deshalb kein Standardmodell, das, mit staatlichen Geldern gefördert, in Serie gehen kann. Hier wird besonders deutlich, was wir an der Landwirtschaft insgesamt darstellen wollten. Der Staat sollte Wirtschaftsweisen nicht direkt bestimmen wollen – das gilt für die Pflege der Landschaft, die Wirtschaftsstile der Landwirtschaft und auch für den Stall. Der Staat ist nicht dazu da, einen Stall zu erfinden, sondern ethische Maßstäbe im Umgang mit den Tieren durchzusetzen. Die Regeln, nach denen wir mit den Tieren umgehen, sind eine öffentliche Angelegenheit. Im wörtlichen und übertragenen Sinne muss der Stall deshalb in Zukunft offen sein.

Nötig sind öffentliche Auseinandersetzungen, in denen wir Rahmenbedingungen schaffen, die es den Menschen selber erlauben, das Richtige zu tun und die sie zugleich daran hindern, das

Tier auszuplündern. Subventionen reichen dazu nicht aus. Der Staat muss sich schon einschneidende Verbote zutrauen, wenn in der Tierhaltung endlich ethische Maßstäbe durchgesetzt werden sollen.

Durch die Verbote der Tierquälerei und des Medikamentenmissbrauchs werden tiergerechtere Haltungsformen notwendig (Haltung auf Stroh, Tageslicht, Auslauf, Weidegang, Gruppenhaltung usw.). Die Bauern werden sie selbst entwickeln müssen. Die konkrete Haltungsform wird nicht vom Staat angeordnet. Eine Verbesserung der Tierhaltung wird indirekt bewirkt. Die Initiative der Bauern wird herausgefordert.

Der Stop der Wachstumsförderung (Stallbau, Zucht), die Bindung von Prämien an Bestandsobergrenzen (Verhältnis Tierzahl/Arbeitskraft) hebt Wettbewerbsverzerrungen auf und gibt Neuerungen eine ökonomische Chance.

Erfolgreich wird dies vor allem dann sein, wenn es gelingt, über den Preis die Entlohnung der aufgewandten Mehrarbeit (Tiere beobachten, eigenes Futtermittel, Stroh) zu erzielen.

Im Einzelnen und etwas technisch formuliert, könnte das heißen:

- Verbot tierquälerischer Haltungsformen und Praktiken (z.B.: Käfighaltung der Hühner, Anbindung der Sauen, Schwanzkupieren bei Ferkeln, Schnabelkupieren bei Hühnern, Puten).
- Verbot des prophylaktischen Medikamenteneinsatzes und von Arzneimitteln zur Wachstumsförderung.
- Bindung von Prämien an Bestandsobergrenzen. Ein schwieriges Thema angesichts der jahrelangen Förderung immer größerer Tierbestände. Ab welcher Tierzahl beginnt die Massentierhaltung? Wie soll darüber sinnvoll diskutiert werden? Astrid Lindgren hat in ihrer Auseinandersetzung um ein besseres schwedisches Tierschutzgesetz dazu einen überlegenswerten Vorschlag gemacht. „Jeder darf nur einen so großen Tierbestand haben, dass er den Gesundheitszustand eines jeden Tieres überwachen kann. Es darf nicht so sein wie bei der Massentierhaltung, wo man jeden Morgen die verendeten Tiere aussortieren muss“.[14]
- Der Bau nicht-tiergerechter Ställe darf nicht mehr gefördert werden.
- Die staatliche Beteiligung an der Hochleistungszucht muss beendet werden.

- In der Wissenschaft müssen endlich diejenigen anerkannt werden, die seit Jahrzehnten gegen den Strom der Zeit die Untersuchung des Verhaltens der Tiere in den Mittelpunkt stellten. Kooperationsprojekte dieser Wissenschaftler mit verschiedenen Tierhaltern sollten gefördert werden, um neue und praxisreife Stallformen zu entwickeln.
- Keine Stilllegung von kleinen Schlachthöfen und keine Förderung der Schlachthofkonzentration. Nur dadurch können lange Transportzeiten und Stress beim Schlachten verringert werden.

Am besten zusammenfassen ließe sich das von uns angestrebte Ziel in Astrid Lindgrens Forderung: Das einzelne Tier, nicht nur der ganze Bestand, muss wieder im Mittelpunkt der Aufmerksamkeit stehen können.

13.2. Wie die Schweiz die Käfighaltung der Hühner abschaffte – ein Beispiel für die EU

Seit 1992 werden in der Schweiz keine Hühner mehr in Käfigen gehalten. Ursache war nicht etwa ein staatliches Verbot der Käfige.[1] Das nach heftigen Auseinandersetzungen 1981 beschlossene Gesetz hatte lediglich die Auflagen für Käfige verschärft: mehr Platz fürs Huhn im Käfig und die Sitzstangen- und Futtertroglänge pro Huhn wurden festgelegt. Eine zehnjährige Übergangsfrist wurde gewährt. Der breite Protest in der Schweiz hatte kein vollständiges gesetzliches Verbot durchsetzen können. Er musste sich mit dem sog. „erweiterten, gestalteten Käfig“ und allgemeinen Absichtserklärungen als Kompromiss zufrieden geben. Und trotzdem saß am Ende dieser Frist kein Schweizer Huhn mehr im Käfig, auch nicht dem erweiterten.

In dem Gesetz wurde etwas scheinbar Nebensächliches festgesetzt. Alle neu zu bauenden Stalltypen hatten ein Prüf- und Bewilligungsverfahren zu durchlaufen. Als Begründung dafür wurde genannt: Da es sich um Neuland handelte, sollte den Herstellern Lehrgeld erspart werden. Diese Aufgabe wurde an eine unabhängige Instanz vergeben. Geprüft wurde nicht, wie sonst üblich, das Material und die Technik. Geprüft wurde, ob der Stall dem Tier gerecht wird. Die Prüfer mussten gute Kenntnis der Biologie der betroffenen Tierart haben, um Abweichungen im Verhalten und haltungsbedingte Schäden beurteilen zu können. Die Prüfung und

Einführung neuer Ställe wurde zugleich von wissenschaftlichen Forschungen begleitet. Dieses aus Schweden bezogene Verfahren wurde zu einer wesentlichen Ursache des späteren Erfolgs.

Noch etwas Überraschendes kam hinzu. Die beiden Lebensmittelketten Migros und Coop, die über 50% der Eier in der Schweiz verkaufen, teilten ihren Lieferanten 1987 mit, dass sie ab 1989 von ihnen keine Käfigeier mehr abnehmen werden. Ein Hersteller von neuen Stallbaueinrichtungen (Volieren) erinnert sich: „Da kamen die Geflügelhalter in Scharen zu uns – zuvörderst jene, die noch kurz zuvor gesagt hatten, eher würden sie ihre Schwiegermutter verkaufen, als die Käfige rauszureißen, ja sie würden die gesetzliche Umstellfrist bis 1992 verstreichen lassen und dann bis vors Bundesgericht gehen."[2]

Ab 1992 verkauften Migros und Coop keine Batterieeier mehr aus der Schweiz, jedoch weiterhin ausländische. 95% der importierten Eier stammten aus Batterien. Die Supermarktkette Waro strich als erste Importeier aus dem Sortiment. Migros und Coop mussten nachziehen und verkauften ab 1996 kein Ei mehr aus der Batterie. Importierte Käfigeier sind nur noch bei den Discountern zu bekommen. Eierprodukte stammen weiter aus importierten Eiern, jedoch mit sinkendem Anteil.

Der befürchtete Verkaufsrückgang bei inländischen Eiern trat nicht ein. Bei insgesamt sinkendem Eierverzehr nahm der inländische Anteil zu, der Anteil an Batterieeiern nahm ab.

Kann die EU daraus etwas lernen? Mit 20 Jahren Verspätung führt die EU die gleiche Debatte wie in der Schweiz. Auch hier werden „ausgestaltete Käfige" nach einer Übergangsfrist im Jahr 2012 Pflicht sein. Das Huhn soll im Käfig mehr Platz (750 cm^2), ein Legenest, Einstreu, genau bemessene Sitzstangen- und Futtertroglänge haben. Zur Begründung für die Beibehaltung der Käfige werden diesselben Argumente genannt: Wenn die Käfige hier verboten werden, dann würden sie ins Ausland mit den schlechteren Tierschutznormen abwandern. Außerdem würden wir dann jede Kontrollmöglichkeit verlieren. Das Schweizer Beispiel zeigt, dass diese Logik nicht stimmt. Die Schweiz hat den Import von Batterieeiern nicht verboten und trotzdem sank ihr Anteil.

Noch etwas können wir aus dem Schweizer Beispiel lernen. Im EU-Gesetz fehlt der entscheidende Punkt eines unabhängigen Prüf- und Genehmigungsverfahrens. Bei der viel größeren Macht der industriellen Hühnerhalter in der EU mangelt es deshalb an einem Gegengewicht. Dann wird es schwerer werden, Fehlentwicklungen in neuen Ställen zu korrigieren und schon gemachte Erfahrungen und Forschungsergebnisse anzuwenden.

Zur Ermutigung und um daraus zu lernen, drucken wir das Schweizer Rezept im Original ab.

Das Schweizer Rezept[3]

„Menuvorschlag: Ausstieg aus der Batteriehaltung von Legehennen. Man nehme folgende Zutaten:

1. Tierschutzorganisationen, die sich im Ziel grundsätzlich einig und in der Lage sind, dieses Ziel in ihrem Land für lange Zeit zu einem öffentlichen Thema zu machen. Man vergewissere sich, dass die Tierschutzorganisationen über die erforderlichen Mittel und Kapazitäten verfügen und Differenzen in anderen Fragen zurückstellen.

2. KonsumentInnen, die bereit sind, beim Einkauf und beim Essen auf die Herkunft der Eier zu achten und mehr für Eier aus einer hühnerfreundlichen Haltung zu bezahlen. Man achte darauf, die KonsumentInnen informiert und interessiert zu halten, einerseits mit der Darstellung negativer Fälle, vor allem aber mit positiven Beispielen und Meldungen über die Schritte, die bereits gemacht werden konnten.
Übrigens: KonsumentInnen sind wir alle – kennen wir uns nicht schon?

3. Klare Bestimmungen auf Gesetzes- oder Verordnungsebene über Tierschutz, Zielvorgaben, Verantwortlichkeiten, Kompetenzen, Fristen und Sanktionen. Man stelle den Vollzug sicher durch Fachleute mit Rückgrat.

4. Ein Bewilligungsverfahren, welches sicherstellt, dass nur in Systeme investiert wird, die eine tiergerechte Haltung ermöglichen. Man wähle hierfür eine zentrale, fachlich kompetente Behörde, statte sie mit genügend Mitteln und Kompetenzen aus und unterstütze sie durch unabhängige, objektive Forschung.

5. HühnerhalterInnen, die bereit sind, Neues zu wagen. Man stelle sicher, schon früh einige Hühnerhalter für diesen Schritt zu gewinnen, damit es für ihre Berufskollegen einfacher wird, ihnen zu folgen. Und man fördere alles, was sie ermutigt, die Vermarktung ihrer Eier in die eigene Hand zu nehmen, damit sie nicht von Zwischenhändlern abhängig werden.

13.3. Die Landschaft einer nachhaltigen Landwirtschaft

Gibt es in der Kultur-Landschaft eine Alternative zur Moderne? Die Landwirtschaft kann nicht in die alten Zeiten zurück. Selbst der Ökolandbau wird kein Landschaftsmuseum herstellen können. Streuwiesen, Heiden, Korbweiden und andere untergegan-

---

6. Detailhändler, die sensibel auf Bedürfnisse zunächst eines kleinen, aber wachsenden Kundensegments reagieren und die Chance nutzen, ihr Geschäft mit dem besseren Produkt zu machen. Besonders hilfreich ist es, wenn große Handelsketten für die Umstellung gewonnen werden können.

7. Medien und Organisationen, welche die Forderungen des Tierschutzes aufnehmen und weitertragen. Man fördere insbesondere Kontakte auf persönlicher Ebene.

8. Eine Agrarpolitik, welche die für eine tierfreundliche Produktion günstigsten Rahmenbedingungen fördert. Die passende Agrarpolitik ist daran erkennbar, dass sie einerseits tierfreundlich wirtschaftende Betriebe mit Direktzahlungen unterstützt, während sie gleichzeitig die Konzentration auf Großbetriebe und die intensive Produktion weniger attraktiv macht.

9. PolitikerInnen und Behörden, die sich für die Festlegung und Einhaltung der Bestimmungen einsetzen und den zuständigen Organen im Vollzug den Rücken stärken. Man achte darauf, Politiker aus verschiedenen Lagern zu gewinnen, und sorge dafür, dass Tierschutz für sie nicht nur eine Frage kurz vor den Wahlen ist.

10. Vorbildliche Hühnerhaltungen, die weit über die käfiglose Intensivhaltung hinausgehen. Denn die Haltung von Tausenden von Hühnern ist ja nicht wirklich das, was wachsende Kreise in Begeisterung versetzt. Eine minimalistische Alternative zur Batteriehaltung ist auf Dauer kein geeignetes Gewürz, um die Treue der Konsumenten für ein teureres Ei zu gewinnen und zu erhalten. Die meisten Menschen wollen eigentlich Eier von Hühnern, die ein hühnerliches Leben fahren dürfen, man achte daher darauf, diesem Wunsch entsprechende Modelle zu fördern.

Die Zutaten 1 bis 5 sind unverzichtbar für ein gutes Gelingen, die übrigen Zutaten fördern es zusätzlich.

Je nach Land und Sitte würzen. Mit Liebe zum Tier und Respekt vor dem Mitmenschen anrichten und auftragen. Nicht zu heiß, aber keinesfalls lauwarm auftragen“.

---

gene Wirtschaftsweisen wird es auch im Ökolandbau nicht mehr geben.

Wir schlagen einen anderen Weg vor. Kein Landschaftsmuseum, sondern den Versuch, auch in der modernen, nachhaltig bewirtschafteten Landschaft die Dynamik zu entdecken. Wir sollten aufhören, „Biotope“ mit viel Geld zu implantieren, die „ausgeräumte“ Landschaft wieder „einzuräumen“, neu zu „möblieren“. Die Restaurierung alter Landschaftsbilder produziert zu oft nur neue ökologische Investitionsruinen und neue Pflege- und Entsorgungsprobleme. Statt dessen ist die Besinnung auf die landschaftlichen Auswirkungen des nachhaltigen Landbaus und tiergerechter Haltungsformen wichtiger. Auch wenn sie zuerst einmal unscheinbar sind.

Vielfalt durch nachhaltige Bewirtschaftung

Das traditionelle Landschaftsbild ist etwas fürs Auge. Unser Blick fällt zuerst auf die Prominenz: Die Gehölze, die Gewässer, das Relief. Vielleicht hören wir die Vögel oder gar die Stille. Alle anderen unserer fünf Sinne bleiben ausgeblendet. So haben wir nur eine geringe Sensibilität für die unscheinbaren Sensationen, die das Land zu bieten hat.

- Nachhaltige Bewirtschaftungsformen führen zu einer Vielzahl *unterschiedlicher Orte*.
- Nicht nur Weizen, Gerste, Roggen, Zuckerrüben, sondern vielfältige Fruchtfolgen schaffen örtliche und zeitliche Verschiedenheit.
- Es gibt nicht nur Ackerbau. *Neue Betriebszweige* kommen hinzu: Viehzucht, Gemüse, Obstanbau, nachwachsende Rohstoffe.
- Die Tiere werden *bodengebunden* gehalten (Weidegang, Freilandhaltung, Ernährung durch wirtschaftseigenes Grund- und Kraftfutter).
- Statt die Pflanze mit Mineraldünger zu füttern wird der *Boden belebt* durch Mist, Gründüngung, Bedeckung usw.
- Die Düngung erzeugt nicht den gleichmäßig mit Nährstoffen überversorgte Boden, sondern eine *wachsende Differenzierung*. (z.B. Aushagerung und Anreicherung von Nährstoffen durch Beweidung, s.u.).

Die anzustrebende Agrarstruktur wird ein Nebeneinander verschiedener Wirtschaftsstile sein. Zwischen den verschiedenen Nutzungen entstehen *Übergangsbereiche*, die gelegentlich genutzt werden oder ungenutzt bleiben (Feldraine, Wegränder, Zäune, Triebwege, Lagerplätze usw.). Die harten Grenzen der großen Ackerbaubetriebe (wo der Acker aufhört, beginnt der Asphalt) weichen den *„weichen" Grenzlinien* einer vielfältig genutzten Feldflur.

Der zukünftige nachhaltige Landbau kann damit genau die Vielfalt schaffen, deren Verlust in der ökologischen Diskussion als eine der Hauptursachen des Artenverlustes angesehen wird.

Fruchtbarer und belebter Boden, viele unterschiedliche Standorteigenschaften und viele Grenzlinien sind unsichtbar oder wenig spektakulär – doch sie sind von eben so großer ökologischer Bedeutung wie die ökologische und ästhetische Prominenz der Gehölze, Feuchtgebiete usw. Diese unscheinbaren Auswirkungen eines nachhaltigen Landbaus sind bisher kaum beachtet worden.

Den Tieren zusehen

Wer die Landschaft begreifen will, der sollte den Tieren genauer zusehen. Das weidende Tier ist kein lebender Rasenmäher. Das Tier ist ein guter Pflanzenkenner und wählt beim Fressen aus. Freilebende oder halbwild lebende Tiere zeigen: große Strecken werden zurückgelegt bei der Suche nach verschiedenen Futterquellen, von Gras, Kräutern, Gehölzrinde und Blättern, frischem, aber auch verdorrtem Futter (überständiges Gras, welke Brennnesseln, Brennnesselsamenköpfe, Distelköpfe) bis zu Äpfeln und (leider) Zwetschgen. Stachlige Gehölze, stark riechende oder haarige Gräser werden gemieden.

Das Schwein will sich suhlen, das Pferd wälzen, die noch säugenden Jungtiere ihrem Bewegungsdrang folgen. Die verschiedensten Formen der Sozialkontakte (von den Rangkämpfen bis zur Befruchtung) brauchen viel Bewegungsraum, um artgerecht möglich zu sein. Das Tier sucht Schutz vor Sonne und Regen durch Bäume, Unterstände/Hütten, vor Wind durch Gehölz, vor extremen Temperaturen durch ein vielgestaltiges Relief (sonnenexponiert, windgeschützt, aber auch schattige, kühle Stellen. Vor den Mücken flüchtet sich das Tier auf luftige Kuppen. Zum

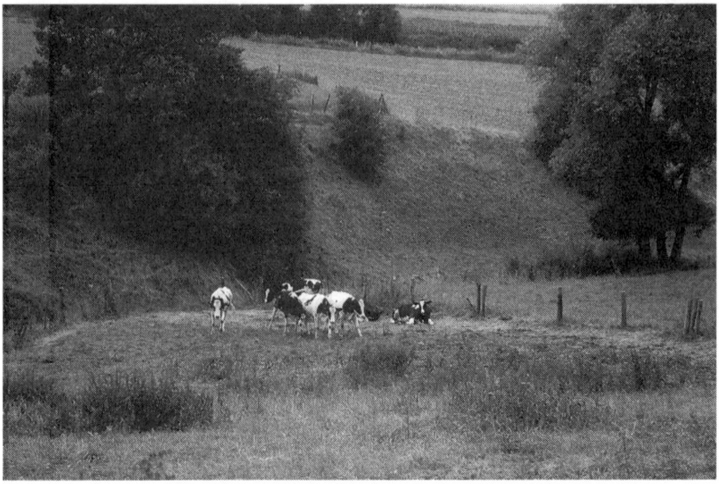

Weidende Tiere sind keine Rasenmäher. Sie wählen beim Fressen zwischen den Gräsern, Kräutern und Gehölzen aus. Durch den Viehtritt bildet sich am Hang Erosion. So entsteht eine vielgestaltige Landschaft.

Scheuern braucht es Bäume, Äste, Zaunpfähle usw. Zum Lagern wird offener, trockener Boden bevorzugt. Hier reichert sich Dung an, Brennessel wachsen am Rand dieser Lagerplätze und in ihrem Schutz wachsen neue Gehölze.

Mit den Jahren bildet sich auf solchen Weiden eine große Pflanzenvielfalt heraus. Nicht nur die zehn Allerweltsgräser der Intensivweiden.

Für die zukünftige Landschaft ist das von großer Bedeutung. Weide-Landschaften entstehen nicht als Plan am Schreibtisch, sondern aus dem Wechselspiel (Symbiose) zwischen der Ökonomie des Menschen und den Bedürfnissen der Tiere.

Daraus entstehen ganz andere Fragestellungen, als bisher vom Naturschutz aufgeworfen wurden. Dabei geht es nicht mehr um Schutz oder Herstellung eines Landschaftsbildes. Zukünftige Fragen werden sein: Was passiert spontan durch die Tiere? Wo müssen wir eingreifen, pflanzen, umbauen – um den Tieren zu helfen, aber auch um rentabel wirtschaften zu können?

In der Arbeiterjugendbewegung wurde in Ansätzen das „soziale Wandern“ praktiziert.[1] In offenem Gegensatz zur bürgerlichen Jugendbewegung begründete das „soziale Wandern“ nicht die Forderungen nach Schutz der Natur, sondern die zur Erschließung der Natur. Das Wandern diente nicht der Fantasieproduktion einer „ländlichen Idylle“ und der Abkehr von der „städtischen Zivilisation“. Das Naturerleben sollte der Stärkung für die Kämpfe in der Fabrik dienen. Das Leben der Landbewohner sollte bewusst wahrgenommen werden. Die Dokumente der Arbeiterjugendbewegung zeigen ein widersprüchliches Bild. Vieles blieb Absichtserklärung, der erklärte Unterschied zur bürgerlichen Jugendbewegung war geringer, als die Propaganda es versprach. Dennoch hat das „soziale Wandern“ eine anregende Wirkung bis in die Gegenwart entfaltet.

In der Nachkriegszeit gibt es eine Vielzahl von Versuchen, am „sozialen Wandern“ anzuknüpfen. In den 70er Jahren haben das verschiedene Landjugendverbände in Zeltlagern praktiziert. „Spurensuche“- Projekte der Pfadfinder und anderer Jugendverbände stehen in derselben Tradition. Wanderführer z.B. zum Weitwanderweg durch die piemontesischen Alpen („Grande Traversata delle Alpi“) sind ein neueres Beispiel für die wachsende Zahl von Kulturlandschafts-Reiseführern.[2] Der Agrotourismus beginnt in Ansätzen, Landschaftsführungen durch Bauern zu entwickeln.[3]

Richtig bevölkerungsreich wird das Land wieder während der Weinlese. Zehntausende kehren aus den Städten zu Zeiten des Viehauf- und Abtriebs, der Viehmärkte usw. in ihre alte Heimat zurück, um sich mit Lebensmitteln einzudecken, aber oft auch um sich ihrer Herkunft zu versichern.

Das nicht nachlassende Interesse von Jugendlichen an alten Pilgerwegen, Eseltouren und an Reitwanderwegen zeigt, dass diese Sehnsucht nach einem engen Kontakt mit Land und Leuten nicht nur ein verschwindendes Generationenphänomen ist.

Vor allem das *Reiten* ist ein bisher kaum beachtetes Phänomen, das ein neues Verhältnis zum Land andeutet. In Deutschland gibt es über eine Million Reitpferde, meistens im kleinen Privatbesitz.[4] Befördert durch die Mobilität der Stadtbewohner, stehen die Pferde in immer weiteren Umkreisen der Siedlungszentren. Die

Haltung eines Pferdes ist von großer emotionaler Bedeutung. Das Pferd prägt den Alltag, die Urlaubsplanungen, die Freundeskreise. Der finanzielle Aufwand für das Pferd ist erheblich und belastet die meistens nicht reichen Pferdehalter.[5] Die regelmäßige Sorge um das Tier und das Reiten werden zum Teil des Lebensstils der Familien. Mit dem Pferd kehrt ein Stück Land in die Stadt zurück.

Die Wahrnehmung der Landschaft durch diese neuen und fortbestehenden Nutzungen verändert sich. Sie schließt Bilder, schöne Aussichten ein – geht darin jedoch nicht auf. In der Landschaft, auf vielen Bauernhöfen ist heute nicht nur etwas zu sehen, sondern mit allen fünf Sinnen ist erfahrbar, was heute eine nachhaltige Landwirtschaft ist. Und Wahrnehmen heißt dann: neben Sehen auch noch Riechen, Hören, Tasten – vom Erleben der Haustiere bis zum Dröhnen und dem Staub des Mähdreschers.

Meist sind wir geübt im Sehen der räumlichen Verschiedenheit. Doch für die Geschichte, die zeitliche Verschiedenheit der Landschaft haben wir kein Organ. Feld und Flur waren früher für den Dorfbewohner das aufgeschlagene Geschichtsbuch des Dorfes, in dem er die Menschenschicksale seiner Bewohner lesen konnte. Beim Spaziergang am Sonntag wurden dem Acker und der Wiese die Erbfälle entziffert, die Hochzeiten, die Bankrotte, der Arbeitsalltag der großen und der kleinen Leute, der faulen und der fleißigen. Wer früher beim Bauern, beim Großvater Heu machen half, der hatte für alle Zeiten etwas von einer Wiese, dem Gras, der Kuh und dem Wetter verstanden. Diese Gelegenheit gibt es heute nicht mehr. Die menschliche Geschichte der Natur ist kaum mehr lesbar. Sie verschließt sich vollends, wenn man bei der Betrachtung einer Wiese etwas von dem hier angewandten „Grünlandextensivierungsprogramm“ oder der „Milchquote“ verstehen muss.

Schlimmer als die fehlenden Gehölze sind die fehlenden Menschen in der Landschaft

Auch heute gibt es den Wunsch einer städtisch gewordenen Bevölkerung, im Landleben einen Gegensatz zu ihrer eigenen Lebensweise zu erfahren. Viele Wanderer und Urlauber sind zumindest an diesem einen Sonntag die eifrigsten Bewunderer der Landwirtschaft. Wie gerne erhaschen sie den Zipfel einer ihnen fremden Lebensart. Stolz erzählen sie den Kommentar weiter, den sie von einem Bauern zu aktuellen Fragen gehört haben.

Ein Problem der Landschaft ist es deshalb, dass wir auf den menschenleeren Fluren keinen Bauern antreffen, mit dem man in Ruhe reden kann. Schlimmer als die fehlenden Gehölze sind die fehlenden Menschen in der Landschaft. Die Landschaft gehört weder den Vollerwerbsbetrieben noch den Naturschützern. Die Landschaft muss wieder erschlossen werden. Vielfalt der Landschaft gibt es nur, wenn viele Menschen auf dem Land arbeiten. Die Landschaft muss nicht mit Biotopen möbliert, sondern „peupliert“ werden. Die Gehölze kommen dann von ganz alleine.

Die alten Fehler eines rigiden Landschaftsschutzes sind heute sichtbar. Sie können revidiert werden. Ein kleines Beispiel: Aus Angst vor Zersiedlung der freien Landschaft wurden der Bungalow mit Swimmingpool und gleichermaßen die unzähligen Bienenhäuser, Gerätehütten in Obstgrundstücken und Gärten, die Viehunterstände usw. verboten, wenn sich auch nur die bescheidensten Formen von Freizeitaktivitäten entdecken ließen. Gegen das unerlaubte ‚Bauen im Außenbereich‘ griff der Förster unerbittlich durch. Oft wurde gerade den Menschen die Landschaft vergällt, die dort auch arbeiten und einmal in der Woche ihren Feierabend auf dem Grundstück verbringen wollten. Ergebnis dieses Landschaftsschutzes: Eine weitere Gruppe von Menschen verließ die Landschaft.

Notwendig ist vorsichtige Regulierung statt schematischen Zwangs. In Zukunft sollte deshalb das Bauen im Außenbereich unter bestimmten Bedingungen (nutzungsbegleitend) möglich sein.

Zufriedene Kühe und Schweine statt Biotope

Wird der Naturschutz arbeitslos, wenn wir in Zukunft weniger über den Schutz als über die Nutzung der Landschaft nachdenken? Eher das Gegenteil wird der Fall sein. Den Naturschutzverbänden laufen die Aktivisten gerade deshalb davon, weil der Schutz der Natur in eine Sackgasse geführt hat. Der Naturschutz der Verbände ist stark verbürokratisiert und diese Arbeit wollen immer weniger machen. Sie wollen nicht im halbamtlichen Räderwerk der Stellungnahmen und Amtstermine untergehen. Die Verbände haben diese Funktionen zwar gewollt, um ihre Ziele mit

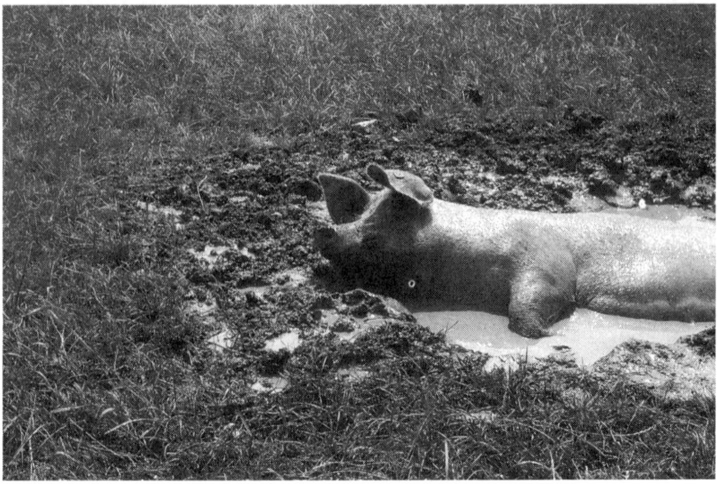

Schweine kühlen sich durch Suhlen ab.

staatlichen Zwangsmitteln durchsetzen, um Naturzerstörungen effektiver verhindern zu können. Als Ergebnis haben sie sich dafür das Image der „Miesmacher, Paragraphenreiter und Personen, die gegen alles sind" eingehandelt.[6]

Weniger Naturschutz wäre mehr. Für die Naturschutzverbände eröffnet sich ein weites Feld jenseits der veralteten Schutzkonzepte. Gebraucht werden Projekte auf kommunaler und regionaler Ebene. Dort, wo sie möglich sind, wo sie getragen werden von den Mitgliedern und der Bevölkerung (Naturerleben, Kennenlernen der Tiere und Pflanzen, Kooperationen mit Landwirten, Vertragsnaturschutz, Trinkwasser-Kooperationen usw.). Die manchmal belächelten „Feld-, Wald- und Wiesen-Biologen" der Verbände werden dringend gebraucht. Unschätzbar sind ihre Arten-Kenntnisse angesichts der Chemisierung der Biologie, die in den Schulen vorherrscht. Statt die Kenntnis von Tieren und Pflanzen zu gebrauchen, um neue Schutzgebiete zu begründen, sind sie nötig, um die Natur kennen, lieben zu lernen. Nur dann werden wir sie gegen ihren Ausverkauf verteidigen.

Das Verhältnis von Landwirtschaft und Naturschutz ist überladen mit Ansprüchen. Doch aufgeladen werden kann den Menschen nur, was sie auch tragen können. Sonst laufen sie den vielen

Aufgaben davon. Das gilt für die Bauern. Sie können nicht all die Erwartungen erfüllen, die in der Stadt niemand verwirklichen will. Das gilt auch für die Naturschützer. Sie wollen nicht die grünen Spinner, die Verhinderer sein. Der Narr mit Fernglas, der die Sonntagspredigt hält, die schon am Montag vergessen ist. Beide, Bauern und Naturschützer wollen nicht die Stellvertreter spielen.

Die Zeit ist überfällig, um die Ansprüche und Glaubensbekenntnisse auf den Boden zurückzuholen. Eine Agrarwende lässt sich mit den Argumenten des Naturschutzes nicht begründen. Ökologie beschreibt, was ist. Daraus folgt nicht, was sein soll.[7] In jeder Kultur-Landschaft stellt sich die Frage, was geschützt und was preisgegeben werden soll. Richten wir die Landschaft her für den Brachvogel, den Vogel des Jahres 1982, der eine weite Wiesenlandschaft ohne Hecken braucht, oder für die Vögel der Jahre 1985 und 2000 (Neuntöter, Goldammer), die Hecken brauchen?[8] Wenn nicht einmal die Vogelschützer sich dabei einig werden, dann wird das Problem nicht einfacher, wenn die anderen Abteilungen des Naturschutzes ihre Ansprüche anmelden. Was ist mit den Tieren und Pflanzen, die nicht so prominent sind, dass sie für ein Jahr ins Rampenlicht treten? Wie eine zukünftige Landwirtschaft aussehen soll, das können wir der Natur nicht ablesen. Die Gedanken darüber müssen wir uns schon selber machen.

Die Landschaft der Zukunft hat deshalb erst dann eine Chance, wenn sie statt betrachtet, stillgelegt, gepflegt, geschützt zu werden – endlich wieder nur gebraucht wird. Gebraucht, damit die Kuh wieder Gras frisst statt Soja, das Huhn auf dem Boden scharren und die Schweine in der Erde wühlen können und die Kälber auf der Weide an dem Euter ihrer Mutter saufen. Warum sollte in Zukunft eine Landschaft nicht als „schön“ erfahrbar sein, in der wir begreifen, dass es den Tieren auf dem Land gut geht? Auf Dauer werden die Menschen nur die Landschaft schön finden, die einen anderen Grund hat als den Besuch des Touristen. Kühe sind dauerhaftere „Landschaftselemente“[9] als all die implantierten Biotope, die schon morgen als die Mode von gestern vor sich hin rotten.

Alte Landschaftsbilder werden manchmal zerstört werden. Doch auf die Landschaft, die bei einer nachhaltigen Nutzung, bei einer tiergerechten Haltung entsteht, sollten wir es ankommen lassen.

13.4. In der Landwirtschaft braucht es mehr Demokratie

Die wenig beneidenswerte Aufgabe einer neuen Agrarpolitik ist, dass sie ein ganzes Fortschrittsmodell in Frage stellen muss. Mit der Korrektur einzelner Fehlentwicklungen ist es nicht getan. Der moderne Bauer ist, ebenso wie wir alle, den Versprechungen der Moderne gefolgt. Befreiung von Naturzwängen, individuelle Autonomie, soziale Gerechtigkeit, Entlastung von Arbeit waren die Hoffnungen, die hinter jedem Stallneubau und Maschinenkauf standen. Arbeitsbedingungen wie jeder andere auch, freies Wochenende, Urlaub, auch einmal krank werden können, ein angemessenes Einkommen – das alles sollte der Fortschritt bringen.[1]

Wir sehen heute, dass dieses Fortschrittsmodell in einer Sackgasse endet. Das wird vollends offenbar bei den nicht wenigen Bauern, die mit dem Fortschritt Erfolg hatten. Einige spezialisierte Schweinemäster z. B. können ihre Arbeitszeit auf wenige Stunden am Tag reduzieren und auch das Einkommen kann zeitweise stimmen. Doch gerade auf sie zeigt die Gesellschaft mit Fingern und schreibt an den neuen Stall „Schweine-KZ". Der Schweinemäster hat genau das getan, was wir alle wollten: Er hat billige Koteletts hergestellt. Deshalb muss es einen anderen Ausweg aus der Sackgasse geben, als den Bauern zum Schuldigen zu erklären.

Die Atomwende hat es mit einigen wenigen mächtigen Energiekonzernen zu tun. Die Agrarwende dagegen mit einem breiten gesellschaftlichen Konsens, der auf billigen Nahrungsmitteln beruht. Bei wem anfangen, bei wem aufhören?

Demokratisierung der landwirtschaftlichen Verhältnisse

Vergleicht man die Debatte über die Landwirtschaft mit Auseinandersetzungen in anderen gesellschaftlichen Bereichen, so fällt deren Schlichtheit auf. Die immergleichen drei Bestandteile werden in wechselnden Kombinationen als die neuesten Reform-Strategien vorgestellt: Verschärfung der Umwelt-Vorschriften, Absenkung der Preise auf Weltmarktniveau, Bezahlung ökologischer Leistungen. Der Staat oder der Markt, oder eine Kombination davon, sollen es richten.

Niemand würde es wagen, im Gesundheits-, Erziehungswesen, der Kultur usw. mit solch schlichten Modellen aufzutreten. Um die Debatte zu öffnen möchten wir die Landwirtschaft gerade mit diesen Bereichen vergleichen. Dafür spricht, dass in der Landwirtschaft erhebliche Teile der Arbeit pflegenden, reproduktiven Charakter haben. In der Landwirtschaft wird nicht nur geerntet, sondern viel Arbeit muss aufgewendet werden, damit der Boden fruchtbar, das Tier gesund bleibt.[2] Vergleichen wir also die Landwirtschaft mit der Kindererziehung.[3] Wie mit den Kindern umgegangen wird, das ist Sache der gesamten Gesellschaft – nicht nur der Familie, des Staates oder des Marktes. Kindererziehung ist eine widersprüchliche, immer wieder neu ausbalancierte gesellschaftliche Tätigkeit, über die öffentlich gestritten wird. Wenn die Eltern diese Debatte nicht mehr verstehen würden, dann wäre das ein Alarmsignal.

Wenn die Agrarpolitik nicht mehr verständlich ist, wenn niemand mehr das Räderwerk von Brüssel und WTO und nicht einmal die Datumsangabe auf der Eierpackung versteht, dann ist das ein Missstand, an den wir uns gewöhnt haben. Dabei geht es um unsere Lebensmittel. Doch über sie reden die Spezialisten. Beim Rest der Gesellschaft herrscht Schweigen und verwundertes Kopfschütteln. Es ist schwer vorstellbar, dass die Landwirtschaft einmal die Sache von uns allen werden könnte.

Das muss ja nicht heißen, dass jetzt alle mitbestimmen sollen. Das wäre der Alptraum für die Bauern. Die Kunst der Demokratie besteht gerade darin, dass durch Meinungsstreit (hoffentlich) etwas Richtiges zustande kommt. Das wird nur möglich sein, wenn eine „Machtbalance innerhalb eines komplexen Institutionengefüges existiert und eine institutionalisierte Konfliktaustragung im Medium der Öffentlichkeit stattfinden kann". So lernen wir in Gemeinschaftskunde die alten Weisheiten unserer konservativen Klassiker (Burke, Toqueville).[4] Legen wir ihre Maßstäbe an die Verhältnisse in der Landwirtschaft an, so zeigt sich ihre überraschende Aktualität.

Konfliktaustragung. Eine der wichtigsten Bedingungen dafür sind Interessensorganisationen, Gewerkschaften, Verbände, die sich „gegnerfrei" organisieren. Doch wie sollen Konflikte ausgetragen werden, wenn die Interessenvertretung der Bauern aufs Engste mit deren „Marktpartnern" verwickelt ist: mit dem Agrarhandel und dem Agrarkredit (Genossenschaften, Molkereien, Raiffeisenkassen usw.)?

Öffentlichkeit. Dieselbe Verwicklung findet sich bei der landwirtschaftlichen Presse. Ob sie nun Wachstum für die „Top-Agrarier" oder den anderen etwas fürs Gemüt bringt. Es ist immer die gleiche ununterscheidbare Einheit des Gegensätzlichen: Bauernverband, Genossenschaften, Landwirtschaftskammer, Zuchtverbände, die immer gleichen landwirtschaftlichen Untersuchungsanstalten und Agrarfakultäten. Bestehende massive Widersprüche zwischen Landwirtschaft, Verwaltung, Agrarindustrie können sich in solchen Zeitungen nicht ausdrücken.[5] Nicht einmal die zwischen den verschiedenen Gruppen von Bauern. Man muss schon sehr lange in den Leserbriefen von Bauern suchen, um andere Stimmen zu hören.

Machtbalance. Ein Gleichgewicht der Kräfte ist unter solchen Umständen innerhalb der Landwirtschaft und zwischen Landwirtschaft und ihren „Marktpartnern" nicht möglich. Der einzelne Bauer, selbst eine Gruppe von Bauern hat kaum eine Chance sich gegenüber den „Marktpartnern" oder der Verwaltung Gehör zu verschaffen.

Das Problem verschärft sich, weil in der öffentlichen Auseinandersetzung diese grüne Machtzusammenballung undurchschaubar ist. Geht es in der Debatte um das Problem der „Agrarfabriken" und „Massentierhaltung", so verweist der Bauernverband auf die Mehrheit der kleinen Betriebe und behauptet, dass es keine Agrarindustrie gibt. Geht es um das Verbot der Käfighaltung für Hühner, so warnt der Bauernverband vor der Auswanderung der Eiererzeugung in den Osten. Obwohl jeder weiß, dass diese zu über 80 % in industrieller Hand ist. Unklar ist, für wessen Interessen er gerade spricht. Darunter leidet die Glaubwürdigkeit. Die ganze Machtzusammenballung der „Grünen Front" nützt den Bauern nichts mehr.

Um nicht missverstanden zu werden: Es geht uns bei dieser Kritik nicht um den Vorwurf des Taktierens. Jede Interessenvertretung sucht sich ihre Argumente nach taktischen Gesichtspunkten aus. Doch meistens bleibt dabei durchschaubar, welche Interessen dabei verfolgt werden. Das ist in der Landwirtschaft anders. Hier ist unklar geworden, ob der Bauernverband gerade für die Mischfutterindustrie oder für den Bauern aus dem Vogelsberg spricht.

Offenlegung der Interessen auch in der EU

In der EU haben diese ungeschiedenen Verhältnisse der Landwirtschaft eine vollendete Gestalt angenommen. Im vierten Kapitel haben wir dargestellt, wie sich in der EU undurchschaubar Gesetzgebung, Exekutive, Agrarlobby und Verwaltung konzentrieren und vermischen. Diese von keinem Parlament kontrollierten Verhältnisse sind ein geradezu ideales Pflaster, auf dem die unterschiedlichen nationalen Agrarinteressen ihre Spuren verwischen können. Unsere undemokratischen Verhältnisse in der Landwirtschaft sind ungebrochen in die EU verlängert worden. Unsere Minister, Agrarbeamten und Agrarlobbyisten entscheiden in der EU an wichtigen Stellen. Trotzdem erscheint Agrarpolitik nicht mehr als unser eigenes Werk, sondern als Ergebnis des sog. „Brüsseler Bürokratismus".

Deshalb gibt es jetzt schon viele Hausaufgaben zu machen. Auch bevor die schwierige Aufgabe der politischen Einheit der Union gelöst ist oder das EU-Parlament wenigstens Kontroll- und Mitentscheidungsrechte beim Agrarhaushalt bekommt. Zu diesen Hausaufgaben gehört die Offenlegung der komplizierten Verhältnisse zwischen den Nationalstaaten und nicht deren Missbrauch. Es muss nachvollziehbar sein, welche Interessen im Ministerrat, in den Ausschüssen und Arbeitsgruppen, Gutachtergremien usw. vertreten werden.

Sonst werden Strategiedebatten über die Landwirtschaft zu einer endlosen Veranstaltung. Die Frage nach mehr Markt oder mehr Staat z.B. wird solange erfolglos wiederholt werden, bis mit diesen vordemokratischen Verhältnisse gebrochen wird. Erst dann werden Staat und Markt ihre notwendigen Funktionen vollbringen können. Die Schweiz ist dafür ein Beispiel. Bei der Abschaffung der Käfighaltung haben sich Staat und Markt zum allgemeinen Erstaunen geradezu potenziert. Möglich war das, weil der lange herrschenden „grünen Front" endlich gesellschaftliche Schranken gesetzt wurden. Erst dadurch wurden neue Dinge möglich. Nicht gegen die Bauern, sondern mit ihnen (vgl. Kapitel 13.2).

Die Fiktion der Einheit der Bauern fördert Stummheit, Resignation und Ohnmacht

Dies gilt nicht nur für die Politik. Bedrückend ist, dass sich diese undemokratischen Verhältnisse auf den Höfen fortsetzen können. Die Geschichte der Landjugend[6] und des ökologischen Landbaus ist voll mit Erfahrungen über den Bruch jeder Kommunikation in den Familien und im Dorf. Initiativen wurden erstickt, die Jugend durfte nicht ihren eigenen Einsichten folgen, nicht ihre eigenen Fehlern machen, weil nicht einmal auf dem eigenen Hof gedacht und getan und noch weniger öffentlich ausgesprochen werden darf, was der Meinung des herrschenden Kartells widerspricht. Damit verlor die Landwirtschaft viele schöpferischen Kräfte, die in der Landwirtschaft nach anderen Wegen suchten und dabei scheiterten.[7]

Von Franz Rohrmoser stammt eine eindringliche Analyse dieser Situation der Sprachlosigkeit. Als Ursache nennt er die Fiktion der Widerspruchsfreiheit, die im Namen der Schlagkraft der Bauern völlig gegensätzliche Interessen unter ein Dach zwingt. So entstehen Verhältnisse, in denen alles ungetrennt ist. „Wenn die Grenzen nicht klar sind, können auch Grenzverletzungen nicht klar angesprochen werden. Stummheit, Resignation, Ohnmacht sind dann am Platz. Somit kann auch viel Gewalt in den Beziehungen nicht artikuliert werden."[8]

Demokratisierung der Landwirtschaft heißt deshalb auch, dass die Fiktion, dass sich alle einig sind, aufgebrochen werden muss. Eine neue Agrarpolitik muss davon ausgehen, dass sich die Bauern nicht einig sind. Die verschiedenen Gruppen müssen ermutigt werden, sich abzugrenzen. Meinungsvielfalt schwächt die Bauern nicht, sondern macht ihre Probleme den Städtern allererst verständlich.

Die Offenlegung von Interessen und Interessenswidersprüchen unter den Bauern zuzulassen, ist für die Bauern selbst eine der größten Herausforderungen. Das kann ihnen niemand abnehmen.[9] Der Staat kann das ohne jedes Geld unterstützen, indem er Anhörungs- und Mitspracherechte schafft für die verschiedenen Gruppen der Bauern. Ämter, Verwaltungen, Beratung, Forschungseinrichtungen, Beiräte sollten in Zukunft pluralistisch besetzt werden. Das schafft Anerkennung der unterschiedlichen

Gruppierungen der Bauern, fördert ihre Abgrenzung und die Formulierung ihrer Interessen.[10]

Mehr Transparenz im Verhältnis zwischen Landwirtschaft und Gesellschaft

Die Gelegenheiten für Erfahrungen zwischen Landwirtschaft und Stadt müssen vermehrt werden

Wenn es keine gemeinsamen Erfahrungen mehr zwischen Landwirtschaft und Stadt gibt, dann können die Vorurteile auf beiden Seiten gepflegt werden. Deshalb sind die vielen landwirtschaftlichen Projekte, die von Städten, Schulen, Kirchen, Initiativen zusammen mit Bauern gemacht werden, von großer Bedeutung.[11] Dabei werden bessere Einkaufs- und Verkaufsmöglichkeiten eröffnet. Zugleich erfahren beide etwas übereinander.

An der Mühsal bei der Wiedereinführung der Schulmilch kann ein Elternbeirat lernen, welche Hindernisse die Hygienevorschriften für Milch und die Konzentration der Molkereien auftürmen. Ebenso wichtig sind dabei die Erfahrungen, die mit den Verzehrgewohnheiten der eigenen Kinder zu machen sind, wenn sie Pausensnacks kaufen und das Vesperbrot in den Papierkorb werfen.

Wenn die Konfirmanden im Konfirmandenunterricht einen Kartoffelacker anpflanzen, bearbeiten und mit Kartoffeln kochen lernen, dann haben sie etwas über die Schöpfung, die landwirtschaftliche Arbeit und sich selber gelernt.[12]

In den letzten Jahren haben sich die Kommunen und Landkreise neue landwirtschaftliche Betätigungsfelder geschaffen.[13] Sie fördern die Vermarktung (Bauernmärkte, regionale Belieferung von Großküchen), die Extensivierung der Landwirtschaft, die Kooperation zwischen Landwirtschaft und Wasserwerken,[14] die Kompostierung usw.

Die Liste solcher Beispiele ist unüberschaubar. Dabei wird nicht „die Lösung“ für die Landwirtschaft erfunden, wie manchmal Kritiker einwenden. Eine Lösung für die ganze Landwirtschaft gibt es nicht.

In solchen gemeinsamen Projekten zwischen Stadt und Land geht es nicht zurück in die schönen alten Zeiten. Hier können wieder Erfahrungen miteinander gemacht werden, mit dem Alltag der modernen Stadt und des modernen Landes.

Demokratisierung der Planungsverfahren
Der Naturschutz wird in den landwirtschaftlichen Wochenblättern als Gegner der Bauern liebevoll wöchentlich gepflegt. Die Anlässe dazu sind leider günstig. In Planungsverfahren (z.B. die Ausweisung eines Naturschutzgebietes, Biosphären-Reservat usw.) fühlen sich die Bauern übervorteilt, Misstrauen breitet sich aus, der Einzelne sieht sich zum Querulanten oder Sündenbock erniedrigt. Und die Behörde geht bei ihren Planungen von der verstockten Renitenz der Bauern aus. Solche Verfahren geben meist eine zu einfache Antwort auf eine komplexe Situation. Die vielfältigen ökonomischen, sozialen, aber auch kulturellen Gründe, die Bauern z.B. zum Aufgeben oder zum Ausbau ihres Betriebes bewegen, die veränderten Ansprüche der Bürger an die Landschaft, die veränderten öffentlichen und privaten Aufgaben usw. können in den Verfahren nicht ausgesprochen werden. Widersprüchliche Interessen über den zukünftigen Umgang mit dem Land können deshalb nicht offen ausgetragen werden.

Die regelmäßig festgestellte Sackgasse, in die Landwirtschaft und Naturschutz geraten, beruht deshalb nicht auf den Widersprüchen, sondern darauf, dass die widersprüchlichen Interessen überhaupt nicht zur Sprache kommen können.

Statt der wohlfeilen Kritik an eitlen oder willfährigen Beamten wäre an Planungsverfahren die Frage zu stellen:

- Erlauben sie den Interessenausgleich der Beteiligten oder verschaffen sich nur einige den Zugriff auf öffentliche Gelder, Bewilligungen, Land usw.?
- Es ist nicht so entscheidend, ob die einzelne Institution oder der einzelne Beteiligte das Richtige will – wie sollten sie auch? –, sondern ob das Verfahren eine Auseinandersetzung erlaubt.
- Ermöglichen sie eine Machtbalance staatlicher Verwaltungen – oder konzentrieren sie sämtliche Kompetenzen?
- Welche neuen Formen der Interessenauseinandersetzung sind möglich? (Z.B. „runde Tische", wie sie Landschaftspflege-Verbände sein könnten, oder „Agenda 21"-Prozesse).[15]

13.5. Einige praktisch-politische Vorschläge

Die Gesellschaft muss sich um ihre Ernährungsgrundlagen kümmern. Das kann nicht allein Agrarspezialisten überlassen bleiben.

In der Landwirtschaft braucht es mehr Demokratie. Agrarpolitik sollte sich als Politik begreifen und nicht nur als verlängerter Arm der Agrarökonomie. Das zieht sich als roter Faden durch dieses Buch. Der Umbau der Landwirtschaft wird deshalb ein langwieriger und komplizierter Prozess sein, der die Anstrengungen vieler braucht. Lösungen werden im Handgemenge entstehen, sie werden nicht von einigen erfunden werden. Neben den detaillierten Vorschlägen, die wir zum Thema Tierhaltung und Landschaft gemacht haben, möchten wir zu allgemeinen Fragen der Agrarpolitik deshalb nur einige vorsichtige Anmerkungen machen.

Wir gehen dabei von der Überlegung aus, dass der Staat Wirtschaftsweisen nicht bestimmen sollte – und seien es auch die richtigen. Weniger Fehler kommen heraus, wenn mittels gesellschaftlicher Auseinandersetzungen die rechtlichen und ökonomischen Rahmenbedingungen so geändert werden, dass die Menschen von alleine das Richtige tun können und ein zerstörerischer Umgang mit den Tieren und dem Boden beschränkt wird.[1]

Das Ziel sollte eine nachhaltige Wirtschaftsweise sein, die von der Initiative oder wenigstens der Duldung der Bauern getragen wird. Ein solches Projekt ist allemal sinnvoller, als die Bauern mit Subventionen zu ködern, diesmal für wechselnde Pflege- und Dienstleistungsaufgaben.

1. „Verbesserung der Agrarstruktur" sollte in Zukunft heißen: Bestärken der Vielfalt landwirtschaftlicher Wirtschaftsstile

Ein optimistisch stimmendes Ergebnis unserer Analyse der Landwirtschaft ist, dass die Landwirtschaft mehrere Wege einschlägt als in dem Wort vom „Wachsen oder Weichen" vorgespiegelt wird. Gäbe es dieses ökonomische Naturgesetz, dann wäre die Agrarwende schon an ihrem Ende. Weder von der Politik noch von der Wissenschaft wäre dagegen etwas auszurichten. Es gibt jedoch nicht nur den „wettbewerbsfähigen Vollerwerbsbetrieb" und neben ihm die anderen auf der schiefen Ebene, die sich auf unterschiedlichen Stufen zum Ausscheiden aus der Landwirtschaft befinden. Landwirtschaft besteht heute aus einer Pluralität unterschiedlicher Wirtschaftstile. Die Agrarwende muss deshalb nicht in Berlin und in den Labors erfunden werden. Sie kann sich stützen auf die vielen Versuche, die in der Landwirtschaft andere Wege gehen.

Diese Pluralität muss bestärkt und ermutigt werden. Die Politik kann dazu einiges beitragen. Sie kann eine Infrastruktur in der Beratung, der Landwirtschaftsschule wie im Bereich der Verarbeitung und Vermarktung fördern, die dieser Vielfalt nützt. Die Politik kann dazu beitragen, dass wir diese Vielfalt nicht als Zurückgebliebenheit wahrnehmen, sondern schätzen lernen. Ein Bauernmarkt in der Stadt ist dafür ein Beispiel. Dieses allseits erwünschte „event" in der Innenstadt gibt es nur, wenn es Bauern in der Region gibt, die verschiedene Produkte liefern können – nicht nur Gerste, Mais und Schweinefleisch. Eine „zurückgebliebene Agrarstruktur" mit vielen kleinen Bauern erscheint jetzt plötzlich in ganz neuem Licht.

2. Stopp der Wachstumsförderung

Viele Auswege, die in der Landwirtschaft gesucht werden, stoßen auf Schranken. Die Familien überlasten sich mit Arbeit, um die ständigen Wettbewerbsverzerrungen durch staatliche Wachstumsförderung ausgleichen zu können.

Förderprogramme, die Wachstumsbetrieben Vorteile verschaffen, müssen deshalb gestrichen werden. Ebenso sollte die Förderung wissenschaftlicher Forschungen eingestellt werden, die natürliche Prozesse ohne Rücksicht auf die Gesundheit und das Wohlbefinden des Tieres durch technische ersetzen wollen.

Eine systematische Durchforstung dieser Posten ist überfällig. Hier kann kräftig Geld gestrichen werden. Das frei werdende Geld hat eine sinnvollere Verwendung verdient.

3. Demokratischer Umbau des Agrarapparats

Veränderung der Politik braucht auch Veränderung der Strukturen. Unser Plädoyer für „mehr Demokratie in der Landwirtschaft" heißt zuerst einmal, dass Interessen geschieden werden. Bauern, Verbraucher, Lebensmittelhandel, Agrarindustrie haben unterschiedliche Interessen. Diese Interessen müssen zur Sprache kommen, sich auseinandersetzen. Nur wenn sie sich offen streiten können, wird etwas Sinnvolles herauskommen. Ein Verband, ein

Ministerium, ein Agrarapparat, die EU-Kommission können nicht für alle gleichzeitig reden. Mit diesen vordemokratischen Strukturen der „grünen Front“ muss gebrochen wird.

Ein kleiner Silberstreif am Horizont ist selbst in der EU zu entdecken. Das EU-Parlament darf heute nicht mehr nur Beschlüsse der Kommission absegnen. Es hat Mitentscheidungsrechte zum Beispiel in den Bereichen Umweltschutz, Lebensmittelsicherheit und Verbraucherschutz bekommen. Das bisher machtlose Parlament blockiert Gesetzgebungsverfahren und gewinnt Einfluss auf die Ratsentscheidungen. Dadurch beginnen sich die undurchschaubaren EU-Verhältnisse zu lichten. Interessen werden durchsichtig

Daraus ist auch für unsere Verhältnisse zu lernen: Die Debatte über eine neue Agrarpolitik versäumt ihre eigentlich politische Aufgabe, wenn sie sich nur um das Geldausgeben und neue Förderprogramme kümmert. Das war schon bisher der Fehler. Die Öffentlichkeit stritt über das Geld und übersah, dass Agrarpolitik auch über gesetzliche Regelungen, über Verwaltungen, über Forschungsförderung, wissenschaftliche Beiräte, Zuchtverbände, Landwirtschaftsschulen usw. massiv die gegenwärtige Sackgasse herbeiführte. In Zukunft wird sich deshalb nichts Grundlegendes ändern, wenn nur die Ziele der Subventionen erneuert werden, der ganze Apparat jedoch unverändert weiterarbeitet. Es ist eine Illusion, dass ein Ministerium diesen Apparat durch neue Ziele von oben nach unten verändern kann. Der Apparat kann weiterarbeiten wie bisher und den Regierungswechsel abwarten.

Deshalb müssen Kompetenzen aufgespalten statt konzentriert werden, Abteilungen können abgebaut oder neu gewichtet, parallele Beratungseinrichtungen und Pluralität in Beiräten und EU-Ausschüssen geschaffen, neue Leute eingestellt werden. Bei der Zulassung und Prüfung neuer Ställe, der Förderung von Zuchtverbänden sind unabhängige Einrichtungen nötig, die vom Tier und seinen Bedürfnissen ausgehen und nicht von der Technik. Für einen Apparat, der schon zu lange ohne gesellschaftliche Kontrolle ein Modell der Agrarentwicklung betrieb, ist nichts motivierender und innerlich erneuernder als Konkurrenz und „Gewaltenteilung“.

4. Lebensmittelsicherheit: Gesunde Tiere statt Dopingkontrolle

Die Art der Erzeugung unserer Nahrungsmittel hat entscheidenden Einfluss auf ihre Qualität. Nur gesunde Tiere bringen gesunde Lebensmittel hervor. Deshalb sind die Haltungsbedingungen, die Fütterung und die Frage des Medikamenteneinsatzes auch für die Lebensmittelqualität von Bedeutung, nicht nur für den Tierschutz. Wenn im Stall der Fehler schon gemacht, der Einsatz von Medikamenten als Reparaturmittel erforderlich wird, dann verkommt die Lebensmittelsicherheit zur Dopingkontrolle.

Alle Kontrolle ist auf Dauer überfordert, wenn nicht die Gefahren für die Lebensmittelsicherheit möglichst nah an der Quelle vermieden werden. Deshalb dürfen z.B. als Futtermittel nur noch unbedenkliche Stoffe zugelassen werden (Positivliste). Auf den Einsatz gentechnisch veränderter Organismen in der Land- und Ernährungswirtschaft muss verzichtet werden. Ihr Gefahrenpotenzial ist nicht absehbar.

Die „gläserne Kette“, die das enttäuschte Vertrauen der Verbraucher in die Fleischwirtschaft zurückholen soll, sagt über die Haltungs- und Fütterungsbedingungen der Tiere nichts oder nur wenig aus. Die Verfahren, die unter diesem Motto entwickelt werden, zielen geradezu darauf ab, sich mit geringen Änderungen zu begnügen, um den bisherigen Standard zu sichern. Und Skepsis ist angebracht, ob das arbeitsteilige Geflecht von Futtermittelindustrie bis zum Lebensmittelhandel überhaupt jemals kontrollierbar und für den Kunden an der Theke transparent und nachvollziehbar sein wird.

Wichtiger als Zertifikate über Eigenkontrollen wird weiterhin das persönliche Vertrauen sein, das Verbraucher in die Menschen hinter der Theke setzen. Das gilt umso mehr, je kürzer und nachvollziehbarer die Wege sind, die die Waren zurücklegen.

Bisher werden die direkten Wege jedoch behindert durch eine schlichte Übertragung der Vorschriften vom industriellen auf den handwerklichen Bereich. Das bringt für Lebensmittelsicherheit keinen Fortschritt, wohl aber hohe Investitionen. Wenn ein Bauer einmal im Monat schlachtet oder auf der Alp Käse macht, dann erfordert das andere Kontrollmaßnahmen und Einrichtungen als in einem großen Schlachthof oder in einer industriellen Käserei.

Die für die arbeitsteilige Fleisch- oder Molkereiwirtschaft entwickelten Regelungen mögen ihren Sinn haben, auf die handwerkliche Erzeugung angewandt, behindern sie die von vielen Verbrauchern favorisierte Vielfalt von Lebensmitteln. Auch hier wieder ein Bereich, in dem ohne Subventionen vieles in Bewegung gesetzt werden kann.

5. Lebensmittelhandel – ein optimistischer Ausblick

Bisher beherrscht der „billige" Preis den Wettbewerb unter den Konzernen des Lebensmittelhandels. Weil dabei für die meisten nichts zu verdienen ist, halten das nur die kapitalkräftigsten durch. Abzusehen ist, dass selbst einige große Konzerne aufgeben werden und letztlich eine Handvoll großer Handelsketten und einige kleinere, regional verbreitete Unternehmen übrig bleiben. Dieser Prozess der Machtkonzentration ist kaum aufzuhalten, auch nicht über das Kartellrecht. Ist damit jede positive Bewegung ausgeschlossen? Drei Entwicklungen sprechen dagegen.

1. Beispiele aus der Schweiz, Dänemark und England zeigen, dass die Größe eines Handelskonzerns nicht unbedingt ein Hindernis für die Qualitätsorientierung bei Lebensmitteln sein muss. Wenn eine Kette – wie das in der Schweiz Migros und Coop taten[2] – ihren Lieferanten verkünden würde: „In zwei Jahren kaufen wir Euch keine Käfig-Eier mehr ab", dann hätten wir eine andere Diskussion. Natürlich werden die Ketten das nur tun, weil an einem Qualitätsei mehr zu verdienen ist als am austauschbaren Einerlei, das am unteren Ende der Preisskala angelangt ist. Und sie werden es auch nur tun, wenn die Kundschaft das will. Zu vermuten ist, dass deshalb die großen Ketten in Deutschland erst auf den Zug aufspringen werden, wenn andere, kleinere regionale Ketten (z.B.: tegut, familla, Feneberg) den „Qualitätsmarkt" getestet und erkundet haben.

2. Auch den einzelnen noch selbstständig geführten Läden (also nicht die Filial- bzw. „Regiemärkte"), wie sie bei der Edeka und REWE noch weit verbreitet sind, kommt hier eine Vorreiterrolle zu. Ihre Verträge mit den Ketten geben ihnen in einigen Bereichen große Freiheiten, selbst zu entscheiden, welche Waren sie von wem beziehen. Wenn die Kunden andere Lebensmittel verlangen, dann können sie diese auch im Supermarkt bekommen.

3. Bio-Supermärkte, deren Zahl und Umsätze zunehmen, wachsen örtlich zu einer stimulierenden Konkurrenz für die „konventionellen" Läden heran.

In allen drei Fällen unserer optimistischen Variante werden die Bauern auf Dauer nicht automatisch einen besseren Preis bekommen. In der weiterhin bestehenden Preiskonkurrenz im Lebensmittelhandel wird der Bauer bekommen, was übrig bleibt. Erst dann wird er an Qualitätsprodukten mehr Geld verdienen, wenn er deren Preis verteidigt.

6. Den ökologischen Landbau stärken

Der Ökolandbau muss entschieden gefördert werden. Das ist keine Benachteiligung der restlichen Bauern, sondern es verschafft dem Ökolandbau endlich gleiche Konkurrenzbedingungen. An diesem Prinzip sollte die Förderung in Zukunft gemessen werden. Die Möglichkeiten einer neuen Agrarpolitik sollten wir dabei nicht überschätzen. Mehr Ökolandbau wird es nicht geben ohne die Verbraucher. Von Ökoprüfzeichen, Aufklärung der Verbraucher bis zum Unterricht in den Schulen kann der Staat etwas zur Absatzsteigerung tun. Sonst sind seine Fördermaßnahmen zum Umstellen auf Ökolandbau kontraproduktiv. Wenn der Markt für Ökoprodukte nicht mit der Erzeugung wächst, dann fallen die Preise. Auch im Ökolandbau werden sich dann Entwicklungen beschleunigen, die wir heute an der Landwirtschaft allgemein beklagen: Spezialisierung, Wachstum der Tierbestände und Flächengrößen, Abhängigkeit von industriellen Vorleistungen.

So paradox es klingen mag: der Ökolandbau wird nur eine Zukunft haben, wenn er nicht nur an seine eigene Vermehrung denkt. 20 % Ökolandbau in zehn Jahren wird es nur dann geben, wenn sich die Landwirtschaft insgesamt wandelt. Wir widersprechen entschieden der mitunter vertretenen Haltung, dass Verbesserungen in der allgemeinen Landwirtschaft dem Ökolandbau einen Teil seiner besonderen Anerkennung (Zusatznutzen für die Verbraucher/Gesellschaft) nehmen. Das Problem des Ökolandbaus ist eher, dass die Verbraucher den hohen Preisabstand zwischen ökologischen und konventionellen Nahrungsmitteln nicht akzeptieren. Wenn über steigende Leistungen (Anforderungen) der konventionellen Landwirtschaft deren Kosten- und damit

Preisniveau steigt, verringert das den Preisunterschied und verbessert die Möglichkeiten, den ökologischen Landbau auszubauen.

7. Die Landwirtschaft braucht nicht weniger, sondern mehr Menschen

Tiere artgerecht zu halten und den Boden nachhaltig zu bewirtschaften, das macht mehr Arbeit. Eine nachhaltige Landwirtschaft ist nicht denkbar ohne Verringerung der Arbeitsbelastung und eine Vermehrung der Arbeitsplätze in der Landwirtschaft. Sonst laufen die Menschen der Landwirtschaft davon.

Arbeit gibt es auf den Höfen genug. Sie kann nur nicht bezahlt werden. Die starke Belastung durch die Arbeitsanspannung führt oft dazu, dass Arbeiten liegenbleiben, die zur langfristigen Sicherung der Höfe und der Landschaft notwendig sind.

Die Arbeitskraft reicht gerade dazu aus, um den Betrieb „am Laufen" zu halten. Die Erhaltung der Gebäude, die Erhaltung der Arbeitskraft der Familie, die Weiterbildung, Pflegearbeiten an Gehölzen, Gewässern in der Feldflur und im Wald, die Sorge um die Tiergesundheit, Entwicklung tiergerechter Stallformen, ein schöner Garten usw. müssen oft zurückstehen.

Über diese direkten Hofaufgaben hinaus gibt es viele Dinge, die von den Familien nicht mehr getragen werden können.

- Direktvermarktung und Weiterverarbeitung erfordert zusätzliche Arbeitskräfte.
- Die dringend notwendige Rückführung von Nährstoffen von der Stadt aufs Land überschreitet die Möglichkeiten einzelner Höfe bei weitem.
- Die Rekultivierung der Landschaft, der Rückbau der von der Flurbereinigung, dem Gewässerausbau usw. angerichteten Schäden steht immer noch aus.

In diesen und vielen anderen reproduktiven Arbeiten eröffnet sich ein weites Feld, in dem die Landwirtschaft Arbeitsentlastung notwendig braucht, um nachhaltig wirtschaften zu können. Neue Arbeits- und Einkommensmöglichkeiten können hier geschaffen werden.

Statt des weiteren Abbaus von Arbeitsplätzen braucht es auch in der Landwirtschaft Anreize, um Arbeitsplätze zu erhalten und neue zu schaffen.

VI. Anhang

Anhang I

Die verschiedenen Wirtschaftsstile der Landwirtschaft heute – Eine schematische Übersicht[1]

Um eine Ahnung von der Vielfalt der heutigen Landwirtschaft zu bekommen, sind die Begriffe der Agrarstatistik wenig geeignet. An den Begriffen Haupt-/Voll-/Nebenerwerbsbetrieb kann man nicht ablesen, was die Familien bewegt. Wir schlagen vor, landwirtschaftliche Haushalte nach verschiedenen „Wirtschaftsstilen" zu unterscheiden. Ökonomische Daten sind bei dieser Betrachtung eingebettet in ein Geflecht von kulturellen, familiären, lokalen Bedingungen und Werthaltungen. Unser Interesse gilt dabei den Gründen, aus denen die Familien ihre individuellen Antworten finden. Die Öko-Höfe sind in allen vier Wirtschaftsstilen anzutreffen.

1. Stabile Haushalte oder: die traditionelle bäuerliche Wirtschaftsweise

Charakteristika

Ohne wesentliche Veränderung des Umfangs landw. Produktion; seltene und vorsichtige Investitionen; geringe Verschuldung; in Zukunft sowohl Erweiterung als auch Ausstieg möglich; sehr stark abhängig von der Einstellung des potenziellen Hofnachfolgers.

Typen:

Traditionell orientiert, sich arrangierend oder abwartend.

Sehr stark abhängig von den Werthaltungen der Mitglieder des Haushaltes. Sie können entweder traditionell geprägt sein und eine geringe Marktintegration durch viel Eigenarbeit/Subsistenz kompensieren. Es kann aber auch Ausdruck einer „Warteposition" der Entscheidungsträger des Haushaltes sein. Die Alten machen nichts Neues mehr, die nachfolgende Generation hat den Hof noch nicht übernommen.

Hier sind viele „Nebenerwerbsbetriebe" anzutreffen. Das Einkommen aus der außerlandwirtschaftlichen Arbeit wird zur Deckung der Kosten verwendet, die schon lange nicht mehr aus der Landwirtschaft erwirtschaftet werden können (Maschinen, Gebäudeunterhaltung). Um die Landwirtschaft aufrechtzuerhalten, erfolgt häufig ein Arrangement mit den unliebsamen Erfordernissen beim außerlandw. Geldverdienen.

Stabil bedeutet keinesfalls, dass nicht investiert wird. Jedoch: während die Dynamischen permanent den Betrieb verändern und aktuellen Bedürfnissen anpassen, tragen die Investitionen der „Stabilen" die Züge eines einmaligen Innovationsschub, eines Lebenswerks.

Der meist anzutreffende geringe Verschuldungsgrad gibt diesen Haushalten eine gewisse ökonomische Stabilität. Dennoch sind sie aufs Ganze gesehen nicht sehr stabil, sondern gerade abhängig vom gelingenden Arrangement mit den sich verändernden Werthaltungen der nachfolgenden Generation, der Frauen. Moderne Werthaltungen (Individualisierung, Privatisierung usw.) treten hier in scharfen Widerspruch zu traditionellen, z. B. dem bäuerlichen „Hofdenken“.

2. Dynamische Haushalte

Charakteristika

Marktorientierung, kommerzielles Betreiben der Landwirtschaft, Mentalität des Wachstums und der rationelle Einsatz von Produktionsmitteln und Ressourcen für Zwecke der landwirtschaftlichen Produktion.

Typen

- Wachstumsbetriebe (Flächen/Quotenzupacht, -zukauf; Spezialisierung; Aufstockung des Viehbestandes; Teilnahme an investiven Förderprogrammen; hoher Verschuldungsgrad)
- Einkommenskombination (nicht-landw. Einkommen, kombiniert mit einem vereinfachten Betrieb (z.B. viehloser Ackerbau oder rationalisierte Schweinemast, starke Inanspruchnahme von Lohnunternehmen)
- Dienstleistungen, „2. Standbein“, (z.B. Direktvermarktung, Maschinenring, Kompost, Tourismus). Hier werden betriebliche Ressourcen genutzt, um zusätzliche Einkommen zu erzielen. Sonst notwendige Wachstumsschritte können damit vermieden werden.

Viele Bio-Höfe sind in allen drei Untertypen zu finden. Auch wenn sie z.T. weniger kapitalintensiv wirtschaften, sind sie letztlich in professioneller Weise auf die Entwicklung des Betriebs ausgerichtet.

3. Abbau der Landwirtschaft

Charakteristika

Extensivierungsschritte; Verminderung bzw. Aufgabe der Landbewirtschaftung (Verpachtung bzw. Verkauf von Flächen/Milchquoten; Abstockung Viehbestand; Teilnahme am Vorruhestandsprogramm); fortschreitender Identitätswandel der Personen hin zu nicht-landwirtschaftlichen Bereichen (Arbeiter, Angestellte, Pensionisten).

Typen

- Ruhestand, kein Hofnachfolger
- persönliche Gründe
- zunehmend außerbetrieblich orientiert

Der landwirtschaftliche Betrieb läuft mit der jetzt noch wirtschaftenden Generation aus. Durch meist schrittweise Anpassung wird der Betriebsumfang an die abnehmende Arbeitskraft des Haushalts angepasst. Dies kann über lange Zeiträume mit der Überlastung einzelner Familienmitglieder verbunden sein. Manchmal verbunden mit der Hoffnung, dass doch eines der Kinder weitermacht.

4. Hobby/Subsistenz/„weniger Landwirtschaft ist mehr"

Charakteristika

Landwirtschaft ist keine ökonomische Notwendigkeit, sondern eine Lebensform, die bewusst fortgesetzt oder neu begonnen wird. Produktive Landnutzung auf wenig Land verbindet sich in unterschiedlichen Verhältnisses mit nicht produktiver Landnutzung.

Typen

- **Pensionäre**, meist ehemalige Nebenerwerbslandwirte, die nach ihrer (Früh-) Pensionierung ihre Landwirtschaft wieder aktivieren und den „Rumpf" ihres alten Betriebes bewirtschaften (extensive Viehhaltung, landw. Nebengewerbe).
- **Ländliche Residenz, Pferdehaltung.** Sie haben ein außerlandw. Einkommen, ein ländliches Heim und einen ländlichen Lebenstil, das Leben mit Tieren usw. sind ihnen wichtig. Sie sind unterscheidbar in solche, die mehr oder weniger Interesse und/oder Möglichkeiten zur Landnutzung haben. (von Wochenendreitern, die ihr Pferd in Pension stehen haben, bis zu den Pferdehaltern mit eigener Futtergrundlage, Ställen und Maschinen).
- **„Neo Rurals"**. Engagiertes Interesse, das Land so effektiv wie möglich zu bewirtschaften. Unterteilung in solche, für die es die Hauptquelle des Lebensunterhalts ist (manchmal mit Armut verbunden) und solche, die ihre Lebensmittelmittel weitgehend selbst erzeugen (oft biologisch), ihr Einkommen jedoch außerlandw. verdienen.
- **Traditionelle.** Sehr kleine Betriebe, mit extensiver Viehhaltung als dem häufigsten Typ. Sie haben oft einen landwirtschaftlichen Hintergrund, haben ihre Wurzeln in Bauernfamilien. Sie identifizieren sich mit der Landwirtschaft. Ihre Arbeit erhält ihnen die Möglichkeit, weiterhin in einem familiären sozialen Zusammenhang zu bleiben.

In der Wissenschaft sind diese Haushalte selten wahrgenommen worden, da sie ökonomisch kaum eine Rolle spielen (geringe Flächenanteile und Güterproduktion). Sie sollen deshalb hier etwas ausführlicher dargestellt werden.

Eher naiv bis ironisch wurden diese Haushalte literarisch kommentiert (z.B. Ende der 70er Jahre die „Landkommunen"). Eine wunderschöne Darstellung stammt von dem französischen Agrarwissenschaftler Mendras, der den Immigranten *(neo rurals)* der Cevennen eine humoristisch-utopische Würdigung widmet.[2] In Frankreich sind in der Nachfolge dieses einflussreichen Textes viele Untersuchungen erschienen. Untersuchungsgegenstände sind: die Rolle der *neo rurals* in einem sich verändernden traditionellen Dorf und ihre Bedeutung für die Neugründung von landwirtschaftlichen Betrieben (Installation).[3]

Trotz ihrer geringen ökonomischen Rolle ist die Rolle der kleinen Farmen in der ländlichen Gesellschaft positiv. Die Mehrheit von ihnen ist weit davon entfernt gescheiterte Bauern oder ignorante Amateure zu sein. Da sie aus verschiedenen Hintergründen und Karrieren kommen, bringen sie neue Ideen, Talente und Enthusiasmus aufs Land, was den Bauern und dem ländlichen Leben nur nützen kann.

Anhang II

Informationsdatenbanken

Stiftung Ökologie & Landbau
http://www.soel.de (Viele Links zum Ökologischem Landbau)

@grar.de – Nachrichten aus Landwirtschaft, Natur- und Umweltschutz
http://www.agrar.de (kostenlose und breite Datenbasis zum Thema Landwirtschaft)

Uni Kassel, Fachbereich Landwirtschaft, Schwerpunkt Ökologischer Landbau
http://www.wiz.uni-kassel.de/spoel/

Dainet (Deutsches Agrarinformationsnetz)
http://www.dainet.de/dain/index.htm

Gesellschaft für Ökologische Tierhaltung e. V. Bonn
http://www.goet.de (Links zu Organisationen und Forschungseinrichtungen)

Zeitschriften, Pressedienste

Agra-Europe. Agra-Europe Presse- und Informationsdienst GmbH, Bonn, http://www.agra-europe.de

arbeitsergebnisse. Zeitschrift der AG Land- und Regionalentwicklung am Fachbereich Stadtplanung/Landschaftsplanung der Universität Gesamthochschule Kassel. Gottschalkstr. 28, 34109 Kassel

bioland. Fachzeitschrift für den ökologischen Landbau, Bioland Verlags GmbH, Mainz, http://www.bioland.de/index4.htm

Lebendige Erde. Biologisch-dynamische Landwirtschaft, Ernährung, Kultur. Hrsg.: Forschungsring für Biologisch Dynamische Wirtschaftsweise, Brandschneise 2, 64295 Darmstadt. www.LebendigeErde.de

Ökologie & Landbau. Zeitschrift für ökologische Agrarkultur, SÖL-Vertrieb, Postf. 1145, 67601 Kaiserslautern, http://www.soel.de

Pro Regio. Zeitschrift für eigenständige Regionalentwicklung, Franken-Domstr. 74, 97944 Boxberg-Wölchingen

Unabhängige Bauernstimme, ABL-Verlag, Hamm, http://www.bauernstimme.de

Slow Food. Zeitschrift der Slow Food-Bewegung, Geiststr. 81, 48151 Münster

Anhang III

Zitierte Literatur

Abel, Wilhelm: Agrarpolitik. – Göttingen: Vandenhoeck & Ruprecht, 1951.

Adler, Katharina: Lebenslandschaften. Mitteilungen aus dem Allgäu. – Bühl-Moos: Elster Verlag, 1985.

Adorno, Theodor W.: Erziehung nach Ausschwitz. – In: Ders.: Stichworte. – Frankfurt, 1969. S. 85–101.

AGÖL (Arbeitsgemeinschaft ökologischer Landbau) (2000): Agrarpolitische Gespräche der AGÖL „Liberalisierung des Welthandels als Herausforderung für den Ökologischen Landbau" am 21.1.2000 im Rahmen der Grünen Woche, Berlin, http://www.agoel.de/200002.pdf (2.7.2001).

AGÖL (Arbeitsgemeinschaft Ökologischer Landbau) (o.J.): Rahmenrichtlinien für den ökologischen Landbau. 15. überarbeitete Auflage, Berlin.

AgrarBündnis, Arbeitsgemeinschaft ländliche Entwicklung (Hrsg.) (div. Jge.): Der Kritische Agrarbericht. ABL-Verlag, Rheda-Wiedenbrück.

Angres, Volker/Claus Peter Hutter/Lutz Ribbe: Bananen für Brüssel. Von Lobbyisten, Geldvenichtern und Subventionsbetrügern. – München: Droemer, 1999.

Arbeitsgruppe Geflügel des Schweizer Tierschutzes: Legehennen. 12 Jahre Erfahrung mit neuen Haltungssystemen der Schweiz. – Basel: Schweizer Tierschutz STS, 1994.

Bartussek, H., Tritthart et al.: Rinderstallbau. – Graz: L. Stocker Verlag, 1995.

Bätzing, Werner: Die Alpen. Entstehung und Gefährdung einer europäischen Landschaft. – München: Beck, 1991 (4. Aufl.).

Bätzing, Werner: Die GTA Grande Traversata delle Alpi. Der große Weitwanderweg durch die piemontesischen Alpen. – Oldenburg: Weitwander-Verlag, 1989.

Baumann, Werner/Moser, Peter: Bauern im Industriestaat. Agrarpolitische Konzeptionen und bäuerliche Bewegungen in der Schweiz 1819–1968. – Zürich: Orell Füssli, 1999.

Beck, Ulrich: Gegengifte. Die organisierte Unverantwortlichkeit. – Frankfurt: Suhrkamp, 1988.

Bell, D.: Die nachindustrielle Gesellschaft. – Frankfurt, New York, 1975.

Bieri, H.: Stadtnahe Landwirtschaft – lebenswichtiger Bestandteil des Agglomerationsraumes. – Zürich: Vereinigung Industrie und Landwirtschaft, 1994.

Binswanger, H. C. u. a.: Arbeit ohne Umweltzerstörung. Strategien für eine neue Wirtschaftspolitik. – Frankfurt/Main: Fischer, 1983.

Bircher, L./Schlup, P.: Das Verhalten von Truten eines Bauernschlages unter naturnahen Haltungsbedingungen. Schlußbericht für das Bundesamt für Veterinärwesen. – Bern: 1991.

Bloch, Ernst: Ungleichzeitigkeit und Pflicht zu ihrer Dialektik (1932). – In: Ders.: Erbschaft dieser Zeit. – Frankfurt/Main: Suhrkamp, 1962.

Born, Helmut: Agrarproduktion, Agrarvermarktung, Lebensverhältnisse im ländlichen Raum: Was leistet das Solidaritätsprinzip heute noch? In: Jarre, Jan (Hrsg.) (2000): Mehr Wettbewerb in der deutschen Landwirtschaft.

Konsequenzen, Probleme, individuelle Perspektiven. – In: Loccumer Protokolle 5/00, Rehburg-Loccum.
Bové, José/Dufour, François: Die Welt ist keine Ware. Bauern gegen Agrarmultis. – Zürich: Rotpunktverlag, 2001.
Brun, A./Fuller, A.: Farm Family Pluriactivity in Western Europe. – Oxford, 1992.
Brzukalla, H. J. (2001): BSE- und MKS-Tragödien – Frischbereich erstmalig umsatzstärker. – In: BNN-Nachrichten, Juni 2001, Hürth.
Büchter, Christiane: Milchviehwirtschaft und Eingriffsregelung in Frankenhausen. Einige Gedanken zu landschaftsbelebenden Elementen und Biotopwertpunkten. – In: Arbeitsergebnisse. Zeitschrift der AG Land- und Regionalentwicklung Uni Kassel. Nr. 50/2001.
Bundeskanzleramt (Hrsg.): Vorschläge für eine verbraucherorientierte Neuausrichtung der Agrarpolitik, für eine andere Landwirtschaft. Das Konzept des Bundeskanzleramtes. – Berlin: Bundeskanzleramt, 23.1.2001.
Bundesregierung: Agrarbericht. Div. Jahrgänge.
Burckhardt, Ch./Fölsch, D. W./Scheifele, U.: Das Gefieder des Huhns. Abbild des Tieres und seiner Haltung. – Basel: Birkhäuser, 1979.
Busch, Neli/Richard le Masson: Neue Wege der landwirtschaftlichen Existenzgründung in Frankreich. – In: Arbeitsergebnisse der AG Ländliche Entwicklung, Uni Kassel. Nr. 46, 1999.
Dahl, Jürgen: Verteidigung des Federgeistchens. Über Ökologie und über Ökologie hinaus. – In: Dahl, Jürgen: Der unbegreifliche Garten und seine Verwüstung. – München: dtv, 1989.
Dax, Thomas/Niessler, Rudolf/Vitzthum, Elisabeth: Bäuerliche Welt im Umbruch. Entwicklung landwirtschaftlicher Haushalte in Österreich. (= Forschungsbericht Nr. 32) – Wien: Bundesanstalt für Bergbauernfragen, 1993.
Deutscher Verband für Landschaftspflege (Hrsg.) (1999): Verzeichnis der Regionalinitiativen – 230 Beispiele zur nachhaltigen Entwicklung. – Ansbach.
DLG (Deutsche Landwirtschafts-Gesellschaft): Verbraucherschutz in Land- und Ernährungswirtschaft. Leitlinien und Maßnahmen zur Neuorientierung. – Frankfurt/M., 2001.
Dohle, Franz Josef: Milcherzeugergemeinschaften – eine Möglichkeit für Bauern, sich zu behaupten. – In: arbeitsergebnisse 51/2001, Kassel, S. 20–25.
DRV, DBV: Gemeinsame Initiative des Deutschen Raiffeisenverbandes e. V. und des Deutschen Bauernverband e. V. zur Strukturanpassung der Genossenschaften. Bonn, 10.2.1998.
Engels, Friedrich: Die Bauernfrage in Frankreich und Deutschland (1894). – In: Marx/Engels: Werke. Bd. 22. – Berlin: Dietz, 1974.
Erdmann, Gero: Diesseits der Theorie: Partizipation, Demokratie und ländliche Genossenschaftsbewegung in Deutschland. Arnold-Bergstraesser-Institut, Freiburg, 1997.
Europäische Kommission KOM: Reform der Gemeinsamen Agrarpolitik. – 158 endg. – ABl. C 170 vom 4.6.1998.
Europäische Kommission: Agenda 2000 – Vorschläge der Kommission, Brüssel, 18.3.1998.
Eurostat: Handel der EU mit landwirtschaftlichen Erzeugnissen. – Brüssel, 1998.

Fachbereich Landwirtschaft, Uni Kassel/Witzenhausen (Hrsg.): Hofleben. Soziale Gestaltung und Zukunft in Familienbetrieben und Betriebsgemeinschaften. – Dokumentation der Konferenz vom 3. 12.–8. 12. 2000. – Witzenhausen, 2001.
Feldhaus, Ludger/Erwin Sieverding: Putenmast. – Stuttgart: Eugen Ulmer Verlag, 2001.
Fennekohl, Kristina: Die Entwicklung einer eigenständigen Interessenvertretung der klein- und mittelbäuerlichen Landwirtschaft in Frankreich unter besonderer Berücksichtigung der Conféderation paysanne. – Diplom Uni Kassel, 2001.
Fink, Andrea: Von der Bauernmilch zur Industriemilch. Zur Entwicklung und Funktion der Qualitätsnormen bei Milch. – Diss. Uni Kassel, 1991.
Fink-Kessler, Andrea/Schramm, Engelbert: Bioputen: ein Wachstumsmarkt. Über Konsumentenwünsche und Realitäten der Bioputenmast. – In: Der Kritische Agrarbericht 2000. – Rheda-Wiedenbrück: abl Verlag, 2000.
Fischler, Franz: Wohin steuert die Politik der EU für Landwirtschaft und ländlichen Raum. Rede auf dem Landwirtschaftskongress der CDU Deutschlands „Landwirtschaft. Wirtschaftsland – Zukunft für den ländlichen Raum“, Berlin, 7. 5. 2001.
FNL (Fördergemeinschaft Nachhaltige Landwirtschaft): Tätigkeitsbericht 1999/2000. Bonn, (o. J.).
Fölsch, D. W./R. Hoffmann / Beratung artgerechte Tierhaltung: Artgemäße Hühnerhaltung. 5. Aufl. (Ökol. Konzepte, 79). – Bad Dürkheim: SÖL, 1999.
Fölsch, D. W.: The Ethology and Ethics of Farm Animal Production. – Proceedings of the 28th Annual Meeting, EAAP, Commission on Animal Management and Health, Session III, IV held in Brussel, Belgium, August 1977. – Basel: Birkhäuser, 1978.
Ganzert, C.: Die Landwirtschaft zwischen Natur und Markt. – In: KONOLD, W. (Hrsg.): Naturlandschaft Kulturlandschaft. Die Veränderung der Landschaften nach der Nutzbarmachung durch den Menschen. – Landsberg: ecomed, 1996.
Ganzert, Christian: Gedanken zur Wirkung staatlicher Naturschutzmaßnahmen auf das Verhältnis Landwirtschaft und Natur. – In: Öko-Institut Freiburg: Für eine umweltgerechte und sozialverträgliche Landwirtschaft, Werkstattreihe Nr. 48. Freiburg, 1988.
Gempel, Fritz: Große Koalitionen für kleine Strukturen. Regionale Waren- und Wirtschaftskreisläufe: Der Weg für Fleischer und Bauern aus den Abhängigkeiten. – In: Jasper/Schievelbein (1997).
Giddens, Anthony: Sociology. – Cambridge: Polity Press, 1997, S. 49 f.
Gödde, Hugo: Bildungsarbeit in der Landjugend. – In: Westfälisch Lippische Landjugend (1985).
Groier, Michael: Der biologische Landbau in Österreich im Kontext der agrarischen Umweltpolitik der EU. – In: AgrarBündnis u. a.: Der Kritische Agrarbericht 1998, S. 321–331.
Haarmann, K./Pretscher, P.: Zustand und Zukunft der Naturschutzgebiete in Deutschland. – BFNL, Schriftenreihe für Landschaftspflege und Naturschutz, H. 39. Bonn-Bad Godesberg, 1993.

Haiger, Alfred/Storhas, Richard/Bartussek, Helmut: Naturgemäße Viehwirtschaft. Zucht, Fütterung, Haltung von Rind und Schwein. – Stuttgart: Ulmer, 1988.

Hamm, Ulrich/Johannes Michelsen: Die Vermarktung von Ökolebensmitteln in Europa. – In: Ökologie & Landbau, 28. Jg., 1/2000, S. 31–38, Bad Dürkheim.

Hard, Gerhard/Gliedner, Adelheid: Wort und Begriff Landschaft anno 1976. – In: Achleitner, Friedrich: Die WARE Landschaft. Eine kritische Analyse des Landschaftsbegriffs. – Salzburg: Residenz Verlag, 1977.

Harsche, E.: Die Landwirtschaft auf dem Weg in die Industriegesellschaft. – In: Sociologia Ruralis, Nr. 6, 1966, S. 118–143.

Harsche, E.: Die Landwirtschaft in der Industriegesellschaft. – In: Land, Agrarwirtschaft und Gesellschaft, Nr. 1, 1984, S. 3–58.

Hartke, W.: Die Heckenlandschaft. Der geographische Charakter eines Landeskulturproblems. – In: Erdkunde, Bd. V. Nr. 2, 1951.

Heinze, Rolf G.: Verbandspolitik zwischen Partikularinteressen und Gemeinwohl – Der Deutsche Bauernverband. – Gütersloh: Verlag Bertelsmann Stiftung, 1992.

Heß, Jürgen/Christian R. Vogl: Biolandbau austriae – quo vadis? Entwicklungen und Perspektiven des Biobooms in Österreich. – In: AgrarBündnis u. a.: Der Kritische Agrarbericht 1997, S. 40–49.

Hörning, B./Beratung artgerechte Tierhaltung: Artgemäße Schweinehaltung. 4. Aufl. (Ökol. Konzepte, 78), Bad Dürkheim: SÖL, 1999.

Hörning, Bernhard: Alternative Haltungssysteme für Rinder und Schweine. – In: Berichte über Landwirtschaft, Bd. 78, 2000, S. 193–247.

Huber, A./Fölsch, D. W.: Akustische Ethogramme von Hühnern. Die Auswirkung unterschiedlicher Haltungssysteme. – Basel: Birkhäuser, 1978.

Inhetveen, Heide/Schmitt, Mathilde: Vom Mythos des kontinuierlichen Abbaus bäuerlicher Familienbetriebe. – In: Agrarbündnis/AG Ländliche Entwicklung Uni Kassel (Hrsg.): Der kritische Agrarbericht. – Rheda-Wiedenbrück: abl Verlag, 2001.

Jacobeit, Wolfgang: Schafhaltung und Schäfer in Zentraleuropa bis zum Beginn des 20. Jahrhunderts. – Berlin: Akademie Verlag, 1987.

Jäger, Mareike: Generationswechsel und Altersvorsorge in ökologisch wirtschaftenden Hofgemeinschaften. Dipl. Fachb. Landw. Uni Kassel/Witzenhausen, 2001.

Janitzki, Axel: Eigentum, Besitz und Nutzung in der Landwirtschaft. Versuche eines neuen Umgangs mit Grund und Boden. In: Gengenbach, Heinz/Max Limbacher (Hrsg.): Kooperation oder Konkurs? Die Landwirtschaft braucht neue Sozialformen. Modelle und Praxis im biologisch-dynamischen Landbau. – Stuttgart: Verl. Freies Geistesleben, 1989.

Janitzki, Axel: Juristische Beratung bei Hofübergabe, Gemeinschaftsgründung und Altersvorsorge. – In: Fachbereich Landwirtschaft, Uni Kassel/Witzenhausen: Hofleben. Soziale Gestaltung und Zukunft in Familienbetrieben und Betriebsgemeinschaften. Dokumentation der Konferenz 3.12–8.12.2000. – Witzenhausen 2001.

Jasper, Ulrich/Claudia Schievelbein u. a.: Leitfaden zur Regionalentwicklung. Mit Beiträgen aus Landwirtschaft, Verarbeitung und Vermarktung. – Rheda-Wiedenbrück: Abl-Verlag, 1997.

Kahnt, Günter: Auswirkungen des konventionellen Landbaus. – In: ASG (Hrg.): Zum Begriff „ordnungsgemäße Landwirtschaft" im Bundesnaturschutzgesetz. – Göttingen: ASG, Kleine Reihe, 1981.
Keller, Bernd: Methan aus der Rinderhaltung – Gefahr für das Klima?. – In: Arbeitsergebnisse der AG Ländliche Entwicklung, Fachbereich Stadt- und Landschaftsplanung GhKassel, H. 23, 1993.
Kirner, Leopold, Bundesministerium für Landwirtschaft und Forsten Österreich (2001): Schriftliche Mitteilung, 10.7.2001.
Kirner, Leopold/Walter Schneeberger: Österreich: Wie kann der biologische Landbau gesichert und ausgeweitet werden? In: Ökologie & Landbau 114, 2/2000, Bad Dürkheim, S. 30–33.
Klohn, Windhorst: Das agrarische Intensivgebiet Südoldenburg. – Vechtaer Materialien zum Geographieunterricht (3. Aufl.). – Vechta: 2001.
Knickel, K.: Farm household systems, patterns of change and implications for policy making. – Integrated Panel Report for Freyung-Grafenau, Frankfurt/M., 1992.
Kreuzer, Kai: Bio-Vermarktung. Vermarktungswege für Lebensmittel aus ökologischer Erzeugung. – Lauterbach: Verlag Blattgrün und pala-Verlag, 1996.
Krockow, Christian Graf: Herrschaft und Freiheit – politische Grundpositionen der bürgerlichen Gesellschaft. – Stuttgart: Metzler, 1977.
Krüger, Uwe u.a.: Naturschutz zwischen Tradition und Innovation. – In: Jahrbuch Naturschutz in Hessen, Bd. 5. 2000. S. 19–28.
Künast, Renate (2001 a): Regierungserklärung zur neuen Verbraucherschutz- und Landwirtschaftspolitik. Berlin.
Künast, Renate (2001 b): Rede aus Anlass der EDEKA-Jahrestagung, 24.6.2001, Berlin.
Laber, Hermann: Welchen organischen Handelsdünger für den ökologischen Gemüsebau? In: Ökologie & Landbau, 28. Jg., 2/2000, S. 37–39.
Landwirtschaftliche Rentenbank (Hrsg.): Kombination landwirtschaftlicher und gewerblicher Tätigkeit – Formen, Chancen, Hemmnisse. – Schriftenreihe Band 12, Frankfurt/M. 1998.
Lebensmittel Praxis, 21. Februar 2001: Wege aus der BSE-Krise – Flucht nach vorn! Lebensmittel Praxis Verlag Neuwied GmbH, Neuwied.
Lehner-Hilmer, Anita: Einstellungen der Landwirte zu selbständigen Erwerbskombinationen. Auswirkungen auf den Strukturwandel der Landwirtschaft. – Hamburg: Verlag Dr. Kovac, 1999.
Lehrbuch der Agraringenieurschulen: Tierproduktion – Grundlagen. – Berlin: VEB Deutscher Landwirtschaftsverlag, 1974.
Lindgren, Astrid/Forslund, Kristina: Meine Kuh will auch Spaß haben. Einmischung in die Tierschutzdebatte. – Hamburg: Oetinger, 1991.
Loibl, Elisabeth: Der Weg entsteht im Gehen. Bäuerliche Initiativen im ländlichen Raum. Bundesanstalt für Bergbauernfragen (Hrsg.), Forschungsbericht 39, Wien, 1997.
Lotter, M. und D. Sixt: Laufhöfe in der Rinderhaltung. Mainz: Bioland-Verlag, 2000.
Marschall, Ilke: Fünf Jahre Tauziehen in der Danneberger Marsch – ein Lehrstück. – In: Arbeitsergebnisse der AG Ländliche Entwicklung, Gh Kassel. Nr. 31/1995, S. 7–19.

Mendras, Henri: Eine Reise ins Land der ländlichen Utopie. – Freiburg: Mersch, 1980.
Mothes, Eckhard: Tiere am Fließband. – Leipzig/Jena/Berlin: Urania-Verlag, 1976.
Münkel, Daniela: Bauern, Hakenkreuz und „Blut und Boden". Bäuerliches Leben im Landkreis Celle 1933–1939. – In: Zeitschr. f. Agrargesch. u. Agrarsoz., Jg. 40/H. 2, S. 206–247, 1992.
Murmann, C. / M. Queck: Aldi sondiert im Bio-Markt. – In: Lebensmittelzeitung/www.LZ-Net.de, 7.6.2001.
Niggli, Urs: Ganzheitliche Ansätze für die Forschung – ein Überblick. – In: Ökologie & Landbau 110, 27. Jg., 2/1999, S. 38–39, Bad Dürkheim.
Norddeutscher Genossenschaftsverband: Positionspapier zum vorsorgenden Verbraucherschutz. – In: Bauernblatt Schleswig-Holstein, 31.3.2001, S. 27.
OECD (Hrsg.): Cultivating Rural Amenities: an Economic Development Perspective. – Paris: OECD, 1998.
OECD (Hrsg.): Multifunktionalität: Auf dem Wege zu einem Analytischen Rahmen. – Paris: OECD, 2001.
Oester, H. / Fröhlich, E. / Hirt, H.: Wirtschaftsgeflügel. – In: H. H. Sambraus und A. Steiger: Das Buch vom Tierschutz. – Stuttgart: Ferdinand Enke Verlag, 1997.
Oppermann, Rainer: Ökologischer Landbau am Scheideweg. Chancen und Restriktionen für eine ökologische Kehrtwende in der Agrarwirtschaft. Agrarsoziale Gesellschaft e.V. ASG (Hrsg.), Kleine Reihe Nr. 62, Göttingen, 2001.
Panek, N./Frede, A.: Mindestkosten für die Sicherung und Erhaltung der Naturpotentiale in der Agrarlandschaft. Berechnet am Beispiel des Kreises Waldeck-Frankenberg. – In: Naturschutz und Landschaftspflege 29 (5), 1977, S. 133–137.
Poppinga, Onno: Bauern und Politik. – Frankfurt/Main: Europäische Verlagsanstalt, 1975.
Porzig, E./Sambraus, H.H. (Hrsg.): Nahrungsaufnahmeverhalten landwirtschaftlicher Nutztiere. – Berlin: Deutscher Landwirtschaftsverlag, 1991.
Priebe, Hermann: Die subventionierte Unvernunft. – Berlin: Siedler Verlag, 1986. (2. Aufl.).
Ravignan, François: L'Avenir d'un Désert au pays sud audois. – Villelongue: Atelier du Gué, 1996.
Reinhardt, Nola/Peggy Barlett: The Persistence of Family Farms in United States Agriculture. – In: sociologia ruralis. Nr. 3/4, 1989.
Reinhardt, Victor: Untersuchungen zum Sozialverhalten des Rindes. Eine zweijährige Beobachtung an einer halbwilden Rinderherde (Bos indicus). – Basel: Birkhäuser, 1980.
Richter, Toralf: Europas Supermarktketten: Strategien der Biovermarktung. – In: Ökologie & Landbau 118, 2/2001.
Ritter, Joachim: Landschaft. Zur Funktion des Aesthetischen in der modernen Gesellschaft (1963). – In: ders.: Subjektivität. Sechs Aufsätze. – Frankfurt: Suhrkamp, 1989, S. 141–165.
Rohde-Schmidt: Schweinezucht. – Berlin: Parey, 1920. (6. Aufl.).

Rohrmoser, Franz: Ermutigung zum Durcharbeiten krisenhafter Grundstrukturen in der bäuerlichen Interessenvertretung. – In: Arbeitsergebnisse der AG Ländliche Entwicklung, GhKassel, Nr. 31, 1995. S. 42–50.
Rösener, Werner: Einführung in die Agrargeschichte. – Darmstadt: Wissenschaftliche Buchgesellschaft, 1997.
Sambraus, Hans Hinrich/Boehncke, Engelhard (Hrsg.): Ökologische Tierhaltung. Theoretische und praktische Grundlagen für die biologische Landwirtschaft. – Karlsruhe: Müller, 1986.
Sambraus, Hans Hinrich: Atlas der Nutztierrassen. – Stuttgart: Ulmer, 1986.
Schekahn, Anke: Landschaftsplanung und Landwirtschaft – ein abwertendes Verhältnis. – In: Arbeitsergebnisse der AG Ländliche Entwicklung. Uni Kassel, Nr. 21/1992. S. 5–18.
Schievelbein, Claudia: „Entlastung spürbar". Biogetreide auf Erholungskur. In: Unabhängige Bauernstimme, 3/99, Rheda-Wiedenbrück, S. 10.
Schievelbein, Claudia: Die eigene Ernte säen. In: AgrarBündnis u. a.: Der Kritische Agrarbericht 2000, S. 145–152.
Schievelbein, Claudia: Vollkorn macht Markt. Beim Preisverfall des Bio-Getreides spielen viele Aspekte eine Rolle. In: Unabhängige Bauernstimme, Rheda-Wiedenbrück, 5/98, S. 10–11.
Schmidt, Götz/Andrea Werner: Warum verlassen Kinder von Bauernfamilien den elterlichen Hof? Ergebnisse einer Befragung. – In: Der Kritische Agrarbericht 1994. – Rheda-Wiedenbrück: abl Verlag, 1994, S. 120–130.
Schmidt, Götz: Arbeitsbelastung auf Bauernhöfen und Initiativen zu ihrer Verringerung – Am Beispiel des Landkreises Waldeck-Frankenberg. – In: Arbeitsergebnisse, Nr. 46/1999. S. 15–17.
Schmidt, Götz: Bauern im Bild der Stadt- oder: Warum wir bei Agrardebatten skeptischer sein sollten. – In: Agrarbündnis (Hrsg.): Der Kritische Agrarbericht. – Rheda-Wiedenbrück: abl Verlag, 1993.
Schmidt, Götz: Die Vielfalt landwirtschaftlicher Wirtschaftsstile und ihre Möglichkeiten, Hemmnisse und Risiken. – In: Poppinga, Onno et al.: Wege zu einer multifunktionalen und umweltschonenden Agrarlandschaftsgestaltung in den Modellregionen Waldeck-Frankenberg und Wetteraukreis. – (= Forschungsprojekt im Rahmen des BMBF Förderschwerpunktes „Ökologische Konzeptionen für Agrarlandschaften"). – Uni Kassel, 1997.
Schmitt, G: Wie optimal ist eigentlich die „optimale" Betriebsgröße in der Landwirtschaft? – In: Agrarwirtschaft 37, 1988.
Schneider, Manuel (Hrsg.): Den Tieren gerecht werden. Zur Ethik und Kultur der Mensch-Tier-Beziehung. – Witzenhausen: UnivGHKassel, Fachgebiet Angewandte Nutztierethologie und Artgemäße Tierhaltung, 2001.
Simantke, C.: Ökologische Schweinehaltung. – Mainz: Bioland-Verlag, 2000.
Simmel, Georg: Philosophie der Landschaft (1913). – In: Georg Simmel: Das Individuum und die Freiheit. Essais. – Frankfurt/Main: Fischer Taschenbuch, 1993.
Smith, Adam: Eine Untersuchung über das Wesen und die Ursachen des Reichtums der Nationen. – Berlin: Akademie Verlag, 1963 (1776).
Sperber, H./Acken, D.: Pflegenotstand im Naturschutz. – In: Naturschutz und Landschaftsplanung H. 3, 1993, S. 93–99.

Spittler, Gerd: Bemerkungen zum Stand der deutschen Agrarsoziologie. – In: Kölner Zeitsch. f. Soz. u. Sozialpsych., H. 3, 1980. S. 606–612.

Stern, S.: Artenschutz in der Landwirtschaft. – In: Garten und Landschaft H. 10, 1987, S. 46–54.

Strothe, Alfred (1999): Agrarwirtschaft im Umbruch. Land- und Ernährungswirtschaft am Ende des 20. Jahrhunderts. 5. Auflage, Buchedition Agrimedia, Bergen/Dumme.

Studer, H.: Schweiz ohne Hühnerbatterie. Wie die Schweiz die Käfighaltung abschaffte. – Zürich: Pro Tier International, 2001.

Taschke, A.C. et al.: Die Enthornung von Kühen muss nicht sein. – In: Schweizer Tierschutz, Nr. 1, 1994, S. 42–49.

Teutsch, G.M. et al.: Intensivhaltung von Nutztieren aus ethischer, rechtlicher und ethologischer Sicht. – Basel: Birkhäuser, 1979.

Thomas, Frieder: Kommunale Agrarpolitik heute. – Diss. Uni Kassel, 2001.

Trommer, Gerhard: Wildnis – die pädagogische Herausforderung. – Weinheim: Deutscher Studien Verlag, 1992.

Troßbach, Werner/Zimmermann, Clemens (Hrsg.): Agrargeschichte. Positionen und Perspektiven. – Stuttgart: Lucius & Lucius, 1998.

Tuner, Martin M.: Very small farm holdings and the rural economy. – In: sociologia ruralis, Nr. 1, 1991, S. 72–82.

Verband der Landwirtschaftsberater in Bayern (Hrsg.): Die Landwirtschaft. Lehrbuch für Landwirtschaftsschulen. – Band 3 B, Verfahrenstechniken. – München: BLV Verlagsgesellschaft, 1982 (7. Aufl.).

Voigt, Katrin: Artgemäße Kälberaufzucht. Welche Haltungssysteme für eine artgemäße Kälberaufzucht lassen sich aus dem natürlichen Verhalten von Rindern ableiten? – In: Ökologie & Landbau, Nr. 100. 1996, S. 53 ff.

Wagner, Kurt: Leben auf dem Lande im Wandel der Industrialisierung. Das Beispiel des nordhessischen Dorfes Körle. – Frankfurt/M.: Insel, 1986.

Wechsler, B./Schmid, H./Moser, H.: Der Stolba-Familienstall für Hausschweine. Ein tiergerechtes Haltungssystem für Zucht- und Mastschweine. – Basel: Birkhäuser, 1991.

Wechsler, Beat: Ethologische und verfahrenstechnische Weiterentwicklung des Stolba-Familienstalles für Schweine. Schlußbericht des dreijährigen Forschungsberichts. – Universität Zürich: Abteilung Ethologie und Wildforschung, 1994.

Werner, Andrea/Martin Trieschmann (1994): Gemeinschaftsställe in Hessen – Eine Untersuchung von Kooperationen im Mastschweine- und Milchviehbereich. Diplomarbeit, Uni Kassel.

Westfälisch-Lippische Landjugend (Hrsg.): Geschichte der Westfälisch-Lippischen Landjugend. – Westfälisch-Lippische Landjugend: Münster, o. J. (1985).

Willer, Helga: Ökologischer Landbau in Deutschland und Europa – 20 Prozent bis zum Jahr 2010?! In: AgrarBündnis u. a.: Der Kritische Agrarbericht 1999.

Wimer, Mara: Zweierlei Leut'. Patriarchalische Strukturen in landwirtschaftlichen Familien. – Witzenhausen: Ekopan Verlag, 1988.

Wirthgen, Bernd, Oswin Maurer: Direktvermarktung: Verarbeitung, Absatz, Rentabilität, Recht. 2. Auflage, Stuttgart: Ulmer Verlag, 2000.

Wolpold-Bosien, Martin: Die andere Eroberung. US-amerikanische und europäische Agrarexportpolitik und die Folgen für den Hunger im Süden der Welt. – Rheda-Wiedenbrück: ABL Verlag, 1999.
Wolschke-Bulmahn, Joachim: Auf der Suche nach Arkadien. Zu den Landschaftsidealen und Formen der Naturaneignung in der Jugendbewegung und ihrer Bedeutung für die Landespflege. – München: Minerva-Publikationen, 1990.
Wunder, Heide: Die bäuerliche Gemeinde in Deutschland. – Göttingen: Vandenhoeck und Ruprecht, 1986.
Ziche, J.: Das gesellschaftliche Selbstbild der landwirtschaftlichen Bevölkerung in Bayern. – München, 1970.

IV Anmerkungen

I. Wie es zu den heutigen Problemen kam

1. Maul- und Klauenseuche – ein ganzes Fortschrittsmodell geht unter

1 New Scientist, 24.3.01.
2 Vgl. dazu ausführlicher Kapitel 4.1.

2. Wie wir mit unseren Tieren umgehen

1 So in dem positiv gemeinten Titel einer Propagandaschrift von: Mothes (1976).
2 So heißt das Tierkapitel in dem weit verbreiteten Lehrbuch an westdeutschen Landwirtschaftsschulen: Verband der Landwirtschaftsberater in Bayern (1982).
3 Lindgren (1991), S. 5.
4 In der DDR veröffentliche E. Porzig die ersten Untersuchungen zur Verhaltensforschung der Nutztiere. In den Lehrbüchern der Agrartechniker findet sich dazu jeweils ein ganzes Kapitel – ohne Konsequenz für die praktischen Stallbaumaßnahmen. Ein Beispiel hierfür: Lehrbuch der Agraringenieurschulen (1974) .
5 Verband der Landwirtschaftsberater in Bayern (1982), S. 350.
6 Ebd., S. 340. Astrid Lindgren wünscht dem Erfinder des Kuhtrainers „totale Verstopfung", Lindgren (1991), S. 9.
7 Ebd. 407. Hier beim Schwein interessanterweise begründet mit den Erfordernissen der größeren Bestände.
8 Wesentliche Hinweise zu diesem Thema Zucht verdanken wir einem unveröffentlichten Papier von Onno Poppinga, Kassel (2001).
9 Sambraus (1986), S. 25 f.
10 Der 1964 aus Nordamerika gekaufte Bulle „Papst Ideal" besamte 50000 Kühe.
11 Milchleistung pro Kuh/Jahr: 1960: 3406 Liter; 1999: 5749 (Statistisches Bundesamt: Stat. Jahrb. Versch. Jahrg.).
12 Thaer (1798), S. 59, 694.
13 So z.B. J.C. Schubart, zit. nach Jacobeit (1987), S. 269.
14 Taschke (1994), S. 42–49.
15 Vgl. Kapitel 3.
16 Deininger, Andreas/Käck, Markus: Mehr als nur Tränkeautomaten. Aktuelle Entwicklungen bei rechnergesteuerten Tränkeautomaten. In: Hessenbauer, 18/2001. Wie immer bei solchen technischen Neuerungen: eine Landesanstalt für Tierzucht, diesmal die bayerische, rechnet sofort aus, ab wann sich die Investition lohnt.
17 Das ist der Grund, warum auch die versprochene Erleichterung und Verringerung der Arbeit nicht eingetreten ist. Vgl. Kapitel 5.
18 Zieger, Peter: Was stresst die Kuh? In: Hessenbauer, Nr. 51–52/2000.
19 Vgl. die genaue Analyse von Reinhardt (1980).

20 So beschreibt es Armin Salewski in seinem Bericht über US-amerikanische Hochleistungsbetriebe. In: Hessenbauer, Nr. 2/1999.
21 Beruht auf einem Text von Martin Hofstetter (Greenpeace) und FAZ, 20.8.01.
22 Feldhaus (2001), Oester (1997), Fink-Kessler (2000), Bircher (1991).
23 Klohn/Windhorst (2001).
24 DGS Magazin 14/2001.
25 ZMP Bilanz Eier Geflügel 2000.
26 Oester (1997).
27 Jilg, Thomas: Wie geht es in der Kälberaufzucht weiter? In: Hessenbauer, Nr. 3/2001.
28 Solche Forschungsergebnisse werden ab 1990 verstärkt in der Fachzeitschrift für Schafzucht publiziert, z.B.: Quanz, Gerhard (Hess. Landesanstalt f. Tierzucht Neu-Ulrichstein): So werden es auch ohne Muttermilch Prachtlämmer. In: Deutsche Schafzucht, Nr. 26, 1998.
29 Constantin, Ionel (Lehr- u. Versuchsanstalt Kleve): Lichtprogramm. Eine praktikable Methode zur Asaisonalität? In: Deutsche Schafzucht, Nr. 21, 1998, S. 512–513.
30 Golze, Manfred et al. (Sächs. Landesanstalt f. Landw. Köllitsch): Bringt eine verkürzte Zwischenlammzeit mehr Lämmer? In: Deutsche Schafzucht, Nr. 16, 1998, S. 371–373.
31 Der Landkreis Unna veranstaltete Ende März 2001 eine Notfallübung für den Fall, dass die Maul- und Klauenseuche eine Wendung nimmt und auch auf Westfalen übergreifen sollte. Dabei stellte der Landrat fest, dass sich nicht nur Siedlungen, Industrie und Verkehrswege in seinem Landkreis finden, sondern auch mehr als 100000 gefährdete Klauentiere.
32 Adler (1985), S. 42ff.
33 Rohde-Schmidt (1920), S. 258.
34 Vgl. Rind im Bild. Mitteilungsorgan der Rinderzucht Schleswig-Holstein eG und des Landeskontrollverbandes Schleswig-Holstein e.V. Nr. 2/2001.

3. Die Bauern und die Modernisierung: Täter und Opfer

1 Landwirtschaftliches Wochenblatt Westfalen-Lippe, Familienbeilage. Nr. 42/1999.
2 In: Westfälisch Lippische Landjugend (1985), S. 264ff.
3 Ebd.
4 Zeitweise gab es kein Geld für die Aufstockung. Wer dennoch gefördert werden wollte, musste vor der letzten Viehzählung im alten Stall aufstocken. Bis zum Bau des neuen Stalls hatten die Tiere es dann sehr eng.
5 Abel (1951), S. 215–239.
6 Vgl. hierzu Ganzert (1996).
7 Im Rahmen der staatlich angeordneten Bekämpfung der Maul- und Klauenseuche (MKS) in Großbritannien (s. Kap. 1) sind seit Ausbruch der Seuche im Februar 2001 bis Ende April 2001 nach offiziellen Angaben 2,361 Millionen Tiere gekeult und vernichtet worden (The Daily Telegraph, 2.5.2001). Aufgrund fragwürdiger Zählmethoden dürfte die tatsächliche Zahl der getöteten Tiere weit darüber liegen.

8 Zu einem ähnlichen Ergebnis über die Landwirtschaft der USA kommt Reinhardt (1989), S. 203–225.
9 Ergebnisse einer Untersuchung von Schmidt (1999), S. 15–17.

4. EU-Agrarpolitik, Lebensmittelhandel und die „Grüne Front"

1 Eine Fundgrube zu diesem Thema ist: Angres (1999).
2 Zum neuesten Stand vgl. http://europa.eu.int/scadplus/ und Links zu deren Aktualisierung.
3 Ebd. Glossar, Stichwort: Ausschüsse und Arbeitsgruppen.
4 Ernährungsdienst, 10. 2. 99.
5 MdEP Willi Görlach, Landforum Nr. 47, 1998/99.
6 Zur Problematik dieses flankierenden Ansatzes vgl. Kap. 10.
7 Wolpold-Bosien (1999).
8 Eurostat (1998).
9 Vgl. Kap. 8.
10 Chemnitzer „Freie Presse", 16. 1. 2001.
11 AFP, 18. 1. 2001.
12 Lebensmittel Praxis, 21. 2. 2001.
13 Lebensmittel Praxis, ebd.
14 Agra-Europe 19/00, Länderberichte 31: Letzte Preisrunde für die Milchindustrie ein Desaster.
15 1988 gab es in Deutschland (inkl. Neue Länder) 551 milchverarbeitende Unternehmen, 1997 waren es 269. ZMP (2000), S. 32.
16 M+M EUROdATA (2001).
17 Bundesregierung (2001), S. 15.
18 M+M EUROdATA (2001).
19 ZMB (2000), S. 17.
20 Insgesamt brachte der Verkauf von Lebensmitteln dem Lebensmittelhandel im Jahr 2000 knapp 250 Mrd. DM ein. M+M EUROdATA (2001).
21 M+M EUROdATA (2000).
22 Lebensmittelzeitung, 16. 9. 1999.
23 Nach Berechnungen von AVA-Chef Kurt Lindemann. In: Lebensmittelzeitung, 22. 6. 2000: Aldi mit eindeutiger Botschaft.
24 Gesellschaft für Konsumforschung: Pressemeldung, Nürnberg, 9. 2. 1999.
25 Zwischen 1995 und 1999 sind die Verbraucherpreise für Konsummilch (Vollmilch, H-Milch) und Frischmilcherzeugnisse (Schlagsahne, Joghurt natur) kontinuierlich gefallen. Kostete Vollmilch 1995 im Schnitt noch 1,20 DM/l, so blieben davon 1999 nur noch 1,12 DM/l. ZMP (2000), S. 47.
26 Lebensmittelzeitung, 12. April 2001: Milch wird sehr viel teurer.
27 Lebensmittelzeitung, 10. 5. 2001: Aldi lässt ganze Branche zappeln.
28 Agrarmarkt 3/97, S. 67.
29 Lebensmittelzeitung, 22. 6. 2000: Handel bittet zur Kasse.
30 Lebensmittelzeitung, 29. 6. 2000: Herbe Kritik am deutschen Handel.
31 So berichtet der ehemalige Rewe-Manager Jürgen Essebier in der Lebensmittelzeitung, 1. 3. 2001: Platz für Regionalmarken.
32 Vgl. Heinze (1992), S. 54 ff.

33 Vgl. z. B. Priebe (1986), S. 209 ff.
34 Bis 2000 wurde der DBV-Präsident in geheimer Abstimmung vom Präsidium gewählt, in dem vor allem die Präsidenten der Landesbauernverbände entsprechend ihrer Mitgliederzahlen stimmberechtigt sind. Seit 2000 wählt die Delegiertenversammlung, Delegierte sind die Kreisvorsitzenden.
35 Deutscher Raiffeisenverband, 16. 8. 2000.
36 Nordfleisch-Pressemitteilung vom 12.7.2001.
37 Strothe (1999), S. 89, 158 ff.
38 Westfälisch-Lippischer Landwirtschaftsverband: Agrar-Info, Nr. 22, 6.6. 2001.
39 Deutscher Raiffeisenverband, Pressemitteilung, 26. 4. 2001.
40 DRV, DBV (1998).
41 DRV, DBV, ebd., I 2.
42 Born (2000), S. 52.
43 Dass Bauern sich damit nicht immer abgeben, zeigt unser Beispiel im Kapitel 9, Seite 125.
44 Das Landwirtschaftliche Wochenblatt Westfalen-Lippe ist laut Impressum „Presseorgan" von Bauernverband, Landwirtschaftskammer und Genossenschaftsverband.
45 So sind beim Landwirtschaftsverlag Münster GmbH, der u. a. das Magazin „top agrar" herausgibt, die drei Gesellschafter: Landwirtschaftskammer Westfalen-Lippe, Westfälischer Genossenschaftsverband e. V. und Westfälisch-Lippischer Landwirtschaftsverband e. V.
46 Aktionsgemeinschaft deutsches Fleisch e. V. (AGF). Vgl.: FNL (o. J.).
47 Landwirtschaftliches Wochenblatt Westfalen-Lippe 41/99, S. 12.
48 Die Auflistung, die keinen Anspruch auf Vollständigkeit erhebt, basiert auf: Unabhängige Bauernstimme 236, 7–8/2001, S. 7.

II. Neu über die Bauern nachdenken

5. Irrtümer der Ökonomen

1 Der Ökolandbau braucht deshalb eine neue Methode der Buchführung. Überlegungen dazu werden auf biodynamischen Höfen angestellt. Sie sind bisher noch nicht bis zur Praxisreife entwickelt.
2 Schmitt (1988). Neuere Untersuchungen gehen deshalb vom Haushalt und nicht mehr allein vom Betrieb aus. Vgl. Dax (1993), Lehner-Hilmer (1999).
3 Was das für die Hofnachfolge und damit für die Fortexistenz des Hofes bedeuten kann, beschreiben wir im Kapitel 9.
4 Vgl. Kapitel 8.
5 Ziche (1970), S. 112.
6 Schmidt (1999).
7 Inhetveen (2001).
8 Ebd.
9 Ebd., S. 253.
10 Vgl. die typische Darstellung des Problems bei Bell (1975).

11 Bätzing (1991).
12 Eine Zusammenfassung zum Stand der wissenschaftlichen Diskussion dieses meist vernachlässigten Zusammenhangs findet sich bei Spittler (1980).
13 Harsche (1966), unverändert wiederholt in Harsche (1984).
14 Binswanger (1983), S. 25.
15 Smith (1776), Bd. 1, S. 191.
16 Bieri (1994).
17 Engels (1894), S. 489.
18 Bloch (1932), S. 107.
19 Adorno (1969).
20 Z. B. in der Deutung des Jugoslawienkrieges als Krieg des Dorfes gegen die Stadt, vgl. dazu Schmidt (1993)
21 Ein Beispiel für neuere Forschungen zum Verhältnis von Bauern und Nazis: Münkel (1992). – Lesenswerte Beiträge zum Stand der historischen Forschung über die Bauern: Troßbach (1998), Rösener (1997), Wunder (1986).
22 Giddens (1997).
23 Engels, ebd., S. 502.

6. Die Bauern und die Landschaft

1 Vgl. dazu Hartke (1951), S. 149.
2 FlurbG § 37 (1), 4.
3 Vgl. dazu ausführlicher Kapitel 5.
4 Hard (1977), S. 16–24. Wiederholungen dieser Befragung, die von den Verfassern durchgeführt wurden, kamen zu gleichbleibenden Ergebnissen im Jahr 2000.
5 Simmel (1913).
6 Vgl. Ritter (1963).
7 Bundesnaturschutzgesetz, § 8.
8 Anlage 3 des hessischen Erlasses „Wertliste nach Biotop/Nutzungstypen", Wiesbaden 1992.
9 Vgl. die Diskussion in: Schekahn (1992).

III. Auf der Suche nach Auswegen

7. Oppositionsbewegungen der Bauern: Doppelter Bruch mit Tradition und Produktivismus

1 Eine für den weiteren Verlauf wichtige Gruppierung, den „Arbeitskreis junger Landwirte Bondorf", beschreibt detailliert Poppinga (1975).
2 In vielem sind die Entwicklungen bei der Katholischen Landjugendbewegung (KLJB) vergleichbar.
3 Eine Übersicht der Landeslandjugendtage und viele weitere Hinweise finden sich in: Westfälisch Lippische Landjugend (1985).
4 Gleichberechtigt eine 1. Vorsitzende und ein 1. Vorsitzender.
5 Gödde, Hugo: Bildungsarbeit in der Landjugend. In: Westfälisch-Lippische Landjugend (1985), S. 154.

6 Vgl. hierzu als eines der ersten Dokumente: Westf.-Lippische Landjugend (Hrsg.): Stirbt mit der bäuerlichen Landwirtschaft der ländliche Raum? Münster 1978.
7 Vgl. Kapitel 3.
8 FAZ 19.12.77, zitiert nach: Flugblatt des Agrarpolitischen Arbeitskreises der West-Lippischen Landjugend im Märkischen Kreis, 1978.
9 Der Millionenschwindel wurde vom „Arbeitskreis junger Landwirte Bondorf" aufgedeckt. Vgl. „Eine Milliarde wechselt den Besitzer. Schlimme Erfahrungen der Landwirte mit der Kautionsregelung". In: „Bauernblatt" (2/1976), S. 1.
10 Vgl. Protokoll des Gesprächs des WLL-Vorstandes mit Präsident Heereman vom 13.11.78 (Archiv der Verf.).
11 Z.B. Rehwinkels Wahlaufruf zur Wahl der NPD.
12 Vgl. dazu Bové (2001).
13 Zur weiteren Erläuterung dieses aus der französischen Diskussion stammenden Begriffs vgl. Kapitel 5.
14 Frankreich: Confédération Paysanne. Österreich: Österreichische Bergbauern Vereinigung (ÖBV). Deutschland: Arbeitsgemeinschaft bäuerliche Landwirtschaft (AbL).
15 Ein erster und wichtiger Ansatz für die Landwirtschaft der Schweiz ist Baumann/Moser (1999).
16 Vgl. Fennekohl (2001), S. 83.

8. Der ökologische Landbau

1 Zahlen für Ende 2000. BMVEL-Mitteilungen, 9.7.2001.
2 So etwa bei Bundesministerin Renate Künast: „Ich mache keinen Hehl daraus, dass mein Herz für die ökologische Landwirtschaft schlägt. Der Öko-Landbau hat für mich Leitbildfunktion." In: Künast (2001 b), S. 11.
3 ifoam 41 (1982), S. 12 (Vorläufer der Zeitschrift „Ökologie und Landbau").
4 ifoam 59 (1986), S. 13.
5 Unabhängige Bauernstimme 76 (2/1987), S. 14.
6 Niggli (1999), S. 38.
7 Eine sehr umfangreiche und aufschlussreiche Aufstellung bietet Kreuzer (1996).
8 Etwa bei Hamm/Michelsen (2000): „Auch der deutsche ökologische Landbau muss seine Strukturdefizite in der Vermarktung rasch beseitigen, will er nicht weiter Marktanteile verlieren und noch weiter von der allgemeinen Aufwärtsentwicklung in Europa abgehängt werden" (S. 38).
9 Allein der Naturkost-Großhandel, der die Bioläden und Hofläden beliefert, hat in den ersten drei Monaten des Jahres 2001 nach Angaben seines Verbandes 60 Mio. DM oder 38 % mehr umgesetzt als im gleichen Zeitraum des Vorjahres. Die 60 Mio. entsprechen drei Viertel vom Jahres-Umsatzplus 1999 zu 2000, das 80 Mio. DM betrug. In den Monaten danach sank der Umsatz wieder, blieb aber über den Vorjahreswerten. Vgl. Brzukalla (2001), S. 16.
10 Siehe Kapitel 12, das auf weitere Entwicklungen im ökologischen Landbau eingeht.

9. Experimentierfeld Landwirtschaft

1 Vgl. Wirthgen/Maurer (2000).
2 Detmering (2001), S. 65.
3 Wirthgen/Maurer (2000), S. 15, sowie: Detmering (2001), S. 65.
4 Eine beeindruckende Beschreibung aus Österreich bietet Loibl (1997). Eine eher technisch-wissenschaftliche Abhandlung findet sich in: Landwirtschaftliche Rentenbank (1998).
5 Werner/Trieschmann (1994).
6 Vgl. hierzu auch das Beispiel NEULAND in diesem Kapitel sowie z. B. Jasper/Schievelbein (1997) sowie Deutscher Verband für Landschaftspflege (1999).
7 Kontakt: Märkischer Landmarkt, Heesfelder Mühle, 58553 Halver, Tel.: 02353–12106.
8 Kontakt: Upländer Bauernmolkerei, Korbacher Str. 6, 34508 Willingen-Usseln, Tel.: 05632–94860.
9 BRUCKER LAND Solidargemeinschaft, Bismarckstr. 2, 82256 Fürstenfeldbruck, Tel.: 08145–6269.
10 Kontakt über Bundesgeschäftsführer der Arbeitsgemeinschaft bäuerliche Landwirtschaft AbL, Georg Janßen, der die Geschäftsführung der Interessengemeinschaft übernommen hat: Heiligengeiststr. 28, 21335 Lüneburg, Tel.: 04131–407757. Literatur: Schievelbein (2000) sowie monatlich die Berichte in: Unabhänge Bauernstimme.
11 Kontakt: Franz-Josef Dohle, Schützenstr. 19, 59602 Rüthen-Kallenhardt, Tel.: 02902–1409. Literatur: Dohle (2001).
12 Der ökologische Landbau ging damals in seinen Richtlinien noch besonders stark auf den Pflanzen- und Futterbau ein und legte damit die Grundlage einer ökologischen Fütterung. Strenge Vorschriften für die Haltungsbedingungen der Tiere sind EU-weit erst 1999 in einer Verordnung (VO (EG) 1804/1999) festgeschrieben worden.
13 § 2 Tierschutzgesetz.
14 Vgl. Kapitel 3.
15 Die kaum lösbaren Widersprüche, in die dabei Bauerntöchter gestürzt werden, beschreibt Wimer (1988).
16 TraumA Gruppe Uni-Witzenhausen. Einen Situationsbericht und den Versuch einer Analyse gibt Schmidt/Werner (1994).
17 Fachbereich Landwirtschaft, Uni Kassel/Witzenhausen (2001).
18 Ausführlicher dazu Jäger (2001).
19 Janitzki (1989). Vgl. auch Janitzki (2001).

IV. Reformkonzepte in der Diskussion

10. Reformkonzept Multifunktionalität

1 Vgl. OECD (1998), OECD (2001).
2 Bundeskanzleramt (2001).
3 Die EU-Kommission formuliert das so: „Der wesentliche Unterschied zwischen dem europäischen Modell und dem unserer wichtigsten Mitbe-

werber liegt in der Multifunktionalität der europäischen Landwirtschaft und der Rolle, die sie für die Wirtschaft, die Umwelt, die Gesellschaft und die Landschaftspflege spielt, weshalb es gilt, die Landwirtschaft in Europa zu erhalten und die Einkommen der Landwirte zu sichern." – EU-Kommission (1998), S. 93.

4 Bundeskanzleramt (2001).

5 Vgl. EU-Agrarkommissar Franz Fischler: „Staatliche Leistungen wird es nur geben, wenn es klar definierte Gegenleistungen von Seiten der Landwirte gibt." Fischler (2001).

6 Vgl. dazu Wunder (1986), S. 140. Wagner (1986).

7 Bundeskanzleramt, 2001.

8 Vgl. Kapitel 4.

9 Bové (2001), S. 183.

10 Die KTBL-Datensammlung „Landschaftspflege" (1989) kalkuliert dem Bauern den „Lohnansatz" von 12,90 DM brutto. Schon damals hätte das ein Unternehmen nicht unter 60,– DM getan.

11 Z.B. Haftung des Bundes mit 1 Mio. DM pro ha, bis zu 30 Jahre (!). Bodenproben müssen gezogen werden, der Klärschlamm muss untersucht und dabei nicht älter als sechs Monate gewesen sein, die Flächen müssen kartenmäßig dargestellt werden, Vorfrucht/Nachfrucht muss bekannt sein, das Amt entscheidet, ob der Klärschlamm im konkreten Fall eine Düngungsmaßnahme oder Entsorgung darstellt, wissenschaftliche Begleitung usw.

12 Bundeskanzleramt (2001).

11. Sichere Lebensmittel durch die „gläserne Kette"?

1 allgemeine fleischer zeitung: „Nach Erhebungen des GfK-Haushaltspanals haben die Konsumenten im März 2001 in der Metzgerei 11,2 % mehr Fleisch eingekauft als im März 2000. Im Lebensmitteleinzelhandel ist der Fleischverkauf im März dagegen um 19,8 % gegenüber dem Vorjahr gesunken." afz, 16.5.2001. Insgesamt wurden im Jahr 2000 in Deutschland 48 % aller Fleisch- und Wurstwaren von den knapp 20 000 Unternehmen des Fleischerhandwerks (mit zusätzlichen 11 180 Filialen) verkauft. Angaben des Deutschen Fleischer-Verbandes, Mai 2001.

2 Lebensmittelhygiene-Verordnung (LMHV) v. 5.8.1997, in Kraft seit 8.1.1998. Mit der LMHV wurde die EG-Hygiene-Richtlinie 93/43/EWG vom 14.6.1993 in deutsches Recht umgesetzt. Wesentliche Inhalte – neben allgemeinen Anforderungen an die Räumlichkeiten von Betrieben, die Lebensmittel gewerblich herstellen, verarbeiten oder verkaufen, und deren Ausstattung – sind vor allem zwei Punkte: Die Betriebe müssen Systeme der Eigenkontrolle aufstellen, einführen und umsetzen sowie ihr Personal regelmäßig im Hinblick auf die Lebensmittelhygiene schulen.

3 Ausgenommen ist die „landwirtschaftliche Urproduktion".

4 Siehe dazu u.a. DLG (2001), Norddeutscher Genossenschaftsverband (2001), CMA, DBV: Ergebnispapier „Runder Tisch Landwirtschaft" bei der CMA. DBV-Informationen, 9.2.2001.

5 Westfleisch Vieh- und Fleischzentrale Westfalen eG (2001): TranspaRind – Integriertes Qualitätssicherungssystem Rindfleischproduktion. Vermarktungsvertrag, 1.3.2001.

6 DLG (2001), S. 51.
7 Die Funde und Beschwerden der Briten veranlassten die EU-Kommission im ersten Halbjahr 2001 mehrmals, ein Exportverbot für Fleischwaren aus Deutschland anzudrohen. Vgl. BMVEL: Erneuter Fund von Risikomaterial an exportiertem Rindfleisch ist unakzeptabel. Pressemitteilung, Berlin, 27.6.2001.
8 Fink (1991).

12. Staatliche Förderung des Ökolandbaus – das Ziel „20 Prozent"

1 Künast (2001 a), S. 4.
2 In der Europäischen Union wurde von 1989/90 bis 1992/93 im Rahmen des EG-Extensivierungsprogramms (VO (EG) 4115/88) die Umstellung auf Ökolandbau und ab 1992/93 im Rahmen der EU-Verordnung (VO (EG) 2078/92) die Umstellung und Beibehaltung des Ökolandbaus finanziell gefördert. Letztere Verordnung wird ab 2000 durch die EU-Verordnung (VO (EG) 1257/1999) fortgeführt.
3 Deutlich wird die Spannbreite der Förderhöhen zum Beispiel in einer Übersicht bei Willer (1999), S. 236. Eine jüngere Zusammenstellung findet sich in bioland 3/2001, Mainz, S. 42–43.
4 Vgl. VO (EG) 1257/1999, Artikel 24. Dabei müssen die Länder, die letztendliche Höhe der Prämie festlegen, der EU-Kommission eine genaue Berechnung der Einkommensverluste, höheren Kosten und Anreize vorlegen. Die Berechnungen der EU-Länder, auch der einzelnen Bundesländer, kommen jedoch zu so unterschiedlichen Ergebnissen, dass die Höhe der Prämien sehr stark variiert. Vgl. Willer (1999) sowie: bioland 3/2001.
5 bioland 2/93, S. 37, Interview mit Heinz-Josef Thuneke, Geschäftsführer des Bioland-Landesverbandes Nordrhein-Westfalen: Subventionen – neues Überlebenskonzept für Bio-Bauern?
6 Vgl. Groier (1998).
7 Kirner (2001). Vgl. auch Kirner/Schneeberger (2000).
8 Zugrunde gelegt sind dabei Durchschnittswerte, in die auch das Getreide eingerechnet ist, das mangels Absatzmöglichkeiten in den konventionellen Markt abgesetzt wird. Hinter den Durchschnittswerten verbirgt sich eine große Spannbreite an erzielten Preisen auf unterschiedlichen Vermarktungswegen (Mühlen, Bäckereien, Brauerei, Einzelhandel, Erzeugergemeinschaft, Direktvermarktung, Futtergetreide an andere Betriebe) und für unterschiedliche Qualitäten. Doch in der Summe ist die Tendenz eindeutig.
9 Vgl. Schievelbein (1999) sowie Schievelbein (1998) sowie Lindloff, V.: Öko-Getreide – Im „Nischenmarkt" fallen die Preise. top-agrar 4/98.
10 Zugrundegelegt sind die Angaben der Agrarberichte der Bundesregierung zu Ertrag pro Hektar und Erlös pro Dezitonne.
11 Die Höhe der allgemeinen Flächenprämie (EU-Ausgleichszahlung für Preissenkung) variiert je nach Ertragsfähigkeit in abgegrenzten Regionen. Die Bioprämien variieren von Bundesland zu Bundesland sehr stark. Vgl. Willer (1999) sowie bioland 3/2001.
12 Einzuwenden ist, dass der Getreidepreis lange Zeit andere Betriebszweige der ökologischen Höfe mittragen musste, da es in weiten Teilen Deutsch-

lands keine eigene Vermarktung, etwa für Biomilch und Biofleisch, mit entsprechenden Preiszuschlägen gab. Über den „Öko-Körnermarkt" wurden die Ertragsrückgänge in diesen Bereichen mit ausgeglichen. Allerdings nimmt die Flächenprämie heute eine ähnliche Funktion ein, da es keine Prämie für Milchkühe und nur eine geringe für Grünland gibt. Insofern hat der Vergleich von Flächenprämie und Preissenkung durchaus Aussagekraft.

13 Künast (2001 a), S. 4.

14 Künast (2001 b), S. 18.

15 Gleichzeitig haben auch kleinere Unternehmen des Lebensmittelhandels Biowaren in ihr Sortiment aufgenommen. Vgl. Heß/Vogl (1997).

16 Aldi Nord hat im Juni 2001 bei verschiedenen Biomilch verarbeitenden Molkereien Angebote über die Belieferung einzelner Niederlassungen mit Bio-Milchprodukten eingeholt. Vgl. Murmann/Queck (2001).

17 Richter (2001), S. 39.

18 Oppermann (2001), S. 80.

19 Niedrige Erfassungskosten sind aber noch kein Garant für den Erfolg einer Biomolkerei. Die Mehrheitsanteile der erwähnten Molkerei wurden 1998 von einer Tochter der Würzburger Milchwerke Mainfranken eG übernommen.

20 Unabhängige Bauernstimme 220, 2/2000, S. 11. Zur erwähnten Tagung vgl. AGÖL (2000).

21 ZMP Ökomarkt Forum 22, 1.6.2001, S. 6: Elkershausen und Naturkost West gründen Eigenmarke.

22 Oppermann (2001), S. 50.

23 bioland 1/2000, S. 24f., S. 34, 37.

24 Einen Überblick über für den ökologischen Gemüsebau zugelassene Handelsdünger gibt z.B. Laber (2000). Die Richtlinien für den ökologischen Landbau ermöglichen den Betrieben den Zukauf von bestimmten organischen Düngemitteln in einem beschränkten Umfang. Vgl. AGÖL (o.J.).

V. Eine neue Agrarpolitik: Die Landwirtschaft muss zurück in die Gesellschaft geholt werden

13. Prinzipien einer neuen Agrarpolitik

13.1. Lebewesen Tier

1 Vgl. Kapitel 2.

2 Vgl. Kapitel 3.

3 Vgl. Kapitel 2.

4 Das trifft vor allem auf den Bereich Schweine- und Hühnerhaltung zu, während bei Rindern umfangreiche Erfahrungen vorliegen.

5 E. Porzig in der DDR schon früher.

6 Schriftenreihe Tierhaltung im Birkhäuser Verlag. Forschungen der Nutztierkommision des Schweizer Tierschutz. Fölsch (1978), Huber/Fölsch (1978), Teutsch (1979), Sambraus/Boehncke (1986), Haiger/Storhas/Bartussek (1988).

7 Prof. Fölsch kann von den bisher identifizierten ca. 30 Lautäußerungen der Hühner 15 „verstehen".
8 Schaf, Schwein, Rind, Ziege – seit ca. 9000 Jahren domestiziert und vom Menschen gezüchtet, vgl. Sambraus (1986), S. 18.
9 Ebd., S. 19. Vgl. die Beschreibung der Präsenz arteigenen Verhaltens bei Hausschweinen, die in einem Freigehege gehalten werden. Wechsler (1991).
10 Voigt (1996), S. 53 ff.
11 Absetzen der Ferkel, Ebereinsatz, Weidegang, Bau des Geburtsnests: vgl. Rohde-Schmidt (1920).
12 Das wird dokumentiert in der Zeitschrift „Schweizer Tierschutz" in Heften zu bestimmten Nutztieren. Vom arteigenen Verhalten bis zur Bautechnik und Rentabilität tiergerechter Stallbauten wird ein präziser Überblick zu Praxis und Theorie tiergerechten Haltung gegeben, z. B. Nr. 2/1995 zum Thema Rind.
13 Vgl. die im Birkhäuser Verlag von Prof. D. Fölsch herausgegebene Schriftenreihe „Tierhaltung".
14 Lindgren (1991), S. 60 f.

13.2. Wie die Schweiz die Käfighaltung der Hühner abschaffte – ein Beispiel für die EU

1 Studer (2001).
2 Ebd., S. 57.
3 Nach Studer (2001).

13.3. Die Landschaft einer nachhaltigen Landwirtschaft

1 Wolschke-Bulmahn (1980), S. 60 ff., hier weitere Literaturhinweise.
2 Bätzing (1989).
3 Vgl. Bové (2001), S. 182.
4 Poppinga, Onno: Pferdesport und Öffentlichkeit. Forschungsprojekt (2001), unveröffentlicht.
5 Ca. 7500,– pro Pferd/Jahr im Durchschnitt, nach Poppinga, ebd.
6 Krüger (2000).
7 Dahl (1989).
8 Das ist kein erfundenes Beispiel, sondern das Problem einer Flurbereinigung im Raum Gütersloh gewesen. Dabei wurde zugunsten des Brachvogels entschieden, die Hecken teilweise von Baggern geräumt, um die größeren Distanzen für An- und Abflug herzustellen.
9 Büchter (2001).

13.4. In der Landwirtschaft braucht es mehr Demokratie

1 Vgl. Kapitel 3.
2 Vgl. Kapitel 5.
3 Das Beispiel Kindererziehung:
1. Auch in der Kindererziehung sind Staatseingriffe notwendig, weil der Markt nicht alles regeln kann. Die Arbeit der Kindererziehung und Ausbildung teilen sich Familie, industrielle/handwerkliche Produktion, Staat, Kirche und andere Institutionen in wechselnden und unterschiedlichen Anteilen (familiäre Erziehung, Kindergarten, Hort, Schule, Lehre). Die Erziehungsarbeit der Eltern wird unterstützt, aber auch durch

hoheitliche Regelungen (Kinderschutzgesetze) eingeschränkt. Der Staat investiert viel Geld und es gibt rechtliche Regelungen. Und dennoch werden in der aktuellen Reformdebatte keine Forderungen laut, dass Eltern für ihre „erzieherischen Leistungen“ (reproduktiven Leistungen) bezahlt werden müssten oder dass der Staat sich in Details der familiären Erziehung einmischen sollte und Auflagen formuliert, von deren Einhaltung er abhängig macht, ob die Familie weiterhin Kindergeld bekommt.

2. Erziehung und Ausbildung sind Gegenstand heftiger öffentlicher Auseinandersetzungen.
3. Kindererziehung und Ausbildung wird nicht an Spezialisten abgegeben. Unzählige Bereiche der Gesellschaft müssen Verantwortung übernehmen.

4 Krockow (1977), S. 140.

5 Das Landwirtschaftliche Wochenblatt Westfalen-Lippe ist gleichzeitig „Presseorgan des Westfälisch-Lippischen Landwirtschaftsverbandes e.V., der Landwirtschaftskammer Westfalen-Lippe und des Westfälischen Genossenschaftsverbandes e.V. und des Waldbauernverbandes e.V.“. Vgl. Kapitel 4.

6 Vgl. Kapitel 7: Oppositionsbewegungen der Bauern.

7 Schmidt/Werner (1994).

8 Rohrmoser (1995).

9 Dabei kann auf Erfahrungen zurückgegriffen werden, die in bereits bestehenden unterschiedlichen Verbänden, Zusammenschlüssen und Interessensgruppen gesammelt worden sind. Vgl. Kapitel 7.

10 Erfreulicher Weise kommt diese Verbreitung der Mitsprache beim Bundeslandwirtschaftsministerium seit Anfang 2000 in Gang.

11 Vgl. Kapitel 9.

12 Kreuzgemeinde, Göttingen.

13 Vgl. Thomas (2001).

14 Vgl. Kapitel 10.

15 Eine erste Diskussion zur Agenda 21 findet sich in der Zeitschrift „pro regio“ Nr. 24–25/2000.

13.5. Einige praktisch-politische Vorschläge

1 Vgl. Kapitel 13.1.

2 Vgl. Kapitel 13.2.

Anhang

1 Diese Übersicht beruht auf den folgenden Untersuchungen: Dax (1993), Brun (1992), Knickel (1992), Schmidt (1997), Tuner (1991).

2 Mendras (1980).

3 Eine Regionaluntersuchung auf der Grundlage statistischen Materials bietet Ravignan (1996). Die aktuelle Situation der Neugründung von Bauernhöfen (installation progressive) in Südfrankreich beschreibt Busch (1999).

Buchanzeigen

Natur und Umwelt

Wilhelm Bode/Martin von Hohnhorst
Waldwende
Vom Försterwald zum Naturwald
4. Auflage. 2000. 199 Seiten mit 30 Abbildungen und 1 Tabelle.
Paperback
Beck'sche Reihe Band 1024

„... vorbildlich leicht faßbar, ja packend eingängig geschrieben ... das Buch liest sich über weite Strecken spannend wie ein guter Krimi!"
(Schweizerische Zeitschrift für Forstwesen/März 1995; E. Ott)

„... sachlich, differenziert und mit soliden Fakten ..."
(natur und mensch, 6/1994, Andri Bryner)

„... eine mitreißende Ursachenanalyse der wichtigsten Fehlentwicklungen im deutschen Forst- und Jagdwesen"
(Grünstift Heft 2, Dezember 1994; Georg Müller)

Wilhelm Bode/Elisabeth Emmert
Jagdwende
Vom Edelhobby zum ökologischen Handwerk
3., durchgesehene Auflage. 2000. 318 Seiten mit 55 Abbildungen.
Paperback
Beck'sche Reihe Band 1242

„Wer heute jagt, sollte sich dieses Buch nicht ersparen. Und wer morgen noch jagen will, sollte das meiste, was darin steht, beherzigen
(Frankfurter Allgemeine Zeitung, 22. 4. 1998; Eckhard Fluhr)

„... ein spannendes, provozierendes Buch, das Stoff für mehr als tausend Hubertusansprachen hergibt ..."
(Forstliche Mitteilungen, Juni 1998)

Verlag C. H. Beck München